陆拯 著

陈明显 傅睿
薛今俊 陆举 整理

陆拯 临床医学丛书

症状辨证与治疗

第2版

全国百佳图书出版单位
中国中医药出版社
·北 京·

图书在版编目（CIP）数据

症状辨证与治疗 / 陆拯著；陈明显等整理 . -- 2 版 . --
北京：中国中医药出版社，2024.6
（陆拯临床医学丛书）
ISBN 978-7-5132-8796-8

Ⅰ . ①症… Ⅱ . ①陆… ②陈… Ⅲ . ①辨证论治
Ⅳ . ① R241

中国国家版本馆 CIP 数据核字 (2024) 第 102515 号

中国中医药出版社出版
北京经济技术开发区科创十三街 31 号院二区 8 号楼
邮政编码　100176
传真　010-64405721
山东临沂新华印刷物流集团有限责任公司印刷
各地新华书店经销

开本 787×1092　1/16　印张 21　字数 410 千字
2024 年 6 月第 2 版　2024 年 6 月第 1 次印刷
书号　ISBN 978 - 7 - 5132 - 8796 - 8

定价　108.00 元
网址　www.cptcm.com

服 务 热 线　010-64405510
购 书 热 线　010-89535836
维 权 打 假　010-64405753

微信服务号　zgzyycbs
微商城网址　https://kdt.im/LIdUGr
官 方 微 博　http://e.weibo.com/cptcm
天猫旗舰店网址　https://zgzyycbs.tmall.com

如有印装质量问题请与本社出版部联系（010-64405510）

内容提要

　　本书重点论述以症状为基础的辨证论治方法，同时介绍症状在临证中的意义、症状与病因病机的关系、症状与证候疾病的关系，以及微症状与无症状的诊察、症状主症与兼症的区分。全书除绪论（即症状临证要义）外，论述 19 类症状，选择 100 症作为重点释例，以举一反三，执简驭繁。每类后附有症状鉴别简表，并附有作者验方 40 多首。书后附有历代名方近 500 首，以备查阅。

学验俱丰　锐意创新（代序）
——记老中医药专家、浙江省名中医陆拯主任中医师

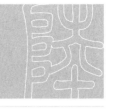

陆老先生 1938 年 1 月出生，浙江省湖州市人。现为全国老中医药专家学术经验继承工作指导老师，浙江省名中医，浙江省中医药研究院、浙江省立同德医院主任中医师，享受国务院政府特殊津贴；兼任浙江中医药大学教授，浙江省名中医研究院研究员，中医古籍出版社特约编审，日本陆拯汉方医学研究会顾问等。历任《浙江中医杂志》社主编兼社长、中华中医药学会学术委员会委员、全国中医编辑学会理事、全国中医各家学说专业委员会委员、全国中医文献学会委员会委员等。

陆氏早年师承宋代御医陈沂（陈木扇）第 27 代传人陈立功先生学习中医妇科和儿科，师从著名中医学家朱承汉先生学习中医内科和妇科 5 年，后又师从著名中医文献学家马继兴先生学习文献研究。他长期从事中医临床医疗和中医药文献研究工作，治学谨严，主张创新，在学说研究上，对中医毒理学说、脾胃学说、精气学说、激发肾气说、天癸学说，以及活血化瘀疗法和中药临床生用与制用的不同作用研究均有独特见解，其创新观点备受国内外中医药专家好评。在临床治病专长上，精于中医内科、妇科和儿科，擅长治疗萎缩性胃炎、肝胆病、心脑血管病、支气管炎、支气管哮喘、类风湿关节炎、肿瘤、顽固性口腔溃疡、不孕症、痛经、乳癖、更年期综合征等。陆氏在 50 多年的医药研究生涯中，除临床忙于诊务外，还勤奋好学，或读书研究，以博助专，读过古代医书 6000 多种，汲取和借鉴前贤经验；或笔耕不辍，著述己见，发掘前人精华，出版著作 6000 多万字。1998 年和 2002 年曾应邀去澳大利亚、日本讲学，深受欢迎。日本以他的姓名，专门成立了研究会，以研究他的学术思想。其著作颇多，已出版《毒证论》《脾胃明理论》《中药临床生用与制用》《症状辨证与治疗》《近代中医珍本集》（共14 分册）《本草全录》（共 6 大集）《实用中医气病证治》《天癸病论与临床》等 20 余部著作，先后获国家级、省部级等科技成果奖和优秀图书奖 10 项。其中一等奖 4 项，二等奖 2 项，三等奖 2 项，中国国家图书奖 1 项。

录自《同德院报》2009 年 8 月 1 日

修订丛书前言

陆拯临床医学丛书（共 5 册）是对中医学不断继承创新所取得的一些成果总结，尤以发展中医学术为根本，自问世以来，深受广大读者喜爱，并受到出版界的好评。该丛书编纂起于 20 世纪 70 年代，成书于 21 世纪初期。其中《症状辨证与治疗》出版最早，已问世 45 年；《中药临床生用与制用》已刊行 41 年，《脾胃明理论》已付梓 33 年，《毒证论》已面世 27 年，《天癸病论与临床》已出版 13 年。这 5 种临床医学书籍，未结集成丛书前，均出版于国内知名出版社，如人民卫生出版社、中国中医药出版社、中医古籍出版社、浙江科学技术出版社等，并多次单独重印。

近些年来，癌瘤病变多发，较为猖獗，危害民众健康。此次修订，《毒证论》主要增加了第十一章第三节癌瘤术后疗法。临床所见常有八法：补气健脾，化湿解毒；益血养阴，清火解毒；脾肾双补，祛寒散毒；肝肾并补，清热疗毒；温肺益气，化痰解毒；疏肝利胆，调气解毒；益肾化浊，祛湿渗毒；清脑通络，坚骨疗毒。早手术，早调养，拔毒邪，祛痰湿，补气血，和阴阳，其理尽在此中。《天癸病论与临床》改名为《新天癸论》，增加"方剂索引"，便于查阅。其余订正错字误句，不再详述。

总之，水平有限，敬希雅博，有以匡正。

苕溪医人　　陆拯

2024 年 2 月于浙江省中医药研究院

浙江省立同德医院

一版丛书前言

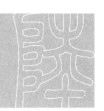

余不才，虽行医五十余载，尚时感不足。性好静，不善社交，既无豪言之壮语，又无闻达之厚望，以书为友，常亦乐陶陶。有曰勤奋读书，贵在不断实践，专心研探，重在发现新见；为医之道，旨在救死扶伤，其责任之重胜乎泰山是也。

俗曰人生有二苦，一也苦于贫穷，二也苦于疾病。余在孩童时已有所感触，每见患病之痛苦总是难以忘却。有见面无血色、形神憔悴，有见遍体虚肿、喘促乏力，有见咳嗽痰血、骨瘦如柴等诸如此类，历历在目。更有甚者，曾见一青年奄奄一息，据说为三代单传之后生，可能顷刻间有丧生之变，故而不久撒手人寰。于是举家上下，天昏地暗。其祖父母悲痛之极，欲哭无泪，并要亦死陪孙而去。更见其父母丧子之悲伤情感，其父自责上不能孝敬祖上，下不能保全子孙安康，我之罪孽；其母捶胸顿足，哭叫不绝，突然昏厥不省人事。余看到这些凄惨不堪的悲哀之象，便联想起医疗的重要性。人民的贫穷不是那么容易改变，是国之大事；而疾病虽属大事，民众若有志为医者，或可救治二三。由此，余对中医药产生了一些兴趣。在读中学时，每逢寒暑假阅读四小经典，即《药性赋》《汤头歌诀》《濒湖脉学》《医学三字经》，以及《内经知要》，认为这些书虽较为浅显，但内涵极其丰富。同时，要学好中医，必须先修古文，故习读《古文观止》《古文辞类纂》等著作。17岁时，余正式步入学医之路，兴奋有余，学习读书昼夜不辍。吾师曰："子勿浮躁，持之以恒，有志者事竟成。"告诫学习只有靠长期不懈的努力，才能完成学业。1959年，余学业初成，开始行医，自以为在学5年间，屡次考试成绩优异，在临床诊治中一定会得心应手，疗效卓著。不料，与之前所想大相径庭，所治者两成有效，八成无效。于是，余再请教老师指点，或转益多师，向其他老师请教解惑，以提高诊疗水平。

20世纪60年代初期，余虽然已掌握了中医学的基本内容，但对历代各家学说了解不多。因此，加倍努力，发奋读书，不仅向现代医家求教，而且还向古代医家学习，研究各家的学术思想和学术价值，同时还收集、揣摩诊法操作、辨治方法、用药法度，以及经验用方、用药等，重点以提高疗效为核心，但有时疗效确实难求。在治疗无效的情况下，自己从不气馁，认为是学之不广、不精之故，必须加强研读，坚信失败往往是成功的开始。在读书的过程中，又发现了多种书籍有良劣不同，所以又重视版本和校勘等问题。譬如，有些书籍的内容虽好，但版本较差，错字漏字甚多；有的版本虽早，但校勘不佳，差错较多；有的虽多次重印，却缺乏校勘，以讹传讹；有的校勘浮泛，讹误众多，脱字错简比比皆是；更有校勘中的普遍现象，即旧错得改，新误又增。亦有书贾觅人乱抄粗编，委托名人所著，以假充真，牟取暴利，可谓是非颠倒，祸亦不小。因此，读书还要重视文献研究，好书有益于人，差书害人不浅。同时，读书一遍不够，千遍不多，温故才能知新。只读书，不研究，囫囵吞枣般地不易消化，尤其如四大经典之《黄帝内经》《伤寒论》《金匮要略》《神农本草经》（有以《温病条辨》代之，似只有医而无药了），必须进行系统研究，以历代医家的不同见解注释，分析归纳，了解精华实质，又紧密联系临床实际。即读之后勤研究，研之后勤应用，使之读、研、用达到统一。因此，只会读书，不会动手，不去研究，不做实践，不知书本理论正确与否，甚至可致书读得愈多愈糊涂。所以余在读书之时，极为重视理论研探、临床观察及实际运用价值，一边读书，一边研究，一边实践，周而复始，遇有心得体会或失败教训，总是及时总结，对己对人均有裨益。对人者有启发，可借鉴；对己者有提高，可教训。久而久之，由少至多，集腋成裘，年二十七，初有著述，并非沽名钓誉，实是有感而发。

余曾有耳闻，以重视理论者，鄙视临床，嗤之以鼻，认为只会治病，不知其理，武夫之悲；而又一从事临床者，则蔑视理论无用。某某曰，之乎者也，纸上谈兵，口舌之徒。实际上是五十步笑百步，两者均为偏见，甚至是认识上的错误。理论并非是臆测空洞之说，而是来源于反复实践，有系统的总结，有明确的结论；临床医疗并非是个人的感性经验，而是在理论的指导下，结合操作规程，有序进行诊断与治疗。因此，两者不可分割，有因果关系，有互相补充、相互提高的作用。如不断实践，可以出现新的认识、新的见解，再经验证为新的认识、新的见解，正确可靠，又可充入理论，使理论更丰富完美；新的理论又可进一步指导临床，开创新的疗法或进一步提高疗效，故两者同等重要。同时，读书有规矩之书和活法之书。规矩之书是不可不读，无法替代；活法之书量力而行，最好亦要多读。规矩之书，是中医学的基础性根本著作，不读此类书籍，无法了解中医药学，诸如四大经典以及古时各代的代表性著作、现代各高校的教材等；活法之书，极为广泛，包括历代各家著作，尤其有特色，有观点，条理清楚，实用价值高之著作，读之能活跃思维，开拓眼界，并且此类书籍还可补充规矩之作受时代或社会的限制或不足，可充入相对新的内容，促进中医药学的发展。

对于著书立说，余不敢妄为，既无大医之风范，又无名家之技能，仅在平凡医事活动中，有感则随笔，有验则随记，或有新见，亦即录之。2009 年 10 月，中国中医药出版社学术编辑室华中健主任来函，建议余出版临床医学丛书，先以 20 世纪 70 年代至 90 年代中期选择部分著作适当修订为丛书之初集。余知华先生热爱中医药出版事业，大江南北了如指掌。余恭敬不如从命，欣然赞同。因此，一为着手选书，重点是以临床实用价值高，理论实践兼顾，医药紧密结合，疾病辨治、证候辨治、症状辨治并重，特色鲜明，操作性强为宗旨。二为修订工作，在保持原貌的情况下，重点改正错字别字，删去不必要的衍文，增加必要的内容，使书稿质量有所提高。入选之书有四种，即《毒证论》《脾胃明理论》《症状辨证与治疗》《中药临床生用与制用》。这四书内容各有侧重，有理论创新研究，有学术系统研究，有具体症状辨治研探，有药物生制不同用法研探，但均围绕以临床应用与实际使用价值为中心。

上述四书曾在 20 世纪 70 年代至 90 年代中期由人民卫生出版社、中医古籍出版社、浙江科学技术出版社出版，并多次重印。其中《症状辨证与治疗》印数达 10 万多册。在此，谨向上述三家出版社深表谢意，亦感谢中国中医药出版社热忱出版此丛书。此外，本书在修订过程中又得到后起之秀方红主任、陈明显博士复核原文和校对工作，在此亦深表谢意。

一个人的认识总是肤浅，一个人的水平总是有限。书中缺点错误在所难免，敬希海内雅博，有以匡正为幸。

陆拯

2011 年 11 月 12 日于浙江省中医药研究院

一版前言

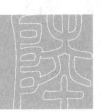

通过各种症状进行辨证，是中医诊断疾病的主要手段。辨证时，先要运用"四诊""八纲"，对各个症状的发生、变化、性质以及与有关脏腑的关系，进行综合分析，探求病因病机，找出病位所在，从而做出诊断，然后才确定与之相适应的治疗原则及治疗措施。这个综合分析过程，就是中医的审证求因及辨证论治过程，也是中医诊断疾病的基本方法。

在临床上，不同的疾病常有相似的症状。在辨证时，必须抓住主要症状进行分析，否则就容易出现漫无头绪、庞杂混乱以致辨证错误。例如恶寒发热，可以是多种疾病的共同症状。辨证时，应抓住恶寒发热这个主症，再从恶寒与发热的多少、发热的高低、恶寒的轻重，同时结合某些兼症、舌苔和脉象等进行全面综合分析，辨出证候类型，进而做出治疗措施；如果不抓住恶寒发热这个主要症状，而只抓某些兼症来进行分析，则不易发现疾病的本质，还会导致错误治疗。本书根据这一要求，力求通过症状分析来介绍同一症状的不同证候，随之提出相应的辨证和治疗方法。兹选择 19 类 100 症作为重点释例，以举一反三，执简驭繁，以供读者临床参考。

本书在编写过程中，曾得到浙江省湖州市中医院、中国人民解放军驻湖州部队医院西医学习中医班、温州医学院中医教研室谷振声教授和人民卫生出版社赵锜主任等的热情支持和有益建议，在此一并致谢。

本书自 1979 年出版以来，受到广大读者欢迎和喜爱，曾多次重印，但书中仍难免存在缺点和错误，希望读者批评指正。

陆拯

1981 年 3 月于浙江省中医药研究所

目录

绪言｜症状临证要义

1. 症状在临证中的意义

（1）临证意义之一

有诸内，必形诸外。症状是疾病内在变化反映于外的现象，故又称为"征候"。此"征候"又不能等同于"证候"，前者为由内至外所表露的迹象或现象，后者为疾病过程中不同阶段的病变本质反映，所以疾病、证候、症状是既有紧密联系又有明确区别的三个不同概念。但在临床证治中，症状是最基础的，绝大部分疾病、证候只有通过症状洞察内在变化，才能认识疾病的本质，了解疾病不同阶段的证候，从而获得重要的辨证依据。

（2）临证意义之二

从表面上看，症状是一种十分浅显的寻找疾病的"引路棒"。若没有这个棒的引路，即便是小恙轻患也难发现，何况是大病痼疾呢？所以在临证中必须重视症状的找寻搜索，掌握了症状又必须周密辨证，包括症状剖析、症状鉴别、分别真假、揣摩异同、一病多症状、多病一症状、上病下症状、下病上症状、左病右症状及右病左症状等，同时还要分清症状的轻重缓急、不同形状、不同性质、初次突发、反复屡作、表情痛苦程度及精神强弱状态。譬如咳嗽一症，首先必须问清发病时间，新病还是久患，频发还是偶发；咳嗽时是否有咽喉作痒而咳，或是腹中有气上冲而咳，或是胸脘气逆而咳；咳时有无痰涎，痰色是黄或是白或是灰黑，痰质是稠厚或是稀薄或是泡沫或是浓痰或是痰血混杂；痰的气味是腥味或是恶臭，或有咸味或觉痰涎冰冷；咳嗽的形状，咳时有否面红耳赤，有否喘促胸闷，有否顿足流涕流泪，有否小便漏出，有否胸胁疼痛，有否不能平卧；咳嗽的时间，有清晨咳剧、午后缓解，有清晨微咳、午后咳凶，有白天频咳、夜间不咳，有前半夜少咳、后半夜多咳等。这说明症状中还有子症状，只有通过子症状的辨析，才能认识症状的真正本质，故本书名曰"症状辨证……"是有多种寓意的。

（3）临证意义之三

从简单的一般症状概念，逐步衍生到子症状具体概念，说明症状的表露粗观则一，细察则千差万别。同时，症状与脉、舌、体征是密不可分的。症状的主观现象，常通过舌脉客观的肯定，故古代将症状脉舌并列为外候。症状的性质又是十分复杂，例如腹胀一症：暴胀多为伤食积滞，久胀多为脾虚不运，空腹发胀多为脾气不足，脐腹坠胀多为中气下陷，饱腹作胀多为脾气阻滞，体胖腹大而胀多为痰浊内盛，形瘦腹大而胀多为肝脾两伤，腹胀上气而喘多为脾肺俱病，腹胀而便秘者多为胃肠壅阻，腹胀而尿不利者多为肾膀胱为病等。这说明症状中还包含症因症机及引申相对的治疗，故本书名又曰"症状……与治疗"，其义于此。

2. 症状与病因病机的关系

病因病机与症因症机有所不同，症因症机多指某一症状的发生原因和症状形成的机理，其特点为单一直接、针对性强、不涉及众多的因素和广泛的形成机理。症因症机，有时简称为症因，因者，变化之由也。病因病机是指疾病的发生原因和疾病形成的机理，其特点是广泛全面、多角度、多因素地研究疾病发生、发展、变化的原理。病因病机与症因症机的区分，主要在于单一直接、针对性强与广泛全面、多角度、多因素的区别，两者必须紧密结合，不可缺一。症因症机，可见本书各症状中的"症因"。现将重点阐述症状与病因病机的关系，即症状反映病因病机的所在性和病因病机反映症状的规律性。

（1）症状反映病因病机的所在性

病因概括地说，不外乎外因、内因、内外因和不内外因四类。外因为风寒暑湿燥火及疫疠疫气，内因为喜怒悲思忧恐惊七情过常，内外因为痰、瘀、毒三凶，不内外因为饮食伤、劳倦伤、金创伤及虫蛇伤等。四种病因虽有外、内、内外、不内外因之区别，但实际上均受到外部因素的影响。如内因之七情，是人体对外界客观事物的不同反映，是情志刺激超过了正常范围所致的。病机虽然涉及颇为广泛，脏腑、气血津液及经络等无不关联，但总不越于邪正盛衰、阴阳失衡、气血失常及天癸失调等，故《素问·通评虚实论》说："邪气盛则实，精气夺则虚。"《素问·阴阳应象大论》说："阴胜则阳病，阳胜则阴病。阳胜则热，阴胜则寒。"病因病机如何反映于临床，大都通过收集症状和诊察体征，进行具体分析、仔细研究及归纳综合所获得。譬如咳喘一症，苔白脉紧，其病因当为寒邪犯肺，其病机当属肺气壅阻。若咳喘频作、苔黄脉滑数，其病因则属热邪犯肺，其病机当为痰热壅盛、肺气失宣。如咳喘久不愈者，苔白脉沉滑，其病因多为痰饮内伏，其病机则为肺脾两虚、寒痰内贮、肺气失于肃降为主。据此，病因病机及病位大多数为深刻剖析临床症状所得，故症状可以反映病因病机的存在和不断的变化。

（2）病因病机反映症状的规律性

不论何种症状的出现，均有其发生原因和产生机理。各种病因有一定的属性，各种病机有一定的程序，其所导致出现的症状有一定的规律性。例如六淫外邪，风的属性为阳，寒的属性为阴，暑的属性为阳、其质炎热，湿的属性为寒、其质重浊，燥的属性为阳、其质干涩，火的属性为阳、其质炎上；病机则根据病邪的特点、病邪感受的轻重以及机体的强弱所决定，症状则根据病机的发展和变化所决定。三者的关系，如风为阳邪，其性开泄，具有升发、向上、向外的特性，故感邪后，首伤肌表，腠理开泄，常出现头痛、汗出、恶风等症状，诚如《素问·太阴阳明论》所提到"伤于风者，上先受之"。风性善行而数变，风为百病之长，是指风邪为病，常有游走不定、变幻无常，或诸多病邪依附于风邪而侵犯人体。诚如《素问·风论》所指出"风者，善行而数变""风者，百病之始也"。凡是风邪为主的病因病机，所引发的症状大致有一定的规律可循。如头痛、头胀、头晕、恶风、游走性关节疼痛、丘疹瘙痒等均为风邪为主的或侵袭肌表，或客于筋脉关节，或外淫皮肤所致的风邪性症状。又若寒为阴邪，易伤阳气，如外寒侵入肌表，卫阳被遏，就会出现恶寒；寒邪直中脾胃，中阳受伤，则可出现脘腹冷痛；若心肾阳虚，寒邪直中少阴，则可见恶寒蜷卧、脉细微。寒性凝滞，一旦阴寒偏盛，阳气受阻，气血阻滞不通，不通则痛，故寒邪入侵多见疼痛症状。诚如《素问·痹论》所说："痛者，寒气多也，有寒故痛也。"寒性收引，寒邪侵袭人体，可使气机收敛，腠理闭塞，经络筋脉收缩而挛急。《素问·举痛论》提到"寒则气收""寒气客于脉外则脉寒，脉寒则缩蜷，缩蜷则脉绌急，绌急则外引小络，故猝然而痛"。缩蜷、绌急，即经络、血脉收引之意。如寒邪侵袭肌表，毛窍腠理闭塞，卫阳被遏不得宣泄，可出现恶寒发热、无汗；寒客血脉，则气血不畅，血脉挛缩，可出现头身疼痛、脉紧；寒客经络关节，经脉拘急收引，则可见肢体屈伸不利或冷厥不仁。凡是以寒邪为主的病因病机所产生的症状，亦有一定的规律可循。如恶寒无汗、脉象浮紧，或肢体疼痛，或脘腹冷痛、呕吐、泄泻、脉象沉缓，或畏寒蜷卧、手足厥冷、下利清谷、精神萎靡、脉象微细等均为寒邪为主的或侵袭肌表，或客于经脉，或直中脏腑所引起的寒邪性症状。

3. 症状与证候疾病的关系

为了理解中医古籍中症与证的用法，首先简略说明一下证与症等的沿革和本义。症状的"症"字，《说文解字》《玉篇》《康熙字典》等古代字典未见此字，而1915年的《中华大字典·广部》收入此字，注释为"症，俗證也"，即证的俗字。证，即古之"證"或"证"，《说文解字》曰："證，告也。从言，登声。"《广雅·释诂四》曰："證，验也。"《说文解字》曰："証，谏也。从言，正声。"《正字通·言部》曰："証与證通。"实际上这三个字常互相混用，其含义也不断引申和扩大。在近现代中医文献上有一定的规律可循，大致临床表现称"症状"，疾病阶段病变现象称"证候"。有时症状称"证状"，证候称"症候"，这可着眼于区别"状"与"候"二字的不同，即能泾渭分明。

证候与疾病又是两个不同的名称和概念。证候，是对疾病过程中某一阶段尤其近现期的特定临床表象和该阶段本质性的病变概括而言。疾病，一般是对病邪侵入人体，阴阳失衡，营卫不和，气血失调，津液代谢失常等所引起的机体病变和出现的各种病种，如感冒、风温、痢疾、消渴等而言。症状与证候、疾病的关系，这里主要阐述症状对证候、疾病有突破性的发现作用和证候、疾病对症状有归属性的统领作用的两个方面。

（1）症状对证候、疾病有突破性的发现作用

症状虽然是一种不显眼的称谓，但在临床中却是十分重要的，常是疾病或证候由内而外的反应，通过对症状轻重缓急的具体表现进行分析，并结合脉舌等体征的证实和判断，可以初步了解何种疾病及何种证候。如冬春季时出现高热、咳嗽、胸痛、口渴等症状，就可初步诊断为风温，证候可归属于热壅肺气。若无这些典型症状，就无法判断有无疾病，更谈不上证候是否存在，尤其在诊断莫衷一是的情况下，某些症状具有突破性的发现作用。曾遇一男性患者，年约 20 岁，高热唇焦，神志昏糊，诸医会诊，有云暑湿，有云暑厥，有云痧证等。偶然间查看病人内裤发现有脓血黏液物痕迹，肛检发现直肠中有多量脓血样便物，这一症状惊破了众疑，疫毒痢无可非议。

（2）证候、疾病对症状有归属性的统领作用

症状是疾病、证候表现于临床的形式，所以症状虽然多种多样、千奇百怪，但经过仔细分析，洞察症状缘由，揣摩症状间的相互关系，则可以做出相应的诊断，为何种疾病及何种证候。否则依散沙般的多种症状，难以辨证，更难以治疗。只有通过对症状的归属，以疾病、证候为统领，才能抓住本源，有的放矢。同时也必须指出，中医学数千年来，一直存在病、症并重的诊断和治疗，并非仅有疾病辨证，而且很大一部分是症状辨证。例如以疾病统领症状者，有风温、湿温、痢疾、疟疾、肺痈、肺痨、鼻渊、鼻衄、鼓胀、消渴、肠痈等，其辨证以疾病为核心，结合证候分型进行治疗；以独立症状为主者，有头痛、咳嗽、呕吐、胃痛、腹痛、心悸、不寐、黄疸、胁痛、咳血、吐血、小便频数等，其辨证以症状之因为核心，结合兼症，进行分型治疗。所以证候、疾病对症状有归属性的统领作用，是相对而言的。

4. 微症状与无症状的诊察

微症状，是指微小、少显露或细小难以发现，或若隐若现、不显著的症状。微症状

一般不被重视，患者对痛痒等轻微不适诸症，自以为不会有大病，即使就诊也不诉说，医者也常易忽视，四诊缺如，病变未能全然了解。所以，微症状真正属于微小疾病的，那无须以大病论治，只以相应的适当调治即可；若微症状而内蕴大疾，不及时发现并治疗，其后果可想而知。《史记》记载，扁鹊见齐桓侯之说，医所皆知。扁鹊曰："君有疾在腠理，不治将深。"后五日，扁鹊复见曰："君有疾在血脉，不治恐深。"后五日，扁鹊复见曰："君有疾在肠胃间，不治将深。"后五日，扁鹊复见，望见桓侯而退走。桓侯使人问其故，扁鹊曰："疾之居腠理也，汤熨之所及也；在血脉，针石之所及也；其在肠胃，酒醪之所及也；其在骨髓，虽司命无奈之何。"后齐桓侯不多日病大发而死亡。这是一个历史上的故事，说明可能扁鹊已觉察到齐桓侯之微症状，见微知著，获得了病变快速发展的情况。微症状在表象上颇微小，在病变上往往有一叶而知秋之功用。所以，微症状在某些意义上，它不是微不足道的细微症状，而是属于"但见一症便是"的关键性症状；同时在临床诊察微症状的存在与否，对防止缺诊、漏诊也有重要的作用。

微症状的诊察，大都需要多方面的仔细搜索，因微症状不是患者就诊时的主诉性症状，而多数是在诊察过程中被发现的。如曾遇一青年女性患者，主诉为咳嗽半年，伴咳剧时气急胸闷、咯痰白沫，经胸部 X 线及 CT 检查，诊断为慢性支气管炎。诊时见面色㿠白，精神疲乏，并诉有痛经史，月经周期正常，经期将临。察舌苔白质红，切脉实数不静。四诊合参，但不能合理解释咳喘病变机理，疑有急重病症（尤其内脏痈疡）在即发作，故又询问腹部有否疼痛、有否寒热、有否呕吐等。患者又诉今晨起时有胃痛，小腹正中亦痛，但痛势轻微，且每次月经期间也有小腹疼痛及胃脘不适。触诊按腹部、胃脘有压痛，小腹正中无明显压痛，右少腹阑门处有压痛，无反跳痛，亦无腹皮拘急，身体转侧活动如常。嘱其行血常规等检查，患者说半月前检查过，不愿再做检查，此次主要要求诊治咳喘病。处方后，又郑重告诉患者若出现急腹痛，立即去医院急诊，不能耽误时间。后隔半月来复诊说，幸亏上次诊治时提醒，果然当日 19 时左右脐腹处出现明显疼痛，21 时左右右小腹剧痛，即去医院急诊，诊断为急性阑尾炎，即手术治疗。医生并说，再过 2 小时阑尾就会穿孔了。本例主要是舌脉、面色、精神与咳喘不符，诸腹微痛与脉实数并见，常属痈疡肿毒已开始发作之征象。

无症状，是就患者无头痛、眩晕、咳嗽、呕吐及水肿等一切症状或不适感而言。有病而无症状出现的原因，大致包括以下几个方面：①患者禀性耐受能力高，病变反应缓慢；②患者体质强壮，气血旺盛，受邪后脏腑虽然损伤，但正能胜邪，暂不表现病态征象；③感受阴寒性病邪后，尤其湿毒、寒毒、瘀毒、痰毒等未化热时，虽已成疾，但外症出现缓慢，若已表露即是重病大疾等。无症状出现的疾病不属少见，一般性疾病无所紧要，若是大病恶疾不及时发现，得不到早期治疗，可直接影响健康甚至危及生命。现在医疗卫生条件较好的地区，每年进行健康体检，这对无症状出现的疾病，无疑是早发现、早治疗的有力举措。

无症状，实际上是属于隐性症状或可疑症状的范围，并不是真正无症（征）可觅的，这要细心诊察，四诊到位，全面收集与常人不同的情况，加以分析归纳，就可了解有无病症，同时也可结合现代各种检查，从客观上证实病症的存在。无症状的诊察，较为困难，因患者无症状不会去医院就诊，医生看不到患者无法知道病症，即使偶尔碰到有病而无自觉症状的人，说他有病，肯定被他骂为江湖骗子。扁鹊也曾被齐桓侯污蔑为"医之好利也，欲以不疾者为功"的窃功骗钱医生。所以虽有医道精深者，不邀其诊疗绝不明说。无症状的疾病，大都是偶然发现，或健康体检或诊治其他疾病时所发现。无症状的疾病常见有乙型肝炎、隐匿性肾炎、肺结核、冠心病、脑动脉硬化、肿瘤等多种慢性疾病或危重病症的早中期阶段，所以无症状不等于无疾病。《素问·四气调神大论》说："圣人不治已病治未病，不治已乱治未乱。"治未病，可包含着疾病尚未形成，或疾病初成，尚未深重而无明显症状之时的积极预防和及早治疗，说明古人亦十分重视无病先防，有病早治。有疾病而无症状的诊察，因范围广、内容多，只能举例言其大略，如形体异常，或过胖或过瘦虽无不适感，精力充沛，食欲如常，二便自调，除禀赋遗传之外，均是脏腑不调或脏腑虚损的现象。如形胖而舌淡脉缓者，痰湿毒偏盛，多见于脂肪肝、糖尿病、动脉硬化、肿瘤等。形胖而舌紫红脉弦数者，瘀热毒偏盛，多见于肝硬化、高血压、中风、肿瘤等。如形瘦而舌淡脉缓者，多为气血不足，常见于慢性胃肠病、贫血等；形瘦而舌红脉数者，多见于肺结核、慢性肝炎、肿瘤等。又如面色异常，面色偏黑而舌淡脉沉细者，多见于慢性肾病、慢性肝病、垂体机能减退等；面色偏黑而舌紫红脉弦数者，多见于慢性肝病、慢性肾病、肺结核、肿瘤等；面色偏红而舌淡脉沉细者，多见于阳虚阴寒之高血压；面偏红而舌红脉弦数者，多见于阴虚阳旺之高血压等；两颧偏红而舌淡脉弱者，多见于气阴两虚之肺结核；颧红而舌红苔光脉细数者，多见于阴虚火旺之肺结核等。因此，临床既要掌握有明显症状的辨证，更要掌握无明显症状的辨证，两者均重要。

5. 症状主症与兼症的区分

症状主症即主症状，亦即主症；症状兼症即兼症状，亦即兼症。中医临床历来重视症状，所以中医文献中多数以症状作为病症进行辨证治疗，如咳嗽、头痛、呕吐、泛酸、胃痛、便秘、遗尿、遗精、不寐、黄疸、水肿等均以症状为主，审症求因而治之，少数则以病辨证，如风温、湿温、肺痨、痢疾等。症状表现于临床，主要由于体内发生病变，失去正常的生理功能，所出现于外表的异常现象。《灵枢·本脏》说："视其外应，以知其内脏，则知所病矣。"《灵枢·外揣》又说："合而察之，切而验之，见而得之，若清水明镜之不失其形也……内外相袭，若鼓之应桴，响之应声，影之似形，故远者司外揣内，近者司内揣外。"上述所言，《灵枢》已明确认识到外症与内病的关系，观察在外的相应情况，就可以测知内脏变化；在临证时，必须综合观察，以切诊验证，以望诊了解病情，就像清水明镜的不失真一样；像这样，就是内外相因，如鼓与鼓槌相和，影与形相类一样。因此，就能得出"司外揣内""司内揣外"的相因情况。不论主症与兼症均重要，都是病变反映于外的现象。主症不是患者所说的主诉，而是代表病变核心所反映的症状；兼症不是一般的附带症状，而是反映病变过程中非主流性的症状，有辅佐识别主症的在表在里、为寒为热、属虚属实等鉴别诊断作用，同时也包括兼病兼症，并病并症。例如主症为头痛，兼症为微恶风寒。头痛为病变的核心部分，微恶风寒为病变的非主流部分，但能辅佐鉴别主症的病变性质为风寒头痛。若头痛、微恶寒外，又兼大便不实，或并大便泄泻，亦属头痛的兼症并症，但在辨证上兼症多用兼顾治之，并症多以合并同治。

　　主症与兼症在临床上的差别，大致可从症状的轻重、症状的先后、症状能否反映病位、症状的全身性与局部性和症状的特殊性与非特殊性五个方面进行区分。

　　（1）从症状的轻重表现上区分

　　凡是严重的症状，多数属于主症，轻微的症状多数为兼症。例如咳嗽明显重于头痛、恶寒微热、鼻塞流涕，其主症应为咳嗽，其余三症均为兼症。主症常能反映病变的主要方面和病变的所在部位，从咳嗽之症即可推测病位在肺，病变为肺气失宣；兼症常能反映病变在表在里，属寒属热等鉴别作用，从头痛、恶寒微热、鼻塞流涕等症分析，就可推测为风寒外邪侵袭肺卫之外感风寒咳嗽。

　　（2）从症状出现的先后上区分

　　凡是先出现的症状，相对为主症；后出现的症状，相对为兼症。例如先出现眩晕，后出现恶心、呕吐、畏光，其主症应为眩晕，其余三症应为兼症。眩晕能反映病变主要方面和病变的所在部位，而恶心、呕吐、畏光等不是独立性的症状，是由眩晕病变所引起的从属副症状，这些副症状亦属兼症范围，并能鉴别眩晕的病变性质，从而判断该眩晕当是痰浊上扰所致，不属于肝阳上亢或肾精不足或气血亏弱等。

　　（3）从症状能否反映病位上区分

　　大凡能反映病位所在的症状，多数为主症；不能反映病变的所在病位，多数为兼症。例如诊见胃痛、口苦腻、大便结、小溲黄等症状，其中胃痛能直接反映病位所在，应为主症，其余三症不能明确反映病位所在，则属于兼症。同时这些兼症又能鉴别病变的性质，三兼症表象均为湿热，其胃痛当为湿热内阻之胃痛。

　　（4）从症状的全身性与局部性上区分

　　大凡所出现的症状属于全身性的，多数为主症；属于局部性的症状，多数为兼症。

例如诊见午后潮热、头晕、腰酸、食少等症状，其中午后潮热为全身性症状，应属主症，其余三症为局部性症状则为兼症。同时，从兼症中亦可测知此午后潮热不全属阴虚火旺之清骨散证，而是属于阴精亏损之六味地黄丸证。

（5）从症状的特殊性与非特殊性上区分

临床表现大都不一般，具有显著特殊性的症状，多数为主症；一般性的症状，多数为兼症。《伤寒论》说："但见一证便是，不必悉具。"是指少阳病中的"往来寒热、胸胁苦满、默默不欲饮食、心烦喜呕"，只要有其中一症，即可为柴胡汤证。实际上应当在往来寒热这个特有症状的基础上，再见其他三症中的一症，便可确定为柴胡汤证，故往来寒热可属于特殊症状范畴。特殊性症状往往有它的与众不同，甚至有发病急骤的表现，如角弓反张、四肢抽搐、突然高热、猝然昏仆、狂暴无知、沉默痴呆、头痛欲裂、吐泻交作等症状，多数为主症；其一般性常见症状，多列入兼症。同时，不论何种主症，何种兼症，在病变的发展和转归过程中，主症和兼症均能相互转化。主症可以转化为兼症，兼症可以转化为主症；也有经过治疗后主症消失，而兼症转为主症；也有经过治疗后，主症减轻而兼症加重，使兼症转为主症，而主症则转为兼症等。

总之，以上所说全篇的五个大的方面，均以"症状"为主题，目的是说症状不是孤立的症状，而是了解病变、分析病变、判断病变、治疗病变的基本依据之一。症状辨证与治疗是以发生原因为基础的审症求因，明因验症，辨证论治为主要原则。症状辨证与治疗不是"头痛医头、脚痛治脚"的非原因治疗，而是在辨证论治中的单刀直入，专一击破的法则。症状辨治既适用于症病结合的以症状为主的辨证和治疗，又适用于以病为主的阶段性症状的辨证与治疗。每个症状之下，均有寒热虚实之不同的证候（证型）以区别不同的病变和治疗。例如头痛，根据发生原因、病变机理，就有风寒、风热、风湿、肝阳、瘀血、痰浊等头痛，与之运用相适应的治疗方药，即有治愈或好转的可能。

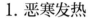

一 | 寒热症类

1. 恶寒发热

恶寒发热，是指以发冷和（或）发热为主要症状而言。本症有属虚、属实和在表、在里之分，以外感热病为多见，但亦可见于内伤脏腑、气血不足的证候。

【症因】

（1）风寒束表：风为阳邪，善行速变，寒为阴邪，易于凝滞。寒借风之行动，侵袭人体，外束肌表。寒伤营，风伤卫，营卫之气与风寒之邪相争，引起恶寒发热。

（2）风热客表：风热之邪入侵人体，首先犯肺。肺合皮毛，肺卫受病，邪正交争，引起恶寒发热。

（3）暑伤卫表：暑邪发于夏季。暑为热邪，又多夹湿，故有"暑必兼湿"的说法。人体感受暑邪，不但侵袭卫表，又能侵入于脾胃，脾胃主肌肉，肌表受邪，引起恶寒发热。

（4）湿郁肌表：湿为阴邪，其性黏腻纠缠。湿邪侵袭肌表，腠理失疏，卫气不畅，产生恶寒发热。

（5）脾气虚弱：多由素体不足，脾气损伤；或饮食不节，饥饱无常，损伤脾胃；或劳逸失调，脾气受伤所致。脾胃为气血生化之源，如脾胃虚弱，气之来源不足，阳气外越，导致恶寒发热。

【证治】

（1）风寒束表

症状：恶寒发热，但寒多热少，并常伴头痛、无汗、鼻塞流涕及骨节酸痛。舌苔薄白，脉浮。

分析：本证型可见于各种急性热病的初期阶段，尤其多见于流行性感冒。由于风寒之邪，从皮毛口鼻侵入，寒属阴邪，其气凝闭，卫外之阳被郁，故恶寒发热而寒多热少；风寒阻塞肌腠毛孔，则无汗；阻遏清阳之道，则头痛；外邪侵犯肺系，鼻为肺之外窍，故出现鼻塞流涕；风寒入侵，淫于骨节，则出现骨节酸痛；其舌苔薄白，脉浮，为风寒束表的征象。

治法：辛温解表，发散风寒。

方药：荆防败毒散。

荆防败毒散（《摄生众妙方》）：荆芥、防风、羌活、独活、川芎、柴胡、前胡、桔梗、枳壳、茯苓、甘草、薄荷、生姜。

方中荆芥、防风、生姜辛温解表，发散风寒；配羌活、独活能祛经络骨节间的风寒，以治骨节酸痛；川芎活血祛风，能止头痛；柴胡解肌清热，薄荷疏风泄热，以退身热；前胡、桔梗清宣肺气，以和肺卫；枳壳宽中理气；茯苓、甘草和中化湿，以调脾胃。

如风寒较重，肺气不宣，兼见咳喘、脉浮紧者，宜用麻黄汤解表散寒，宣肺平喘；若风寒束表，营卫不和，兼见畏风，自汗、脉浮缓，宜用桂枝汤解肌发表，调和营卫。

麻黄汤（《伤寒论》）：麻黄、桂枝、杏仁、甘草。

本方以麻黄发汗解表，宣肺平喘，为方中主药；桂枝温经散寒，助麻黄发散风寒；杏仁利肺下气，助麻黄平喘；甘草甘缓，调和诸药。

桂枝汤（《伤寒论》）：桂枝、芍药、甘草、生姜、大枣。

方中桂枝温经散寒，解肌发表；芍药和营敛阴。两药配合，一散一收，调和营卫，能使表邪得解，里气以和，生姜助桂枝发散，大枣助芍药和营；甘草和中，兼调诸药。

（2）风热客表

症状：恶寒发热，但热多寒少，并常伴时时畏风，头痛且胀，少汗或汗出不畅，口微渴，咳嗽，咽痛。舌苔薄黄，脉浮数。

分析：此证型多见于流行性感冒、上呼吸道感染和肺炎初期阶段等。由于风热外邪客于肌表，卫气被遏，故恶寒发热、热多寒少、少汗或汗出不畅；风热上扰于头而为头痛且胀；邪热阻肺，肺热累及于胃，因而口微渴；风热入肺，肺气失宣，痰热内阻，所以咳嗽；咽喉为肺之通道，肺有邪热，通道受伤，故咽痛；其舌苔薄黄，脉浮数，为风热入侵肺卫的征象。

治法：辛凉解表，疏泄风热。

方药：桑菊饮。

桑菊饮（《温病条辨》）：桑叶、菊花、杏仁、连翘、薄荷、桔梗、甘草、苇根。

方中桑叶、菊花、薄荷疏风泄热；杏仁、桔梗、甘草宣肺利咽；连翘清热散结；苇根清热润肺，生津益胃。

如感受风热之邪较重者，宜用银翘散辛凉透表、清泄风热。

银翘散（《温病条辨》）：金银花、连翘、豆豉、牛蒡子、荆芥、薄荷、桔梗、甘草、竹叶、苇根。

本方与桑菊饮都有连翘、薄荷、桔梗、甘草、苇根。桑菊饮减去桑叶、菊花、杏仁，加入金银花、豆豉、荆芥、竹叶、牛蒡子以增强其疏风清热之功。

（3）暑伤卫表

症状：恶寒发热，多为夏令气候炎热的时候出现，但恶寒少，发热多，兼有头涨、胸闷、汗出、口渴、小便短赤。舌苔黄腻，脉濡数。

分析：本证型多见于夏季感冒、中暑等。由于暑邪客于肌表，卫气被阻，故恶寒发热；暑为阳邪，阳从热化，因而热多寒少；暑邪上犯于头，清空不利，则为头胀；暑邪又每多夹湿，暑湿阻于胃腑和脉道，因而出现舌苔黄腻、脉象濡数；湿阻气滞，气机不行，因而胸闷；暑热下注膀胱，分利失常，则小便短赤；暑热袭胃，津液耗损，故口渴；邪阻于内，热蒸于外则汗出。

治法：解表祛暑，清热化湿。

方药：新加香薷饮。

新加香薷饮（《温病条辨》）：金银花、连翘、香薷、厚朴、鲜扁豆花。

本方取香薷、厚朴祛暑化湿，金银花、连翘、鲜扁豆花清解暑热。如暑热盛者，可加滑石、栀子、荷叶清暑泄热；若湿邪甚者，去金银花、连翘，鲜扁豆花易扁豆，加藿香、佩兰、紫苏、白芷解暑化湿。

（4）湿郁肌表

症状：恶寒发热，但身热不扬，兼有头胀如裹，骨节疼重。舌苔白腻，脉濡。

分析：本证型可见于夏季各种急性热病的初期阶段，尤其多见于夏季感冒。由于感受雾露湿气，或淋雨涉水，邪从外入，肌表受伤，卫气失疏，故恶寒发热；湿为阴邪，其性黏腻凝闭，因而身热不扬；湿邪上蒙，清窍被阻，因而头胀如裹；湿阻经络、骨骼，故骨节疼重；舌苔白腻，脉濡，亦为湿邪侵袭，卫表失疏的现象。

治法：解表祛湿。

方药：羌活胜湿汤。

羌活胜湿汤（《内外伤辨惑论》）：羌活、独活、藁本、防风、蔓荆子、川芎、甘草。

此方取羌活、独活祛风湿，利关节；防风、藁本解肌表，散寒湿；蔓荆子、川芎疏风以清头目；甘草调和诸药兼能和中。若湿邪内阻脾胃，胸脘痞闷，恶心呕吐，口腻味淡，可加厚朴、苍术、半夏燥湿健脾，湿气和中。

（5）脾气虚弱

症状：恶寒发热，但发热多于恶寒，兼有面色㿠白，自汗，倦怠乏力，大便溏泄。舌质淡嫩，脉虚大无力。

分析：此证型可见于血液病变、慢性虚弱病证等。由于脾气虚弱，阳气浮越，故恶寒发热，热多于寒；气虚则血亦虚，不能外荣色脉，故面色㿠白、舌淡嫩、脉虚大无力；脾为气血生化之源，五脏六腑、四肢百骸皆赖其所养，脾虚则气血生化之源不足，肺气失于充养，卫表不固，则自汗；四肢筋脉失于濡养，则倦怠乏力；脾虚运化不健，则大便溏泄。

治法：补脾益气。

方药：补中益气汤。

补中益气汤（《脾胃论》）：黄芪、人参、甘草、白术、当归、陈皮、升麻、柴胡。

本方以黄芪、人参（可用党参）、甘草甘温益气，为方中的主药；配升麻、柴胡能提升脾气，升发清阳；白术健脾化湿；当归养血和血；陈皮理气和中。诸药配合，重在补气，兼顾其血，气血同补，其效更著。如兼阳气不足，四肢不温，可加附子、肉桂温振阳气。

表 1-1　恶寒发热鉴别简表

分型	主症	兼症	舌脉	治法	主方
风寒束表	恶寒发热，但寒多热少	头痛，无汗，鼻塞流涕，骨节酸痛	舌苔薄白，脉浮	辛温解表，发散风寒	荆防败毒散
风热客表	恶寒发热，但热多寒少	时时畏风，头痛且胀，少汗或汗出不畅，口微渴，咳嗽，咽痛	舌苔薄黄，脉浮数	辛凉解表，疏泄风热	桑菊饮
暑伤卫表	恶寒发热，多为夏季气候炎热的时候出现，但恶寒少，发热多	头胀，胸闷，汗出，口渴，小便短赤	舌苔黄腻，脉濡数	解表祛暑，清热化湿	新加香薷饮
湿郁肌表	恶寒发热，但身热不扬	头胀如裹，骨节疼重	舌苔白腻，脉濡	解表祛湿	羌活胜湿汤
脾气虚弱	恶寒发热，但发热多于恶寒	面色㿠白，自汗，倦怠乏力，大便溏泄	舌质淡嫩，脉虚大无力	补脾益气	补中益气汤

2. 寒热往来

寒热往来，是指一阵冷一阵热，交替发作，一天一次或一天数次，有时能身热退净，有时则不能退净而言。此症多见于外感时病，内伤为患则比较少见。

【症因】

（1）邪居半表半里：风寒或湿邪或温邪侵袭人体，病邪既已离表，而又未入里，介于表里之间，正气欲抗邪外出，而邪气欲伤正入内，邪正交争，因而产生寒热往来。

（2）邪热入侵血室：妇女月经适来或适断之时，感受外邪，邪热乘虚入侵子宫，瘀热互结，亦能引起寒热往来。肝气郁结，气血不和，导致月经不调，经前亦可出现寒热往来。

【证治】

（1）邪居半表半里

症状：寒热往来，常兼目眩、口苦、恶心呕吐、饮食少思、胸胁满闷。舌苔薄白或微黄，脉弦滑。

分析：此证型多见于各种急性热病的初期或中期阶段。因外邪侵袭，势欲传里，但尚未入里，邪居半表半里之间，故寒热往来。半表半里证是属于胆经与三焦经的病变，而胆又与肝相表里，本证与这些脏腑经络有密切关系。如胆主藏精汁，而寄附于肝，禀肝性之气，所以又有疏泄作用，相火内寄肝胆，游行三焦，而三焦又为营卫运行之道，与胆相连，兹外邪入侵半表半里，肝胆气火便为上逆，故出现目眩、口苦；邪犯于胆，胆气不得下降，导致胃气上逆，而为恶心呕吐、饮食少思、胸胁满闷；舌苔薄白或微黄、脉弦滑为邪在半表半里的征象。

治法：和解表里。

方药：小柴胡汤。

小柴胡汤（《伤寒论》）：柴胡、黄芩、人参、半夏、甘草、生姜、大枣。

方中柴胡透达外邪；黄芩清泄里热；半夏、生姜和胃降逆；人参（可用党参）、甘草、大枣扶助正气，辅佐柴胡透达外邪。

如邪热炽盛，心烦、口干，去人参、枣，加瓜蒌、黄连清泄里热；兼有咳嗽，亦去人参、枣，加桔梗、橘红宣肺化痰；外邪未全部传入半表半里，夹有表证者，可加桂枝祛除表邪；胁下或胃脘作痛，大便秘结，去人参、甘草，加大黄、枳实、芍药以解半表半里之邪，泄脏腑里积之热。

（2）邪热入侵血室

症状：寒热往来，常见于妇女月经适来或适断之时，兼有心烦不安，甚则入暮谵语，但昼日神志清晰。舌苔薄黄，脉弦数。

分析：本证型多见于妇女月经失调等疾患。血室，是指子宫而言。妇女月经适行或适断之时，外邪乘虚内陷血室，瘀热互结，故寒热往来；心主血脉，血有邪热，扰及心神，因而心烦不安；血属阴，邪热入血，上凌于心，所以入暮谵语、昼日神志清晰；舌苔薄黄、脉弦数亦为热入血室的征象。

治法：和血祛瘀，清热安胞。

方药：丹栀逍遥散。

丹栀逍遥散（《内科摘要》）：柴胡、当归、白芍、白术、茯苓、牡丹皮、栀子、甘草、薄荷、煨姜。

热入血室，在《伤寒论》中采用小柴胡汤治疗。但小柴胡汤缺乏祛瘀活血作用，所以在临床上常选用丹栀逍遥散。取柴胡、栀子清热散邪；牡丹皮、当归祛瘀和血；白芍养血柔肝；白术、茯苓、甘草健脾益气；薄荷散结，与柴胡配合能疏泄肝气，又可清解风热外邪；煨姜温里，与当归、白芍同用，能调和气血。若月经适来中断、小腹疼痛，乃为瘀热停滞，可加赤芍、泽兰、桃仁祛瘀活血；如肝气郁结，致月经不调、经前寒热往来、胸胁胀闷、头痛目眩，可去牡丹皮、栀子以疏肝解郁治之。

表 1-2　寒热往来鉴别简表

分型	主症	兼症	舌脉	治法	主方
邪居半表半里	寒热往来	目眩，口苦，恶心呕吐，饮食不思，胸胁满闷	舌苔薄白或微黄，脉弦滑	和解表里	小柴胡汤
邪热入侵血室	寒热往来，常见于妇女月经适来或适断之时	心烦不安，甚则入暮谵语，但昼日神志清晰	舌苔薄黄，脉弦数	和血祛瘀，清热安胞	丹栀逍遥散

3. 但寒不热

但寒不热，是指只发冷、不发热而言。临床常为寒邪外客的表证，所谓"有一分恶寒，即有一分表证"，但亦有阳气不足的里虚寒证。

【症因】

（1）寒邪束表：外感风寒之邪，客于肌表，寒为阴邪，其性凝闭，卫外阳气被遏，因而形成但寒不热。

（2）阳气虚弱：肾主藏精，真阴真阳寄寓其中，故肾为先天之本、生命之根；脾主运化，五脏六腑、四肢百骸皆赖其所养，故脾为后天之本、生命之养。如脾肾虚弱，根本之气不足，生养之能无权，则阳气衰弱、阴寒内停，故发生但寒不热。

【证治】

（1）寒邪束表

症状：但寒不热（病程较短），遇风吹后，怕冷尤剧，得暖后仍觉发冷，兼有头痛，无汗，骨节疼痛，或肢末不温。舌苔薄白，脉浮紧。

分析：此证型常见于热性病初期阶段，尤其多见于感冒。由于感受寒邪，肌表外束，卫阳阻遏，故但寒不热、病程较短、遇风后怕冷尤剧、得暖后仍觉发冷、虽添衣被但还是发冷，皆为外邪侵袭肌表的特征；寒邪郁表，卫气不宣，毛孔闭塞，因而无汗；外邪上干于头，清阳被阻，而为头痛；寒淫骨节，经络之气不畅，故骨节疼痛；寒束肌表，卫外阳气郁滞，所以肢末不温；其舌苔薄白、脉浮紧，亦为寒邪客表，肌表失疏的征象。

治法：辛温解表，疏散风寒。

方药：麻黄汤。

如兼项背疼痛者，可用葱豉汤通阳透表，解肌发汗。

葱豉汤（《类证活人书》）：葱白、豆豉、麻黄、干葛。

方中葱白、麻黄辛温解表，发散风寒；豆豉、葛根解肌透邪。四味相协，故具有发汗解表的作用。本方与麻黄汤所不同者，麻黄汤兼治咳嗽气喘，而本方可治项背疼痛。

（2）阳气虚弱

症状：但寒不热（病程较长），得暖后可消失，常兼面色㿠白或苍白，四肢不温，神疲乏力，或久泻不止。舌质淡嫩，脉沉细无力。

分析：本证型可见于各种慢性疾患中的机能衰退病变。由于阳气不足，阴寒内盛，故但寒不热，得暖后能消失；阳生则阴长，阳气不足，则阴血亦随之亏弱，不能外荣色脉，因此面色㿠白、舌质淡嫩、脉沉细无力；阳气虚弱，不能布外，故面色苍白、四肢不温；脾为气血生化之源，又主肌肉，脾虚则筋脉失养、肌肉弛缓，故出现神疲乏力；脾气虚弱，运化无权，故久泻不止。

治法：温阳补气。

方药：四逆加人参汤。

四逆加人参汤（《伤寒论》）：附子、干姜、甘草、人参。

本方取附子温经回阳；干姜暖中散寒；人参（可用党参或红参）、甘草益气补中。四药相合，具有温阳补气作用。

如肾阳虚弱甚者，怯寒肢冷，精神衰疲，腰膝酸软，宜服肾气丸温补肾阳。

表1-3 但寒不热鉴别简表

分型	主症	兼症	舌脉	治法	主方
寒邪束表	但寒不热，病程较短	头痛，无汗，骨节疼痛，或肢末不温	舌苔薄白，脉浮紧	辛温解表，疏散风寒	麻黄汤
阳气虚弱	但寒不热，病程较长	面色㿠白或苍白，四肢不温，神疲乏力，或久泻不止	舌质淡嫩，脉沉细无力	温阳补气	四逆加人参汤

4. 但热不寒

但热不寒，是指只发热、不发冷，是热性病过程中常见的一种症状，多见于热性病中、后期阶段，其病变部位都属于里证范围。

【症因】

（1）热在气、营、血：风寒之邪或温热之邪侵袭人体，在表失于疏散，由寒化热，或由热化火，逐渐传入于里，先至气分，再入营血，正邪相争，里热炽盛，因而引起本症。

（2）暑伤津气：暑为阳邪，其气主升散，所以暑邪侵入人体，最易耗津伤气，津气损伤，则邪热鸱张、内外俱炽，引起本症。

【证治】

（1）热在气分

症状：但热不寒，热势较高，兼有口干，烦渴引饮，面赤，汗出。舌燥，脉洪大有力或滑数。

分析：由于邪热侵入气分，与正气交争而成本证型。气分证，正气较为充足，邪气多在极盛阶段，正邪交争极为剧烈，因而但热不寒、热势较高；邪热阻于气分，耗伤胃津，胃中津液不足，不能上承于口，所以口干、舌燥、烦渴引饮；邪热壅盛，内蒸外越，故面赤、汗出；其脉洪大有力，为邪热炽盛，脉道扩张之象；脉滑数，为邪热鼓动，气实血涌，脉行加速之征。

治法：清热生津。

方药：白虎汤。

白虎汤（《伤寒论》）：石膏、知母、甘草、粳米。

本方以石膏清热除烦，知母生津止渴，两药配伍，其清热作用更著，故为方中的主要组成部分。甘草、粳米养胃和中，是方中的辅助药物。如热伤津气，津少气亏，汗出颇多，口渴频饮，舌苔干燥，脉洪大少力，宜加人参（可用生晒参或西洋参），名白虎加人参汤（《伤寒论》），生津益气，清泄里热。

（2）热在营血

症状：但热不寒，以昼轻夜重为多见，兼有烦躁、不寐，口干少津。舌质红绛，脉细数。甚则神昏谵语，或出现斑疹。

分析：热在营分和血分，是从气分病变继续深入发展而来。一般营分证较血分证为轻，但在临床上，往往混合一起，因营和血都属于阴。若营分证出现邪热迫血妄行之斑疹、吐血、便血、溲血等出血症状，即称为血分证。因此，这一证型的营分和血分很难截然区分。

由于邪热入侵营血，正邪相争于营分，故但热不寒、昼轻夜甚；营为水谷之精气，注于脉中，化为血而营养全身，邪热侵入营分，营血受损，不能营养脏腑经脉，故出现口干少津、脉象细数；血为营所化，营分有邪热，势必累及血分，导致邪热内灼阴血，因而舌质红绛、皮肤斑疹；营气通于心，营血有热，则心神扰乱，因而烦躁、不寐、神昏谵语。

治法：清营凉血。

方药：清营汤。

清营汤（《温病条辨》）：犀角（可用水牛角）、生地黄、玄参、竹叶心、金银花、连翘、黄连、丹参、麦冬。

方中犀角、生地黄、丹参清营凉血，为本方的主要药物。金银花、连翘清热解毒；黄连、竹叶心清心泻火；玄参、麦冬养阴生津。诸药配合，除清营凉血外，还有退热解毒的作用。

如见神昏谵语者，可加安宫牛黄丸以清热开窍。

安宫牛黄丸（《温病条辨》）：牛黄、郁金、犀角（可用水牛角）、黄芩、黄连、雄黄、山栀、朱砂、梅片、麝香、珍珠。

共研细末，炼蜜为丸，金箔为衣。

本方取牛黄、犀角清心凉血，退热解毒；黄芩、黄连、山栀清热泻火；郁金通心气以开窍；梅片、麝香芳香醒神；朱砂、珍珠、金箔镇心安神；雄黄祛痰解毒；其中朱砂、雄黄有毒，谨慎使用。

（3）暑伤津气

症状：但热不寒，常见于夏季气候炎热之时，兼有面赤气粗，汗多烦渴。舌苔多糙，脉洪大无力。

分析：本证型多见于中暑等疾病。因暑为阳邪，其性属热，故但热不寒；暑热内盛，肺胃俱灼，因而出现面赤气粗；暑邪伤气则汗多，耗伤津液则烦渴引饮、舌苔多糙；其脉洪大无力，为暑伤津气的征象。

治法：清暑泄热，生津益气。初期宜辛寒清热而保津；中期宜甘寒清热，生津益气；后期宜酸甘敛阴，养液益气。

方药：清暑益气汤。初期可配合白虎汤，后期可配合生脉散。

表 1-4 但热不寒鉴别简表

分型	主症	兼症	舌脉	治法	主方
热在气分	但热不寒，热势较高	烦渴引饮，面赤，汗出	舌苔黄燥无津，脉洪大有力或滑数	清热生津	白虎汤

分型	主症	兼症	舌脉	治法	主方
热在营血	但热不寒，以昼轻夜甚为多见	烦躁，不寐，口干少津，甚则神昏谵语，或出现斑疹	舌质红绛，脉细数	清营凉血	清营汤
暑伤津气	但热不寒，常见于夏季气候炎热之时	面赤，气粗，汗多，烦渴	舌苔多糙，脉洪大无力	清暑泄热，生津益气	清暑益气汤

5. 定时潮热

定时潮热，是指发热定时，盛衰起伏如潮水之汛而言。本症有虚有实，都属于里证，但潮热未作时有热能退清和热不能退清之区别。一般实热证不能退清，虚热证大多能退清。

【症因】

（1）腑实潮热：由于风寒或风热之邪侵袭肌表，失于表散，化热传入于里，邪热阻于胃肠，与糟粕互结，而成本症。

（2）瘀血潮热：多因跌打损伤，或外邪客于营血，或瘀阻胞宫，或瘀客阑门而致瘀血久郁化热，瘀热内壅，遂成本症。

（3）阴虚潮热：多因阴血素亏，或失血失精，或热病损伤阴液，或久病耗伤阴血而致阴虚以生内热，虚热蒸扰，形成本症。

（4）气虚潮热：多由久病气虚，或劳逸失调，损伤脾气，气虚则阳亦虚，虚阳外越，引起本症。

【证治】

（1）腑实潮热

症状：午后潮热；兼有腹满而痛，大便秘结，手足出汗，或神昏谵语，烦躁不安。舌苔焦黄，脉象沉实。

分析：此证型多见于急性热病中期阶段。腑实，即阳明腑实证，属于里实热证范围。由于感受外邪，化热传里，与肠中糟粕相结合，导致燥结成实，津液被劫，故午后潮热；肠中燥粪积滞，腑气不通，故腹满而痛、大便秘结；手足出汗，为津液不足，肠中燥屎已成的外候；烦躁不安、神昏谵语是燥屎内结，阳热炽盛，上扰心神所致；舌苔焦黄、脉象沉实为阳明腑实证的表现。

治法：攻下热结。

方药：大承气汤。

大承气汤（《伤寒论》）：大黄、芒硝、厚朴、枳实。

本方有荡涤肠胃热结，攻下肠内燥屎之功，为临床常用的泻下清热之剂。方中大黄泄热荡积，芒硝软坚润燥，厚朴宽中下气，枳实破气导滞。四药配合，相辅相成，共奏攻下热结之效。

若津液损伤，舌干无津，燥屎不行，下之不通，可用增液承气汤养阴增液，通便泄热。

增液承气汤（《温病条辨》）：玄参、麦冬、生地黄、大黄、芒硝。

方中玄参、麦冬、生地黄滋阴养液，配大黄、芒硝泄热通便。五药相合，成"增水行舟"之法，以奏扶正祛邪之效。

（2）瘀血潮热

症状：午后或夜间潮热，或寒热交作；兼有肢体、内脏固定疼痛，肿胀癥块。如外伤疼痛、月经阻滞、瘀血肠痈及内伤瘀阻等，并有咽燥口干、不欲饮水、或肌肤甲错、舌质紫红、脉沉弦数。

分析：本证型可见于骨折、痛经、闭经、阑尾炎以及某些急慢性疾病中后期阶段。由于瘀血内阻，郁而化热，瘀热内蒸，血又属阴，故午后或夜间潮热；瘀热阻于营卫之间，表里不和，而为寒热交作；固定疼痛、肿胀癥块、月经阻滞、瘀血肠痈及肌肤甲错，均为瘀血内阻，气血不畅之表现；咽燥口干而不欲饮水者，是邪热在血分的征象；舌质紫红、脉沉弦数者，为瘀热内阻的明证。

治法：化瘀清热。

方药：血府逐瘀汤。

热盛大便结者，可加大黄、牡丹皮；瘀血肠痈，可去生地黄、桔梗，加红藤、败酱草。

（3）阴虚潮热

症状：午后潮热，兼有手足心热，颧红，盗汗，形体消瘦。舌红少苔，脉象细数。

分析：本证型可见于各种慢性病、急性热病后期或恢复期阶段。由于阴液不足，虚热内蒸，故午后潮热、手足心热、两颧发红；汗为心之液，而肾主五液，所以汗出之症多数由于心肾虚弱所致。今心肾阴虚，虚火内扰，阴液不能敛藏，反随阳气外泄，故出现盗汗；阴液亏损，精血空虚，因而形体消瘦；其舌红少苔、脉象细数，为阴虚内热的征象。

治法：滋阴清热。

方药：清骨散。

清骨散（《证治准绳》）：银柴胡、胡黄连、秦艽、鳖甲、地骨皮、青蒿、知母、甘草。

方中银柴胡、青蒿、秦艽清热除蒸；鳖甲、知母、地骨皮滋阴清火，胡黄连清火退热；甘草甘平和中，并能调和诸药。如血虚甚者，可加当归、白芍、生地黄养血滋阴；

若兼气虚者，可加太子参、黄精补气益阴；兼有咳嗽，可加麦冬、沙参润肺止咳；盗汗多者，可加糯豆衣、浮小麦补虚止汗。

（4）气虚潮热

症状：上午或下午潮热而以上午潮热为多，兼有面色㿠白，气短，自汗，身倦，少言。舌质淡嫩，脉虚。

分析：本证型多见于血液病变、慢性虚弱病证。由于脾气不足，不能化生精微以生气血，导致阳气不得内守，反而浮越于外，故发生潮热；气血互生，相互为用，气虚则血亦虚，不能荣润于色，因而面色㿠白、舌质淡嫩；脾虚及肺，肺气不足，则气短、自汗；气血亏少，内不能濡养脏腑，外不能洒陈于经络肌肉，故出现身倦、少言；其脉虚，乃因气血不足，脉道空虚所致。此证虽为气血不足，但系由气不足而引起血亦不足，故以气虚为主要病变。

治法：补气健脾。

方药：补中益气汤。

如阳虚明显者，加附子、干姜温振阳气；阴液不足者，加麦冬、白芍以滋阴养液。

【附】小儿夏季热

小儿暑天发热，或早热暮凉，或暮热早凉，如似潮热；并兼口渴欲饮水，溲多，烦躁不安等。小儿为稚阴稚阳之体，阴气未足，阳气未盛。夏季气候炎热，患儿体质虚弱，不耐外界炎热气候的熏蒸所致，亦称"夏季热""疰夏""暑热证"。治法以清泄暑热，生津益气为主。方用清暑益气汤。轻者亦可用蚕茧壳或取丝绵结块者，煎汤代饮，连饮两个星期（《幼幼集成》），或酌加红枣、薏苡仁以益脾利湿。

表 1-5　定时潮热鉴别简表

分型	主症	兼症	舌脉	治法	主方
腑实潮热	午后潮热，热势较高，病程较短	腹满而痛，大便秘结，手足出汗，或神昏谵语，烦躁不安	舌苔焦黄，脉沉实	攻下热结	大承气汤
瘀血潮热	午后或夜间潮热，或寒热交作，病程较短或较长	固定疼痛，肿胀癥块，经闭肠痈，肌肤甲错	舌质紫红，脉沉弦数	化瘀清热	血府逐瘀汤
阴虚潮热	午后潮热，热势较低，病程较长	手足心热，两颧发红，盗汗，形体消瘦	舌红少苔，脉象细数	滋阴清热	清骨散
气虚潮热	上午潮热，或下午潮热，但上午潮热多于下午，病程较长	面色㿠白，气短自汗，身倦少言	舌淡嫩，脉虚大	补气健脾	补中益气汤

二 | 神志异常类

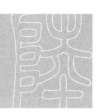

1. 烦躁

烦与躁，是两种不同的症状。烦，为胸内热而不安；躁，系外形热而内不宁。换句话说，烦是心烦，躁是体动。《类证治裁》说："内热为烦，外热为躁。"烦，多为自身感觉；躁，多为他觉所察。由于烦与躁往往同时出现，所以合称为烦躁。此症可见于外感时病，亦可见于内伤杂病，但以外感时病为多见。

【症因】

（1）外寒内热：由于风寒外束，郁而发热，但寒邪未全部热化，而热化之邪则由表入里，形成外有寒邪，里有郁热，外不能散寒，内不能泄热，外寒包内热，而成本症。

（2）胆经邪热：多由外邪侵袭，在表不解，由表传入半表半里，胆经受邪，胆热上扰于心，心神不安，发生本症。

（3）胃肠热盛：多因误汗伤津，使肠中津液不足，肠燥屎硬；或外邪由表入里，胃肠热结，内成燥屎，以致邪热上扰，心神不宁，遂成此症。

（4）余热扰膈：多由汗吐下后，余热未净，上扰胸膈而成心烦不宁。亦有热病后期，阴液耗损，虚火扰心，神失安宁；或水气与热邪互结，津液不化，致阴虚阳亢，心神被扰，产生心烦。

（5）阴盛格阳：多见于热病过程中及病情急剧恶化之时，由阳热转为阴寒，致阴寒内盛，格阳于外，心神散越，因而发生本症。

（6）肝火扰心：由于忧思恼怒，情绪失常，肝气郁阻，气郁化火，肝火上扰，心神不安，遂成本症。

（7）营虚气结：心主血而又主神志，肝藏血而又主疏泄。营血虚损，则心血不足，肝血虚少，心不能主神志，肝不能主疏泄，致营虚气结，从而亦可形成本症。

（8）阴虚火动：由于素体虚弱，肾阴不足；或久病体虚，损及肾阴；或房事过度，阴精亏耗，致肾水不能济心火，虚火妄动，心神不宁，引起本症。

【证治】

（1）外寒内热

症状：烦躁不安，兼有恶寒发热，头痛，无汗，肢体疼痛。舌苔多白糙，脉象浮紧。

分析：本证型可见于急性热病初期阶段。由于风寒之邪外束于表，火热之邪郁闭于里，而里热之邪不能外泄，故烦躁不安；风寒外袭，卫阳被遏，不能外达则恶寒；邪正相争，阳气卫外则发热；邪阻卫表，腠理闭塞，故无汗；头为三阳之总会，风寒入侵太阳经脉，循经至头，因而出现头痛；寒邪阻于肌表经络，故见肢体疼痛；脉象浮紧为外寒之征，舌苔白糙为里热之象，脉舌合参，则为外有寒邪、内有郁热的征象。

治法：发汗解表，清热除烦。

方药：大青龙汤。

大青龙汤（《伤寒论》）：麻黄、桂枝、甘草、杏仁、石膏、生姜、大枣。

本方是麻黄汤加石膏、生姜、大枣组成。方以麻黄、桂枝、杏仁、甘草发汗解表，治卫表寒邪；石膏清热除烦，治里有郁热；生姜、大枣调和营卫，助麻黄、桂枝发散外邪。

如里热多于表邪，恶寒渐轻，身热炽盛；兼见头痛目疼者，可用柴葛解肌汤以表里双解。

柴葛解肌汤（《伤寒六书》）：柴胡、干葛、甘草、黄芩、羌活、白芷、芍药、桔梗、石膏、生姜、大枣。

本方原名干葛解肌汤。方中羌活、白芷解表散邪；葛根、柴胡解肌清热；石膏、黄芩清热除烦；桔梗宣肺散邪；芍药、甘草、生姜、大枣和营调卫。诸药合用，具有疏散表邪、清泄里热的作用。

（2）胆经邪热

症状：心烦时作，兼有寒热往来，胸胁苦满，时时欲呕，不思饮食。舌苔薄白或薄黄，脉多弦滑。

分析：此证型多见于热性病的初期或中期阶段。因邪热侵袭于胆，胆火上炎，迫及心神，故心烦时作；邪居于半表半里，正邪相争，则出现寒热休作的交替热型——寒热往来。少阳经脉，起于目锐眦，经耳后，入耳中，其支者下缺盆，入腋下，下胸中，循胁。今邪热壅于少阳胆经，循经脉而至胸胁，故出现胸胁苦满。胆热横犯于胃，致胃气上逆，受纳、腐熟之职失常，因而出现时时欲吐、不思饮食；舌苔薄白或薄黄、脉象弦滑，为外邪侵袭于胆的明证。

治法：和解表里，清泄胆热。

方药：小柴胡汤。

本方是和解少阳的常用之剂，对于胆经受邪之寒热往来、心烦、欲呕、胸胁苦满、不思饮食颇为合宜。

如兼有里实热证，脘腹满痛，大便秘结，可用大柴胡汤外解少阳、内泄热结；若胆中热盛而又夹有痰湿内阻，症见寒热往来、热甚于寒、心烦膈闷、口苦、呕吐苦水或黄涎、舌红、苔薄白、脉弦数，可用蒿芩清胆汤清热和胆、利湿化痰。

蒿芩清胆汤（《通俗伤寒论》）：青蒿、竹茹、半夏、赤茯苓、黄芩、枳壳、陈皮、碧玉散（即滑石、甘草、青黛）。

方中青蒿、竹茹、黄芩芬芳苦降，清泄胆热，为主药；辅陈皮、枳壳、半夏降逆化痰，以和胆胃；赤茯苓、碧玉散清热利湿，导邪下行为佐使。

（3）胃肠热盛

症状：烦躁不宁，兼有但热不寒，手足汗出，大便秘结，腹满胀痛，甚则谵语。舌苔焦黄，脉象沉实。

分析：本证型多见于急性热病热盛期阶段。由于肠中燥屎内结，阳热炽盛，上扰心神，故烦躁不安，甚则谵语；外无表邪，里热已盛，故见但热不寒；四肢禀气于脾胃，胃肠实热，迫津外出，故手足汗出；肠胃邪热与糟粕互结，燥屎已成，故见大便秘结；实热壅滞，气机阻塞，因而腹满胀痛；舌苔焦黄、脉象沉实属胃肠实热的征象。

治法：泄热导积。

方药：大承气汤。

此为泄热破结的常用方，对于急性热病，邪热内壅之大便秘结、腹满拒按、烦躁不安极为合适。

如胃津耗伤，肠中燥屎不行，烦躁不安，可用增液承气汤生津增液、通便泄热。若里热炽盛，胃津受灼，但肠中无燥屎，症见壮热、口渴、汗多、烦躁不宁、脉洪大，宜用白虎汤清热生津、止渴除烦。

（4）余热扰膈

症状：心烦时作时止，兼有胸中满闷，嘈杂似饥，睡眠不宁，或有微热。舌质红，苔薄黄，脉多滑数。

分析：本证型多见于热性病后期，或经汗、吐、下等药物治疗后，余热未净，而留扰胸膈者。由于邪热内郁，扰犯胸膈，故心烦时作时止；邪留胸膈，气机不和，故见胸中满闷、嘈杂如饥；心居胸内膈上，邪热扰及心神，故出现睡眠不宁；余邪未净，留伏于内，因而有微热；舌质红、苔薄黄、脉滑数则为邪热未清，留扰胸膈的外候。

治法：清热止烦。

方药：栀子豉汤。

此为清热除烦，善治邪热扰膈的方剂。对病后余热未净，心烦，不眠，胸脘痞闷；或温病初起，邪热犯膈，心烦不安，嘈杂如饥，均可应用。

如邪热与气互结，壅滞胸腹，心烦腹满，起卧不安者，可用栀子厚朴汤清热除烦、宽中散满；若兼肾阴耗损，心阳偏亢，心神失宁，心烦不安，少眠多梦，咽干口燥，宜用黄连阿胶汤育阴降火、除烦安神；若水热互结，津液不能转输，小便不利，口渴欲饮水，心烦不得眠，宜用猪苓汤滋阴止烦、利水通尿。

栀子厚朴汤（《伤寒论》）：栀子、厚朴、枳实。

本方以栀子苦寒清热，除心烦；厚朴、枳实破气化滞，除腹满。三药合用，具有清热止烦、宽中散满之效。

黄连阿胶汤（《伤寒论》）：黄连、黄芩、芍药、阿胶、鸡子黄。

本方以黄连、黄芩苦寒清热，直折心火；阿胶、芍药、鸡子黄酸甘相合，滋养肾阴。五药配伍，心肾同治，上下交济，有滋阴降火、止烦安神之功。

猪苓汤（《伤寒论》）：猪苓、茯苓、泽泻、阿胶、滑石。

方中猪苓、茯苓、泽泻淡渗利湿；滑石利水泄热，阿胶滋阴清热。诸药合用，为利水而不伤阴，滋阴而不碍湿的滋阴利水良方。因此，本方适用于水热互结，小便不利，口渴欲饮的心烦不得眠症。

（5）阴盛格阳

症状：烦躁不安，躁多于烦，兼有四肢厥冷，面赤如涂油彩。脉象微弱。

分析：本证型可见于各种急慢性疾病急剧恶化，出现生命垂危的阶段。由于阴盛格阳，心神散越，故烦躁不安、躁多于烦；阴寒内盛，阳气衰竭，故见四肢厥冷；阴盛于内，格阳于外，虚阳浮越，故出现面赤如涂油彩；真阳虚衰，脉气不充，因而脉见微弱。

治法：回阳救逆。

方药：通脉四逆汤。

通脉四逆汤（《伤寒论》）：附子、干姜、甘草、葱白。

本方即四逆汤加葱白，增加干姜、附子用量组成。方中附子大辛大热，回阳祛寒；干姜散寒温中，以助附子温经济阳；甘草和中益气；葱白辛滑走利，以通阳气。如脉象沉微欲绝，宜加人参（别直参或移山红参）补气复脉。

（6）肝火扰心

症状：心烦，甚则烦躁，兼有胸胁胀痛，头晕或头痛，或梦眠不安，多梦。舌边尖红，苔薄黄，脉多弦数。

分析：此证型可见于神经官能症等疾病。由于肝气郁结化火，火性急迫，上扰心神，故心烦，甚则烦躁；情志不疏，肝气不得疏泄，胁为肝之分野，故出现胸胁胀痛；

肝火上炎，扰及清空，因而头晕或头痛；多梦，眠不安，亦为肝火亢盛，扰乱心神所致；舌边尖红、苔薄黄、脉弦数，均为肝火扰动心神的征象。

治法：清肝泻火，解郁散结。

方药：丹栀逍遥散。

本方具有清肝泻火，解郁和营的作用。适用于肝气郁结，郁火扰心；或肝脾血虚，虚火扰动，心烦不安，胸胁胀痛，头目眩晕等证候。

如肝火旺甚，烦躁不安，或谵语发狂，可用当归龙荟丸以泻肝清火。

（7）营虚气结

症状：烦躁不宁，兼有精神恍惚，悲伤欲哭，时时呵欠，不寐或寐后乱梦纷纭，筋惕肉瞤。舌淡红，苔多净，脉细弦弱。

分析：营虚气结证型常见于癔病、精神分裂症等。此证属于"脏躁"范围，多见于妇女。由于营血虚少，肝气郁结，心神不安于宅，故烦躁不宁、精神恍惚、悲伤欲哭、时时呵欠；血不养心则不寐，神不守舍则寐后乱梦纷纭；血亏肝虚，筋脉失养，故筋肉抽掣跳动；舌淡红、苔多净、脉细弦弱为营血虚少，肝气郁结的征象。

治法：养心安神，缓急舒肝。

方药：甘麦大枣汤。

甘麦大枣汤（《金匮要略》）：甘草、小麦、大枣。

方中小麦味甘微寒，益胃养心；"肝苦急，急食甘以缓之"，用甘草甘缓和中，以缓肝之急迫；大枣甘平，补益中气，又能坚志止烦。

如服后疗效不显，可在上方的基础上使用加味的新定甘麦大枣汤养心安神、止烦除躁。

新定甘麦大枣汤（作者拟方）：淮小麦、炙甘草、大枣、夜交藤、合欢皮、野百合、麦冬、生牡蛎、龙骨、孩儿参。

本方在甘麦大枣汤的基础上，加孩儿参益气和阴；夜交藤、合欢皮安神解郁，养血和血；百合、麦冬滋阴清烦，宁心安神；牡蛎、龙骨收涩心气，止烦定惊。

（8）阴虚火动

症状：心烦不安，兼有眩晕，耳鸣，少寐，心悸，午后潮热，颧红，口干。舌质红，脉细数。

分析：此证型多见于神经衰弱等疾病。由于肾阴不足，不能济心，致心火亢盛，故心烦不安；肾虚不能滋肝，肝阳上亢，故眩晕、耳鸣；心阴不足，心火偏旺，因而少寐、心悸；阴亏于下，虚火炎上，故午后潮热、颧红、口干、舌红；心主血脉，心阴不足，心火亢旺，脉行加速，故脉细数。

治法：滋阴降火。

方药：大补阴丸。

此为滋阴降火的常用方剂，对于阴虚火旺，心烦不安兼有手足心热、潮热盗汗等颇为适合。

如阴亏血少，虚火不甚旺，心烦不眠，心悸怔忡，头目眩晕，宜用补心丹以滋阴养血。

表 2-1　烦躁鉴别简表

分型		主症	兼症	舌脉	治法	主方
外感时病	外寒内热	烦躁不安	恶寒发热，头痛，无汗，肢体疼痛	舌苔白糙，脉浮紧	发汗解表，清热除烦	大青龙汤
	胆经邪热	心烦时作	寒热往来，胸胁苦满，时时欲呕，不思饮食	舌苔薄白或薄黄，脉弦滑	和解表里，清泄胆热	小柴胡汤
	胃肠热盛	烦躁不宁	但热不寒，手足汗出，大便秘结，腹满胀痛，甚则谵语	舌苔焦黄，脉沉实	泄热导积	大承气汤
	余热扰膈	心烦时作时止	胸中满闷，嘈杂似饥，睡眠不宁，或有微热	舌质红、苔薄黄，脉滑数	清热止烦	栀子豉汤
	阴盛格阳	烦躁不安，躁多于烦	四肢厥冷，面赤如涂油彩	脉微弱	回阳救逆	通脉四逆汤
内伤杂病	肝火扰心	心烦，甚则烦躁	胸胁胀痛，头晕或头痛，或梦眠不安	舌边尖红、苔薄黄，脉弦数	清肝泻火，解郁散结	丹栀逍遥散
	营虚气结	烦躁不宁	精神恍惚，悲伤欲哭，时时呵欠，不寐或寐后乱梦纷纭，筋惕肉瞤	舌淡红、苔多净，脉细弦弱	养心安神，缓急疏肝	甘麦大枣汤
	阴虚火动	心烦不安	眩晕耳鸣，少寐心悸，午后潮热，颧红口干	舌质红，脉细数	滋阴降火	大补阴丸

2. 昏迷

昏迷，是指不省人事，或神识迷糊而言，是临床常见的一个严重症状。其可见于外感热病过程中病情趋向严重阶段，亦可见于内伤杂病中的中风、厥、痫等病症。外感热病若出现本症，多数由于邪热扰心，随着病情逐步传变而来；内伤杂病出现本症，多由清窍闭塞，突然发作而来。两者在病理变化和临床表现中是有所不同的。

【症因】

（1）温邪内陷心包：由于温热毒邪，从皮毛口鼻侵入于肺，因不顺传于胃肠，而逆传于心包，神志被蒙，发生本症。

（2）痰浊蒙蔽心包：由于感受湿热毒邪，或素蕴湿浊，复感外邪，以致湿热郁结气分，酿成痰浊，蒙蔽心包，产生本症。

（3）胃肠实热乘心：由于感受外邪，从表入里，邪热与食物残渣互结于肠胃，上累于心，神志被扰，亦能发生本症。

（4）邪热侵入营血：由于外邪在卫、在气失治，传入营血，心主血，邪热逼灼营血，心神扰乱，因而出现本症。

（5）暑热结聚于里：由于夏季久曝烈日之下，或长途跋涉之际，猝中暑热外邪，影响气机升降，以致闭塞清窍，而成此症。

（6）中风昏迷：多由阴血素虚，阴阳失于平衡；再以忧思恼怒，或饮酒饱食等诱发，以致阴陷于下，肝阳暴张，阳亢风动，血随气逆，痰火壅阻，清窍闭塞，遂成本症。

（7）厥证昏迷：厥证虽有气厥、血厥、痰厥、食厥等类型，然其病理则多由气机逆乱，升降失常所致。因气盛有余，逆而不顺行，夹痰、夹血、夹食，上壅心胸，蒙蔽神志，清窍闭塞，而成此症。

（8）痫证昏迷：多由大惊大恐，伤及肝肾；或由母腹中受惊，脏气不平；或饮食不节，脾胃受伤，聚湿生痰，一旦肝气失调，阳升风动，触及积痰，上逆胸膈，阻塞清窍，遂成本症。

【证治】

（1）温邪内陷心包

症状：昏迷，兼有高热肢冷，烦躁谵语。舌质红，苔薄白或薄黄，脉象滑数。

分析：本证型可见于各种热性病的初、中期阶段，尤其多见于流行性乙型脑炎、流行性脑脊髓膜炎等。由于外感温热病邪，在肺卫失于治疗，或素有心阴不足，致热邪内陷心包，神志被蒙，故昏迷；邪热闭遏于内，故身体高热而四肢厥冷；烦躁谵语，是热邪内陷心包，神志被蒙所致；其舌红、脉滑数，为热入心包的征象；舌苔薄白或薄黄，为邪热阻于肺卫未清的表象。

治法：清心开窍。

方药：清宫汤。

清宫汤（《温病条辨》）：玄参心、莲子心、竹叶卷心、连翘心、犀角尖、连心麦冬。

心包为心之外围。清宫汤为专清心包邪热的方剂。方中玄参心、莲子心、连心麦冬清心泄热，滋养阴液；竹叶卷心、连翘心清热除烦，犀角（可用水牛角）清热解毒。

如神昏而烦躁不静者，宜加服紫雪丹清心开窍，除烦安神；若神昏而谵语者，宜加服安宫牛黄丸清心开窍，泻火安神；若深度昏迷者，宜加服至宝丹开窍醒神，清热解毒。

紫雪丹（《千金翼方》）：寒水石、滑石、磁石、石膏、玄参、升麻、甘草、芒硝、硝石、丁香、沉香、青木香、羚羊角、犀角、朱砂、麝香、黄金。

本方原名紫雪，有成药供应。方中寒水石、石膏、滑石清热泻火；玄参、升麻、甘草清热解毒；羚羊角平肝息风；犀角（可用水牛角）凉血清心；朱砂、磁石、黄金安神镇惊；麝香、青木香、丁香、沉香理气开窍；芒硝、硝石泻火散结。

至宝丹（《和剂局方》）：犀角、玳瑁、琥珀、朱砂、雄黄、金箔、银箔、冰片、麝香、牛黄、安息香。

本方有成药供应。方中犀角、牛黄、玳瑁清热解毒；麝香、冰片、安息香芳香开窍；朱砂、琥珀、金箔、银箔镇心安神；雄黄祛痰解毒。

（2）痰浊蒙蔽心包

症状：昏迷，似明似昧，兼有胸闷，恶心，身热不扬。舌苔白腻或黄腻、垢浊，脉濡滑而数。

分析：此证型可见于流行性乙型脑炎、伤寒、肝昏迷、尿中毒等病。由于湿热内阻，久郁酿成痰浊，蒙蔽心包，故昏迷似明似昧；湿邪阻滞，气机不畅，故胸闷；邪阻中焦，胃气失降，因而恶心；湿为阴邪，湿热郁阻气分，阳热不能炽盛，故身热不扬；其舌苔白腻、垢浊，脉濡滑为湿邪内阻，痰浊蒙蔽心包的征象；舌苔黄、脉数，为邪热内伏的表现。

治法：豁痰开窍，化湿清热。

方药：菖蒲郁金汤。

菖蒲郁金汤（《温病全书》）：鲜石菖蒲、郁金、玉枢丹（研冲）、栀子、连翘、菊花、滑石、竹叶、牡丹皮、牛蒡子、竹沥（冲服）、姜汁（冲服）。

若深度昏迷者，宜加苏合香丸以开窍利气。

方中石菖蒲、郁金开窍豁痰；栀子、菊花、连翘、竹叶清泄邪热；牡丹皮清心凉血；牛蒡子、竹沥化痰清热；滑石淡渗利湿；姜汁和胃止呕；玉枢丹（系成药）开窍化浊。

苏合香丸（《外台秘要》）：白术、朱砂、诃黎勒皮、麝香、香附子、丁香、沉香、荜茇、檀香、青木香、安息香、犀角、熏陆香、苏合香、龙脑。

本方以芳香开窍、温中利气药物组成，是温性开窍的代表方剂，制成丸剂服用。方中苏合香、安息香、麝香、龙脑辛香开窍，辟秽醒神；犀角（可用水牛角）清心解毒；朱砂安神镇心；沉香、木香、檀香、熏陆香、丁香、香附、荜茇利气散结，温中止痛；白术健脾和中；诃黎勒敛气，散中寓收，以防止上述药物耗散正气。

（3）胃肠实热乘心

症状：昏迷，兼有谵语狂躁，日晡潮热，大便秘结，腹满而痛。舌苔黄燥，脉象沉实。

分析：本证型可见于各种急性热病的中期阶段。由于外邪入里，与胃肠中的糟粕互结，致胃肠实热，上乘于心，神志被扰，故昏迷、或谵语狂躁；有形邪热蕴结在里，故出现日晡潮热、大便秘结、腹满而痛；邪热内盛，津液不能上承，因而舌苔黄燥；里热壅盛，胃肠积滞，脉气运行充实，故脉象沉实。

治法：攻积泄热。

方药：调胃承气汤。

如神昏谵语而狂躁不安者，亦可加用紫雪丹以清热开窍。

此方有软坚通便、清热泻火作用，适用于急性热病因燥热便秘而出现神昏谵语等症。

（4）邪热侵入营血

症状：昏迷，兼有身热夜甚，心烦不寐，或时有谵语，斑疹透露，或有各种出血。舌质红绛，苔光少津，脉象细数。

分析：此证型多见于各种热病的中、后期阶段。心主血，营气通于心，邪热侵入营血，心神被扰，故神志昏糊、心烦不寐、时有谵语；营血属阴，邪热侵入营血，故身热夜甚；热窜血络，则斑疹透露；血热妄行，则出现各种出血；舌乃心之苗，脉为心所主，邪淫血分，因而舌质红绛、苔光少津、脉见细数。

治法：清营凉血，开窍醒神。

方药：清营汤。

如神昏而谵语，烦躁不安甚者，可加用安宫牛黄丸清心开窍、除烦安神；若邪热耗血动血，迫血妄行，而见衄血、吐血、便血，宜用犀角地黄汤清营解毒、凉血散瘀。

（5）暑热结聚于里

症状：突然晕倒，昏不知人（常见于夏季气候炎热之时），兼有身热面赤，四肢清冷。舌红，苔黄，脉洪大或滑数。

分析：本证型又称"暑厥"。由于暑邪突然侵入人体，邪热闭塞清窍，故突然晕倒、昏不知人；暑为阳邪，暑热内盛，故身热面赤；热郁于里，阳气被遏，因而四肢厥冷；

舌红、苔黄、脉洪大或滑数为暑邪侵袭，里热炽盛的征象。

治法：清暑开窍。将患者移至阴凉处。

方药：如手头无药，可先用葱、蒜捣汁调水灌服，并可配合针刺人中、十宣、曲泽、合谷等穴。若尚未苏醒，可用安宫牛黄丸调水灌服以清心开窍；若兼汗出肤冷，面白无神，脉细数，宜配用生脉散生津益气；如兼面赤汗多，无四肢厥冷（此为中暑，主要区别为暑厥有四肢厥冷，中暑则无），宜配用白虎加人参汤以清热益气。

白虎加人参汤（《伤寒论》）：石膏、知母、甘草、粳米、人参。

此方即白虎汤加人参组成。方中石膏、知母清热泻火，生津止渴；人参（可用党参或生晒参、西洋参）益气生津；甘草、粳米和脾养胃，诸药合用有清热、生津、益气的作用。

（6）中风昏迷

症状：突然昏仆，不省人事，双手紧握，牙关紧闭；兼见面赤，气粗，身热，便结，或痰声如曳锯，舌苔黄腻，脉弦滑数，为阳闭。如兼见静而不烦，面白唇紫，痰涎壅盛，四肢不温，鼻起鼾声，舌苔白滑而腻，脉沉滑或沉缓者为阴闭。

分析：本证型多见于脑血管意外等疾病，但有阳闭和阴闭之分。

阳闭多由肝阳暴张，阳亢风动，血随气逆，痰火壅盛，清窍闭塞所致，故见突然昏仆、不省人事、双手紧握、牙关紧闭；火性急迫，火热内蒸，故出现面赤、气粗、身热、便结；痰火壅盛，气机不利，因而痰声如曳锯；舌苔黄腻、脉弦滑数亦为痰火内阻所致。

阴闭多由肾元不固，虚风内动，风痰上壅，闭阻清窍，神志不用所致，故见突然昏仆、不省人事、静而不烦、鼻起鼾声，或双手紧握、牙关紧闭；痰涎闭阻，阳气不能运行，故出现面白唇紫、四肢不温；舌苔白滑而腻、脉象沉滑或沉缓，亦属痰涎壅盛之征。

治法：阳闭宜先开窍，后用滋阴潜阳、镇肝息风；阴闭宜先开窍，后用豁痰息风。

方药：阳闭宜先用至宝丹辛凉开窍，再用羚羊角汤清肝息风、滋阴潜阳。阴闭宜先用苏合香丸辛温开窍，再用导痰汤加味豁痰息风。

羚羊角汤（《医醇賸义》）：羚羊角、龟板、生地黄、牡丹皮、白芍、柴胡、薄荷、蝉蜕、菊花、夏枯草、石决明。

本方以羚羊角清肝息风为主药，配龟板、生地黄、白芍滋阴养肝；牡丹皮清热凉血，活血行瘀；石决明平肝潜阳；菊花、夏枯草清肝疏风。柴胡、薄荷、蝉蜕亦为清热疏风之品，可减去不用。如痰多者，可加天竺黄、川贝母、胆南星、石菖蒲之类，以助化痰开窍。

如出现目合口开，手撒，遗尿，鼻鼾，呼吸微弱；甚则汗出如珠，四肢厥冷，舌短缩，苔白滑，脉微细欲绝，则为元气衰微，阴阳将欲离决的脱证。此非上述闭证，须急用参附汤加龙骨、牡蛎、五味子回阳救逆，益气固脱；若既有虚脱之症，又有痰涎壅盛，内窍不通的闭证征象，为"内闭外脱"证，可用导痰汤加别直参或红参开闭固脱。

导痰汤（《严氏济生方》）：半夏、陈皮、枳实、茯苓、胆南星、甘草。

本方即二陈汤加枳实、胆南星组成。方中半夏、胆南星燥湿化痰，和胃止呕；陈皮、枳实理气破滞，化痰宽胸；茯苓渗湿健脾；甘草甘缓和中；用时可酌加天麻、僵蚕、石菖蒲、郁金以增强化痰和息风作用。

（7）厥证昏迷

症状：突然昏倒，不省人事，兼有口噤握拳，胸膈喘满，四肢厥冷。舌苔薄白，脉伏或沉弦。

分析：本证型属于"气厥"，近似"癔病"之类。由于肝气郁结，气机逆乱，上壅心胸，阻塞气道，蒙蔽窍髓，故突然昏倒、不省人事；口噤握拳、胸膈喘满亦为气机闭塞，肺失宣通所致；阳气被郁，不能外达，故出现四肢厥冷；气闭于内，血行不畅，因而出现脉伏；脉沉弦是肝气郁结，气血运行不能平和的征象；舌苔薄白表示气郁而尚未化火之征。

治法：顺气开郁。

方药：五磨饮子。

本方破滞下气，宽胸畅膈。对于体壮形实，暴怒气结，猝然昏倒，不省人事，上气喘急之症颇为适宜。

如兼面赤唇紫，舌质红者，为"血厥"，宜用通瘀煎活血顺气；若素有痰浊，忽然昏厥，喉有痰声者，为"痰厥"，宜用导痰汤化痰理气；如因饮食过饱，气息闭塞而致昏厥者，为"食厥"，宜用保和丸合太无神术散消积导滞、理气开窍。这类厥证均可先用苏合香丸辛香开窍，以救其急。

若突然眩晕仆倒，面色苍白，呼吸微弱，汗出肢冷，脉象沉弱，称为"晕厥"。此多由气血虚弱，血不上承，清气不升所致，宜先用独参汤补气固脱，再以人参养荣汤补益气血。

通瘀煎（《景岳全书》）：当归尾、山楂、香附、红花、乌药、青皮、木香、泽泻。

方中当归尾、山楂、红花活血祛瘀；香附理气和血；乌药、青皮、木香顺气开郁，宽胸畅中；泽泻利湿化水。

人参养荣汤（《太平惠民和剂局方》）：人参、当归、茯苓、白术、芍药、陈皮、远志、熟地黄、黄芪、肉桂、甘草、五味子、生姜、大枣。

本方是十全大补汤去川芎，加陈皮、五味子、远志组成。方中人参（可用党参）、黄芪、甘草补气，当归、白芍、熟地黄养血，是此方主要组成部分；肉桂温阳暖肾，五味子收敛阴气，陈皮理气和中，远志宁心安神，白术健脾燥湿，茯苓渗湿和脾宁心，姜、枣调和脾胃。诸药配合，不仅能补益气血，而且能调补阴阳；不仅能调治心脾虚弱，又能照顾肾中元阳元阴，故为调补良剂。

（8）痫证昏迷

症状：突然昏倒仆地，神志不清，口吐涎沫，或发出类似猪羊的叫声，兼有面色苍白，牙关紧急，两目上视，手足抽搐。舌苔白腻，脉象多滑。

分析：本证型多见于癫痫。由于肝风内动，浊痰上逆，壅阻清窍，心神被蒙，故突然昏倒仆地、神志不清、或发出类似猪羊的叫声；风痰上壅，故见口吐涎沫；痰气互结，阳气不能外达，故出现面色苍白；风痰走窜筋脉，故见牙关紧急、两目上视、手足抽搐；舌苔白腻、脉滑为痰浊内阻的外候。

治法：豁痰宣窍，息风定痫。

方药：定痫丸。

定痫丸（《医学心悟》）：天麻、川贝母、胆南星、半夏、陈皮、茯苓、茯神、丹参、麦冬、石菖蒲、远志、全蝎、僵蚕、琥珀、辰砂、竹沥、姜汁、甘草。

方中天麻、全蝎、僵蚕息风豁痰；川贝母、胆南星、半夏、竹沥、陈皮豁痰利气；石菖蒲、远志开窍祛痰；茯苓、茯神宁心和脾；丹参、麦冬滋阴和血，宁心安神；琥珀、辰砂镇心定惊；甘草补气益心；姜汁和胃止呕。

如发作后，精神萎靡、头晕心悸、不思饮食、舌淡、苔白、脉象细滑，属脾肾虚弱，精气不足，可用大补元煎合六君子汤与定痫丸交替服用，以达到标本并顾。同时，亦可配合针刺风池、心俞、肝俞、腰奇、鸠尾、中脘、间使、神门等穴。

大补元煎（《景岳全书》）：人参、熟地黄、山药、山茱萸、杜仲、当归、枸杞子、甘草。

方中人参（可用党参）、山药、甘草补益脾气；熟地黄、山茱萸、杜仲、枸杞子补益肝肾；当归养血和血。方以补肾为主，佐以补肝补脾。

上述中风昏迷、厥证昏迷、痫证昏迷均属突然发作。其中，中风昏迷多见于老年，可伴有口眼㖞斜、半身不遂，或鼻起鼾声、清醒后多有后遗症状。厥证昏迷，多见于壮年，且女性多于男性，可伴有四肢厥冷，但无口眼㖞斜、手足偏废，亦无四肢抽搐。痫证昏迷，一般多有痫证史，可伴有四肢抽搐、口吐涎沫、或发出类似猪羊的叫声、苏醒后一如常人。因此，临床必须加以鉴别。

表 2-2 昏迷鉴别简表

分型		主症	兼症	舌脉	治法	主方
外感热病	温邪内陷心包	昏迷	高热肢冷，烦躁谵语	舌质红、苔薄白或薄黄，脉滑数	清心开窍	清宫汤
	痰浊蒙蔽心包	昏迷似明似昧	胸闷恶心，身热不扬	舌苔白腻或黄腻垢浊，脉濡滑而数	豁痰开窍，化湿清热	菖蒲郁金汤
	胃肠实热乘心	昏迷	谵语狂躁，日晡潮热，大便秘结，腹满而痛	舌苔黄燥，脉沉实	攻积泄热	调胃承气汤
	邪热侵入营血	昏迷	身热夜甚，心烦不寐，或时有谵语，斑疹透露，或有各种出血	舌质红绛、苔光少津，脉象细数	清营凉血，开窍醒神	清营汤
	暑热结聚于里	突然晕倒，昏不知人，常见于夏季气候炎热之时	身热面赤，四肢清冷	舌红苔黄，脉洪大或滑数	清暑开窍	可先用葱、蒜捣汁灌服。如神志尚未清醒再用安宫牛黄丸
内伤杂病	中风昏迷	突然昏仆，不省人事，两手握固，牙关紧闭，多见于老年	阳闭：兼有面赤气粗，身热便结，或痰声如曳锯；阴闭：兼有静而不烦，面白唇紫，痰涎壅盛，四肢不温，鼻起鼾声	阳闭：舌苔黄腻，脉弦滑而数；阴闭：苔白滑腻，脉沉滑	阳闭：先用开窍，再用镇肝息风；阴闭：先用开窍，再用豁痰息风	阳闭：先用至宝丹，再用羚羊角汤；阴闭：先用苏合香丸，再用导痰汤
	厥证昏迷	突然昏倒，不省人事，多见于壮年，且女性多于男性	口噤握拳，胸膈喘满，四肢厥冷	舌苔薄白，脉伏或沉弦	顺气开郁	五磨饮子
	痫证昏迷	突然昏倒仆地，神志不清，口吐涎沫，或发出类似猪羊的叫声	面色苍白，牙关紧急，两目上视，手足抽搐	舌苔白腻，脉多滑	豁痰宣窍，息风定痫	定痫丸

3. 痴呆

痴呆，是指精神错乱，喃喃独语，出言无序，或时悲时喜，哭笑无常，或沉默不语，精神呆滞而言。本症在祖国历代医学文献中，亦称为"癫证"，俗称"文痴"。其发生常因痰气郁结和心脾两虚所致，但也与遗传有一定关系。

【症因】

（1）痰气郁结：多由思虑太过，情志不畅，积忧久郁，致气滞津聚，结而成痰，痰气上逆，神志迷蒙，不能自主，遂成本症。

（2）心脾两虚：多因病延日久，气郁痰结不解，损伤心脾，脾伤则运化无权，气血来源不足，心伤则心中血液暗耗，心气不宁，神失守舍，由实转虚而成。

【证治】

（1）痰气郁结

症状：精神抑郁，表情淡漠，沉默不言；或喃喃独语，语无伦次；或时悲时喜，哭笑无常，不知秽洁。兼有动作闲静或怪异，生活懒散，饮食少思。舌苔薄腻，脉多弦滑。

分析：本证型多见于精神分裂症等病。由于肝气被郁，气郁痰结，上扰心神，神不守舍，故出现一系列精神失常的症状。其中，气郁甚于痰结，往往出现沉默不言，表情淡漠，动作闲静；而痰结甚于气郁，则出现时悲时喜，哭笑无常等情志抑扬无度的症状；痰气互结，累及脾胃，纳运失健，故出现饮食少思；舌苔薄腻、脉多弦滑为痰气郁结的征象。

治法：理气解郁，化痰开窍。

方药：顺气导痰汤。

顺气导痰汤（《医方集解》）：半夏、陈皮、茯苓、胆南星、枳实、木香、香附、甘草、生姜。

本方即导痰汤加木香、香附组成。方中半夏、胆南星、陈皮化痰理气；茯苓渗湿和脾，兼能宁心安神；枳实破气散滞；木香、香附调气解郁；甘草甘缓和脾；生姜辛温和胃。症势甚者，加石菖蒲、远志、郁金开窍醒神。

如胸膈满闷，口吐痰涎，可配合控涎丹以豁痰畅膈；兼有夹热者，宜用温胆汤合白金丸化痰清热，解郁开窍。

温胆汤（《备急千金要方》）：半夏、陈皮、枳实、竹茹、茯苓、甘草、生姜、大枣。

本方为二陈汤去乌梅，加竹茹、枳实。方中半夏燥湿化痰；陈皮理气和中；枳实破气化滞；竹茹清热和胃；茯苓和脾渗湿；甘草、大枣补脾安中；生姜和胃止呕。

白金丸（《普济本事方》）：白矾、郁金。

方中白矾能消顽痰，郁金调气理血，解郁化滞。《医方集解》所载本方中有一味薄荷，用以疏肝气，散郁结。

（2）心脾两虚

症状：神思恍惚，感情衰退，呆滞寡言，或善悲欲哭，心悸易惊，不知冷暖和秽洁，兼有面色少华，肢体困乏，饮食减少。舌质淡，脉细弱。

分析：此证型可见于精神类疾病或脑器质性病变等。由于心脾损伤，血气虚少，不能宁神，故见神思恍惚、善悲欲哭、心悸易惊等症状；气血不足，既不能荣色于面舌，又不能濡养于肌肉筋脉，因而面色少华、肢体困乏、舌质淡、脉细弱；脾气受伤，运化无权，故饮食减少。

治法：养心安神，补脾益血。

方药：养心汤。

如疗效不显，可用甘麦大枣汤合桂枝龙骨牡蛎汤宁心安神，收摄精血；若兼痰气互结较甚而有化热者，可用清心温胆汤宁心清胆，补气养血。

桂枝龙骨牡蛎汤（《金匮要略》）：桂枝、芍药、龙骨、牡蛎、生姜、甘草、大枣。

本方即桂枝汤加龙骨、牡蛎。方中桂枝、芍药通阳固阴；甘草补益心脾；生姜、大枣调和脾胃，有促进生化气血之功；龙骨、牡蛎收敛精血。与甘麦大枣汤配合，宁心益脾之功更著，故可用治心脾两虚，气血不足的痴呆症。

清心温胆汤（《类证治裁》）：半夏、陈皮、茯苓、甘草、竹茹、胆南星、黄连、麦冬、石菖蒲、香附、当归、白芍、白术、人参、远志、生姜。

本方系由温胆汤加味组成。方中半夏、胆南星燥湿化痰；陈皮、香附调气开郁；石菖蒲、远志开窍豁痰；竹茹、黄连、麦冬清热滋阴；茯苓、白术健脾化湿；当归、白芍养血敛阴；人参（可用党参）、甘草补益心脾之气；生姜和胃散寒。诸药合用有宁心清胆，补气养血作用。

表 2-3　痴呆鉴别简表

分型	主症	兼症	舌脉	治法	主方
痰气郁结	精神抑郁，表情淡漠，沉默不言，或喃喃独语，语无伦次，或时悲时喜，哭笑无常，不知秽洁	动作闲静或怪异，生活懒散，饮食少思	舌苔薄腻，脉弦滑	理气解郁，化痰开窍	顺气导痰汤
心脾两虚	神思恍惚，感情衰退，呆滞寡言，或善悲欲哭，心悸易惊，不知冷暖和秽洁	面色少华，肢体困乏，饮食减少	舌淡，脉细弱	养心安神，补脾益血	养心汤

4. 发狂

发狂，是指狂乱无知，喧扰不宁；甚至持刀执杖，弃衣裸体，越墙上屋等而言。在历代文献中，称为"狂疾"，俗称"武痴"，与癫证好静多喜相反。《难经》说："重阴者癫，重阳者狂。"唐代王冰说："多喜为癫，多怒为狂。"癫与狂的临床鉴别，在于好静与好动，多喜与多怒，但两者亦可互相转化。如癫证痰郁化火，可以变为狂证；而狂证郁火宣泄，痰气留滞，亦可变为癫证。本症的发生，可能与遗传有一定关系。

此外，如热病过程中，热入心包或胃肠实热乘心，亦能出现发狂谵语等症，可参阅"烦躁"。

【症因】

（1）痰火上扰：多由情志不畅，恼怒伤肝，气郁化火，火灼津液为痰，痰火上扰，心窍被蒙，神志逆乱而引起本症。

（2）火盛伤阴：多因病久不愈，邪火伤阴，导致阴血耗损而成此症。

【证治】

（1）痰火上扰

症状：突然狂乱无知，越墙上屋，骂詈叫号，不避亲疏，或毁物打人，兼有面赤不寐，两目怒视。舌红、苔黄，脉弦滑数。

分析：此证型多见于精神类疾病等。由于痰火上扰，蒙蔽清窍，心神迷糊，故出现狂乱无知、骂詈叫号、不避亲疏；四肢为诸阳之本，火邪阳热内盛，则四肢壅实，故越墙上屋、毁物打人；肝火暴盛，上犯于头，因而出现面赤、两目怒视：痰火扰心，神失安宁，因而不寐；舌红、苔黄、脉弦滑数均为痰火壅盛，阳气偏旺的外候。

治法：涤痰清火，镇心安神。

方药：生铁落饮。

生铁落饮（《医学心悟》）：生铁落、天冬、麦冬、川贝母、胆南星、橘红、远志、石菖蒲、连翘、茯苓、茯神、玄参、钩藤、丹参、辰砂。

本方是重镇降逆，涤痰宣窍之剂。方中生铁落重镇降逆；胆南星、川贝母、橘红、连翘涤痰散结；石菖蒲、远志开窍豁痰；天冬、麦冬、玄参滋阴清热；茯苓、茯神宁心安神；丹参安神和血；辰砂镇心宁神；钩藤平肝息风。

如陈积老痰壅盛，大便秘结，舌苔黄腻，脉滑数，宜配合滚痰丸逐痰泻火；若心火炽盛，神志迷糊者，可配合安宫牛黄丸清心开窍；如肝胆火盛，目赤，便结，脉弦实数，可用当归龙荟丸泻肝清火。

滚痰丸（《丹溪心法附余》王隐君方）：青礞石、沉香、大黄、黄芩。

本方又名礞石滚痰丸。方中青礞石攻逐陈积老痰；大黄荡涤实热，导积下行；黄芩清泄上焦积热，以消胸膈之火；沉香调气降逆，能除痰气上逆。

（2）火盛伤阴

症状：狂乱日久，唤之亦能自止，多言善惊，时或烦扰，兼有形瘦面红，唇干口燥。舌红少苔，脉细数。

分析：此证型可见于精神病或脑器质性病变等。由于火邪灼伤阴血，心血内耗，神失所养，故狂乱唤之亦能自止、多言善惊、时或烦扰（这一表现可与痰火上扰之见症越墙上屋，骂詈叫号等作为主要鉴别点）；阴液耗伤，不能抑制邪火，火性上炎，故面部红色、唇干口燥；阴血为有形之物，阴虚血耗，因而出现形体消瘦；舌红、少苔、脉象细数均为阴虚火旺的征象。

治法：滋阴降火，安神定志。

方药：二阴煎。

二阴煎（《景岳全书》）：生地黄、麦冬、酸枣仁、玄参、甘草、黄连、茯苓、木通、灯心草、竹叶。

本方为增液汤加味组成。方中生地黄、麦冬、玄参滋阴清热，生津润燥；枣仁、茯苓、甘草养心安神；黄连、木通、竹叶、灯心草清心泻火。

如痰火偏甚，可暂用清神汤泻火豁痰，安神定志。

清神汤（《类证治裁》）：黄连、茯苓、柏子仁、远志、石菖蒲、酸枣仁、甘草、姜汁、竹沥。

方中黄连清心泻火；竹沥豁痰清热；柏子仁、酸枣仁、茯苓、甘草安神补心；远志、石菖蒲开窍醒神，祛痰定志；姜汁和胃化浊。

癫证与狂证的发病，多与思想和精神因素有关。因此，在治疗的同时应重视开导患者；在服用药物治疗时，还可配合针刺疗法。

表 2-4　发狂鉴别简表

分型	主症	兼症	舌脉	治法	主方
痰火上扰	突然狂乱无知，越墙上屋，骂詈叫号，不避亲疏，或毁物打人	面赤不寐，两目怒视	舌红苔黄，脉弦滑数	涤痰清火，镇心安神	生铁落饮
火盛伤阴	狂乱日久，唤之亦能自止，多言善惊，时或烦扰，	形瘦面红，唇干口燥	舌红少苔，脉细数	滋阴降火，安神定志	二阴煎

三｜痉动症类

1. 项背强直

颈项是指头与身相连接之处，前者为颈，后者为项。项背强直，是指头部后项和背部筋脉肌肉强直，不能前俯及左右转动；其症势轻者，仅以后项筋脉肌肉牵引不舒，则称为"项强"；其症势重者，出现头项强直、腰背反折、向后弯曲如角弓状，称为"角弓反张"。

【症因】

（1）外邪阻络：由于感受风寒湿邪，壅阻脉络，气血运行不畅，筋脉不利，致成本症。《素问·至真要大论》提出"诸痉项强，皆属于湿""诸暴强直，皆属于风"。因此，风湿是发生本症的主要致病因素。

（2）邪热伤津：多由外邪传里，热甚伤津，筋脉失养，发生本症。

（3）破伤风：多因刀刃损伤，疮口不洁，感受风毒之邪，侵入肌腠经脉，营卫被阻，不得宣通，而成本症。

【证治】

（1）外邪阻络

症状：项强，甚则项背强直，兼有头痛，无汗，恶寒发热。舌苔薄白，脉浮紧。

分析：此证型可见于急性热病的初期阶段，尤其多见于"流脑""乙脑"。由于风寒湿外邪，侵袭太阳经络，经气不畅，故项强，甚则项背强直；头为诸阳之会，外邪循经上犯，阻遏清阳之气，故头痛；外邪客于肌表，卫阳被遏，毛孔闭塞，故无汗；邪阻于表，营卫不和，因而恶寒发热；舌苔薄白、脉象浮紧为风寒湿邪，侵袭肌表，致太阳经络受病的征象。

治法：祛风散寒，解肌和营。

方药：葛根汤。

葛根汤（《伤寒论》）：葛根、麻黄、桂枝、芍药、甘草、生姜、大枣。

本方即桂枝汤加葛根、麻黄组成，有祛风散寒之功，适用于风寒侵袭经络的项强。方中葛根解肌退热，麻黄发汗解表，桂枝发表解肌，三药同用，能增强发表解肌作用；芍药和营敛阴，与桂枝配合，既能祛风解肌，又能调和营卫；生姜、大枣辛甘相合，既可和胃益脾，又可助桂枝、芍药调和营卫；甘草和中益气，与芍药配合，为酸甘敛阴，有滋养筋脉作用。

如风邪较甚，发热不恶寒，汗出者，宜用栝楼桂枝汤祛风解肌、和营生津；若湿邪较甚，恶寒发热，身热不扬，头胀痛如裹，肢体酸重，可用羌活胜湿汤祛湿解表；如风湿阻于肌表，兼有里热，恶寒发热，头痛，无汗，项强，肢酸，口苦而渴，则用九味羌活汤发汗祛湿、兼清里热。

栝楼桂枝汤（《金匮要略》）：栝楼根、桂枝、芍药、甘草、大枣、生姜。

本方为桂枝汤加栝楼根组成，有祛风生津之功，适用于风邪入侵，筋脉失养的项强。栝楼根即天花粉，具有清热生津、滋润筋脉作用，为方中的主药。桂枝汤疏泄风邪，调和营卫，促使经气畅通，合用有疏泄风邪、润养筋脉的功效。

羌活胜湿汤以祛湿解表为主，适用于湿邪侵入，经气被阻的项强。

九味羌活汤（《此事难知》）：羌活、防风、苍术、细辛、川芎、白芷、生地黄、黄芩、甘草。

本方祛湿解表，兼清里热。适用于表有湿邪，里有热邪的项强。方中羌活、防风、苍术、白芷发汗解表，祛风胜湿，以治疗项强无汗；细辛、川芎祛风散寒，和血止痛，能除头痛；黄芩、生地黄清热坚阴，以解口苦口渴，并制约方中温燥之品；甘草和中益气，调和诸药。

（2）邪热伤津

症状：项强，甚则角弓反张，兼有发热，烦躁，口噤齘齿，腹满，便秘。舌苔黄腻，脉弦数。

分析：此证型可见于急性热病的中期阶段。由于外邪由表入里，熏蒸阳明，窜扰经络，故项强，或角弓反张；热邪内扰犯心，故发热烦躁；热盛伤津，不能滋养经脉，因而口噤齘齿；肠中糟粕与邪热内结，腑气不通，则腹满、便秘；舌苔黄腻、脉数，为阳明热结的征象；脉弦则为肝风欲动的表现。

治法：生津养筋，通便泄热。

方药：增液承气汤。

如邪热伤阴，阴液亏损明显，可见项背强直、四肢抽搐、舌绛苔光干、脉细弦数，宜用大定风珠养阴息风。

大定风珠（《温病条辨》）：生白芍、阿胶、生龟板、生地黄、麻仁、五味子、生牡蛎、麦冬、甘草、鸡子黄、鳖甲。

方中龟板、鳖甲、牡蛎育阴潜阳；白芍、五味子、甘草酸甘化阴；生地黄、阿胶、麦冬、鸡子黄、麻仁滋阴血，息风阳。诸药合用，有酸甘化阴、养液息风的作用。原书（《温病条辨》）指出："喘加人参，自汗加龙骨、人参、小麦，悸加茯神、人参、小麦。"喘、汗、悸是阴虚及气的表现，故加参以补气，龙骨、小麦以止汗，茯神以定悸。此为本方加减方法。

（3）破伤风

症状：项背强直，甚则角弓反张，兼有肌肉痉挛，面呈苦笑，四肢抽搐。舌苔白腻，脉象弦紧。

分析：由于创伤之后，疮口感受风毒或风湿之邪，侵袭肌腠经脉，营卫不得宣通，故项背强直、或角弓反张；肌肉痉挛、面呈苦笑、四肢抽搐亦为风毒痰湿之邪，侵袭肌肉经脉所致；脉弦紧、舌苔白腻为风毒和痰湿之邪搏结于筋脉的征象。

本证初起，病邪在肌表经脉，往往先见牙关紧急，或头痛，恶寒发热；中、后期邪传脏腑，毒气攻心，可出现角弓反张、反复发作、神志模糊、或口噤不语、或呼吸急促、痰涎涌盛等症状。

治法：祛风止痉。

方药：玉真散。

玉真散（《外科正宗》）：胆南星、防风、白芷、天麻、羌活、白附子。

方中胆南星、防风祛风邪化痰湿，为此方的主药；白附子定搐解痉，能祛头面之风；羌活、白芷、天麻亦为祛风药。其中羌活能上行肩背，白芷可通胸中，天麻常入两胁，合而有祛全身之风、止全身之痉之功。

如症势剧者，可配合五虎追风散以增强祛风止痉作用；若邪毒内传，有攻心之势，可用瓜石汤祛风止痉、解毒清心；若邪毒内伏，正气欲脱，汗出肢冷，脉沉而弦紧，宜先用参附汤扶正救逆，待正气回复，再以攻邪。

五虎追风散（《晋南史全恩家传方》）：蝉蜕、天南星、天麻、全蝎、僵蚕、朱砂。

本方与玉真散相比较，玉真散以祛风为优，本方以止痉为胜。方中天南星祛风化痰；天麻、全蝎息风镇痉；僵蚕、蝉蜕祛风清热，止痉化痰；朱砂安神定惊。

瓜石汤（《医宗金鉴》）：瓜蒌仁、滑石、苍术、胆南星、赤芍、陈皮、白芷、黄柏、黄芩、黄连、甘草、生姜。

方中瓜蒌仁清热生津，润养筋脉；三黄（黄柏、黄芩、黄连）苦寒坚阴，清心解毒；胆南星祛风化痰；赤芍活血通络；滑石清热止渴，兼能渗湿；苍术、白芷化湿祛风；陈皮理气化痰；生姜和胃止呕；甘草调和诸药，兼能解毒。

表 3-1　项背强直鉴别简表

分型	主症	兼症	舌脉	治法	主方
外邪阻络	项强，甚则项背强直	头痛，无汗，恶寒发热	舌苔薄白，脉浮紧	祛风散寒，解肌和营	葛根汤
邪热伤津	项强，甚则角弓反张	发热，烦躁，口噤齘齿，腹满，便秘	舌苔黄腻，脉弦数	生津养筋，通便泄热	增液承气汤
破伤风	项背强直，甚则角弓反张	肌肉痉挛，面呈苦笑，四肢抽搐	舌苔白腻，脉弦	祛风止痉	玉真散

2. 四肢抽搐

四肢抽搐，是指手足相引，一伸一缩，抽动不宁而言。本症俗称"抽风"，古称"瘛疭"（瘛为筋脉拘急，疭为筋脉弛张）。

此症在脏为心肝受病，在体为筋脉受伤，且多见于外感时病，亦可见于内伤杂病。同时，此症一般多伴有神志不清等精神失常的症状，故在辨证论治上，须与"昏迷""烦躁"等篇合参，相互印证。

【症因】

（1）热盛动风：多由感受温热病邪，邪热亢盛，引动肝风，风火相煽，而成本症。

（2）阴虚动风：由于热病伤阴，精血亏耗，肾水不能滋肝，致虚风内动，引起此症。

（3）痰气互结：多因素有痰湿，加之情志抑郁不疏，肝气失于条达，痰气互结，清窍闭阻，发生本症。

（4）气血虚损：多由气血素虚，或因吐血、便血，或因产后出血过多，以致血少不能滋养筋脉，引起本症。

【证治】

（1）热盛动风

症状：四肢抽搐；兼有身热壮盛，时呼头痛，神志模糊，舌质红，苔黄燥，脉弦数。

分析：本证型可见于各种急性热病的中后期阶段，尤其多见于"流脑""乙脑"。由于邪热内盛，热极生风，故四肢抽搐；热邪亢盛，内外俱炽，故身热壮盛；邪热上扰清空，则时呼头痛；热扰心神，神志蒙蔽，则神志模糊；舌质红、苔黄燥、脉弦数为邪热侵袭心肝，津液被灼的征象。

治法：清肝息风，开窍醒神。

方药：羚角钩藤汤合紫雪丹。

羚角钩藤汤（《通俗伤寒论》）：羚羊角、桑叶、川贝母、竹茹、鲜生地黄、茯神木、钩藤、滁菊花、生白芍、生甘草。

方中羚羊角、钩藤清热平肝，息风定惊；菊花、桑叶清泄肝热；茯神木宁心安神；川贝母化痰清热，利膈宽胸；鲜生地黄滋阴凉血；白芍、甘草酸甘化阴，柔肝舒筋；竹茹清热除烦，兼能祛痰通络。

如阳明经证，引动肝风，壮热汗出，口渴引饮，宜用白虎汤加钩藤等以清胃凉肝；若阳明腑证，引动肝风，日晡潮热，烦躁不安，大便秘结，宜用调胃承气汤加钩藤等以通便泄热、平肝息风；若营分热盛，肝风内动，身热，昏迷，舌质红绛，可用清营汤加钩藤等以清营凉血，平肝息风。

（2）阴虚动风

症状：手足颤动，甚则抽搐，兼有心悸不宁，或心烦不眠，精神疲惫。舌绛苔光，脉弦数无力。

分析：本证型多见于各种热性病的后期及恢复期阶段。肝为风木之脏，又主筋脉，而赖于肾阴滋养，今邪热久留，肾中真阴被耗，无以滋肝养筋，故手足颤动，甚则抽搐；肾阴消烁，不能上济于心，致心中阴血不足，心神不安，故出现心悸不宁、或心烦不眠；阴虚则气亦随之不足，肾气阴两虚，故精神疲惫、脉来无力；舌绛苔光、脉弦数亦系真阴不足，肝风内动所致。

上述热盛动风与此证型，虽都有抽搐，但两者病理变化不同。前者多因邪热亢盛，风火相煽，邪窜筋脉所引起，其性属实；而本证型，是由邪热久留，肾阴被耗，不能滋肝养筋所引起，其性属虚。两者的症状虽有相同之处，而在病性上则有虚实之分，应注意鉴别。

治法：滋阴养血，平肝息风。

方药：二甲复脉汤。

二甲复脉汤（《温病条辨》）：生牡蛎、生鳖甲、炙甘草、干地黄、白芍、麦冬、阿胶、麻仁。

方中牡蛎、鳖甲育阴潜阳；白芍、甘草酸甘和阴，而甘草又能益气复脉；生地黄、麦冬、阿胶、麻仁滋阴益血，阴复血足，肝风自平。

如症势较重，手足时时抽搐，宜用大定风珠。

（3）痰气互结

症状：四肢抽搐，兼有神志昏迷，呼吸急促，或张口喘气，或全身僵直。舌苔薄白，脉弦滑或沉弦。

分析：本证型属于"厥证""郁证"和"百合病"等范围。可见于"癫病"等。由于情志不畅，痰气互结，筋失所主，故四肢抽搐、或全身僵直；痰气凝滞，上蒙心窍，则神志昏迷；阻碍肺气，则出现呼吸急促、或张口喘气；舌苔薄白为痰气互结，尚未化热化火的现象；脉滑为痰阻的表现；脉弦为肝气郁结之征；脉沉小为气结于里，阳气被遏之象。

治法：理气解郁，涤痰开窍。

方药：五磨饮子合涤痰汤。

涤痰汤（《严氏济生方》）：半夏、竹茹、茯苓、人参、胆南星、橘红、枳实、石菖蒲、甘草、生姜、大枣。

两方配合，取五磨饮子破滞下气、宽胸畅膈，为治气结一面；取涤痰汤中的半夏燥湿化痰，竹茹清热祛痰，橘红理气消痰，枳实破气消痞，胆南星、石菖蒲豁痰开窍，茯苓和脾渗湿，人参（可用党参）、甘草、大枣补益脾胃，生姜和胃散寒，为治痰阻一面。如体壮形实，暴怒气结，痰蒙心窍，可去人参、甘草、大枣等补益正气之品，随症加减。

（4）气血虚损

症状：手足颤动，甚则抽搐，兼有头目眩晕，自汗，气短，神疲乏力。舌淡红，脉细弦无力。

分析：本证型多见于出血过多的证候。由于失血过多，阴血不能滋养筋脉，故手足颤动，甚则四肢抽搐；肝血不足，不能上荣头目，因而头目眩晕；血虚则气亦随之虚弱，故神疲、气短；气虚卫外不固，则自汗；气血虚弱，外不能荣润于舌，则舌淡红少华；内不能充盈脉道，则脉细弦无力。

治法：补益气血。

方药：八珍汤。

八珍汤（《正体类要》）：人参、白术、当归、芍药、熟地黄、川芎、茯苓、甘草、生姜、大枣。

本方是四君子汤合四物汤组成，为平补气血之剂。取人参、茯苓、白术、甘草、生姜、大枣健脾补气；当归、川芎、白芍、熟地黄滋补阴血。如日久不愈，症势加剧，阴血虚甚者，可加生地黄、枸杞子之类，以增强滋养阴血作用；气虚甚者，可加黄芪、金雀根之类，以增强补气作用。

表 3-2　四肢抽搐鉴别简表

分型	主症	兼症	舌脉	治法	主方
热盛动风	四肢抽搐	身热壮盛，时呼头痛，神志模糊	舌质红、苔黄燥，脉弦数	清肝息风，开窍醒神	羚角钩藤汤合紫雪丹
阴虚动风	手足颤动，甚则抽搐	心悸不宁，或心烦不眠，精神衰疲	舌绛苔光，脉弦数无力	滋阴养血，平肝息风	二甲复脉汤，或大定风珠
痰气互结	四肢抽搐	神志昏迷，呼吸急促，或张口喘气，或全身僵直	舌苔薄白，脉弦滑或沉弦	理气解郁，涤痰开窍	五磨饮子合涤痰汤
气血虚损	手足颤动，甚则抽搐	头目眩晕，自汗气短，神疲乏力	舌淡红，脉细弦无力	补益气血	八珍汤

3. 四肢拘挛

四肢拘挛，古称"筋挛"，俗称"抽筋"，是指四肢筋脉拘急挛曲、难以屈伸。若仅有手指拘挛，不能伸直，则俗称"鸡爪风"；若仅下肢筋脉挛急，不能屈伸，则称为"转筋"，俗称"吊脚筋"。

【症因】

（1）寒湿袭筋：由于寒湿之邪侵袭筋脉，寒主收引，湿性黏重，致筋脉拘急、屈伸不利，而成本症。

（2）津液耗伤：多因素有湿邪内蕴，复感外邪；或饮食不节，暴饮暴食，损伤脾胃，运化失常，升降失司，清浊相干，乱于肠胃，以致吐泻交作，津液消烁，筋脉失于濡养，遂成本症。亦有汗出过多，津血耗损，而成本症。

（3）营血亏损：由于素体亏弱，营血虚少，或吐血、便血等失血过多，致血虚不能滋养筋脉，引起本症。

【证治】

（1）寒湿袭筋

症状：四肢拘挛，不能屈伸，兼或畏寒，骨节酸楚。舌苔薄白而腻，脉多弦紧。

分析：本证型的拘急挛曲，临床常见下肢多于上肢。寒湿侵入筋脉，则筋脉拘急收引，故四肢拘挛、不能屈伸；寒为阴邪，其气凝闭，寒邪外客，则卫外之阳被郁，故畏寒；寒湿入侵骨节，则骨节酸楚；其舌苔薄白而腻，脉多弦紧，系寒湿内阻侵袭筋脉的征象。

治法：散寒湿，舒筋脉。

方药：薏苡仁汤。

薏苡仁汤（《备急千金要方》）：肉桂、附子、干姜、白芍、甘草、薏苡仁、牛膝、白蔹、酸枣仁、酒。

方中肉桂、附子、干姜辛温散寒；白芍、酸枣仁、甘草酸甘和阴，柔肝舒筋；薏苡仁化湿利水，通利筋脉关节，《本经》提到"主筋急拘挛，不可屈伸"；牛膝活血舒筋，祛湿除痹，《本经》提到"主寒湿痿痹，四肢拘挛"；白蔹解毒生肌，舒筋止痛；酒能和血调气，促进气血运行；如表证明显者，肉桂易桂枝，干姜易生姜，以解肌发表；若仅见上肢挛急，可去牛膝，酌加姜黄、羌活以利上肢筋脉；若症情改善不速，可加木瓜舒筋活络。

（2）津液耗伤

症状：四肢拘挛，难以屈伸；兼有吐泻骤作，腹中绞痛，头痛，发热，口渴，心烦，舌苔黄腻或黄糙，脉象濡数。

分析：此证型的筋脉拘急，亦以下肢为多见。由于湿热内阻，或饮食不慎，脾胃受伤，而致上吐下泻，津液消烁，筋脉失养，则四肢拘挛、难以屈伸；邪阻中焦，脾胃受损，运化失常，气机不利，清浊混淆，则吐泻交作、腹中绞痛；湿热秽浊之气上蒸于头，则头痛；湿浊郁而化热，内热炽盛，因而发热、口渴、心烦；舌苔黄腻、脉濡为湿热内蕴之征。若苔黄糙、脉数，则为津液亏损之象。

治法：清热化湿，舒筋活络。

方药：蚕矢汤。

蚕矢汤（《霍乱论》）：晚蚕沙、木瓜、薏苡仁、大豆卷、黄连、半夏、黄芩、通草、吴茱萸、山栀子。

方中蚕沙祛风除湿，治转筋腹痛；木瓜和胃化湿，舒筋活络；黄连、黄芩、栀子苦寒泄热，既能化湿，又能坚阴；薏苡仁渗湿和脾，舒筋祛痹；大豆卷清热利湿，宣通筋脉；通草清热利水；半夏燥湿和胃；吴茱萸解郁调气，治厥气上逆。

如津液耗损严重，湿热渐减，宜用竹叶石膏汤生津养液，滋润筋脉；若兼有寒湿，可用木瓜汤散寒化湿，舒筋调气（但本证系吐泻后津液耗伤，用温燥之品，慎防重伤津液，宜中病即止）；如阴液枯竭，阳气欲脱，肢冷汗出，脉沉细欲绝，宜用通脉四逆加猪胆汁汤回阳益阴。

木瓜汤（《仁斋直指方》）：木瓜、茴香、吴茱萸、紫苏、甘草、生姜。

方中木瓜酸温，温能散脾胃寒湿，酸能柔肝舒筋；茴香温中祛寒，理气止痛；吴茱萸散寒解郁；紫苏、生姜祛寒理气，宽中止呕；甘草和中益脾，兼能调和诸药。

通脉四逆加猪胆汁汤（《伤寒论》）：甘草、干姜、附子、猪胆汁。

方中附子补火散寒，回阳救逆；干姜温中祛寒，且能止利；甘草益气复脉；猪胆汁

（亦可用羊胆汁代替）苦寒坚阴，并能制止干姜、附子温热之性劫烁欲竭之阴。四药相合，有回阳益阴之功。

（3）营血亏损

症状：四肢拘挛，兼有面色少华，眩晕，神疲乏力。舌质淡，脉弦细少力。

分析：肝藏血而主筋，肝血不足，筋脉失于滋养，故四肢拘挛；营血虚少，外不能荣润面舌，则面色少华、舌质淡白；内不能充盈脉道，则脉弦细少力；《素问·至真要大论》说："诸风掉眩，皆属于肝。"由于肝之阴血不足，虚阳上亢，因而出现眩晕；血虚则气亦随之虚弱，因而神疲乏力。

治法：养血舒筋。

方药：四物汤加木瓜、山茱萸。

四物汤为补血和血常用方剂，对于一切血虚的证候，均可采用治疗，加配木瓜、山茱萸补肝滋筋。如下肢拘挛甚者，加牛膝、桑寄生坚足强筋；若上肢拘挛甚者，加姜黄、羌活强臂祛风，舒筋通络。

如气血两虚，筋脉拘挛较剧，可用木瓜散补益气血，润养筋脉。

木瓜散（《证治准绳》）：木瓜、虎胫骨、五加皮、人参、桑寄生、酸枣仁、当归、柏子仁、黄芪、甘草、生姜。

方中黄芪、人参（可用党参）补益元气；当归养血和血；虎胫骨散风祛寒，强筋健骨；木瓜、五加皮舒筋活络；桑寄生、酸枣仁、柏子仁补肝益血，濡养筋脉；甘草、生姜辛甘相合，调和脾胃。

表3-3　四肢拘挛鉴别简表

分型	主症	兼症	舌脉	治法	主方
寒湿袭筋	四肢拘挛，不能屈伸	或有畏寒，骨节酸楚	舌苔薄白腻，脉多弦紧	散寒湿，舒筋脉	薏苡仁汤
津液耗伤	四肢拘挛，难以屈伸	吐泻骤作，腹中绞痛，头痛发热，口渴心烦	舌苔黄腻或黄糙，脉象濡数	清热化湿，舒筋活络	蚕矢汤
营血亏损	四肢拘挛	面色少华，眩晕，神疲乏力	舌质淡，脉弦细少力	养血舒筋	四物汤加木瓜、山茱萸

4. 筋惕肉瞤

肉，即肌肉；筋，指肌肉之肌腱部分。筋惕肉瞤，是指筋肉抽掣跳动，故又称"肌肉跳动"。筋的生理功能由肝所主持，并由肝血供给养料；肉的生理功能由脾所主持，并由脾所化生的精微物质供给养料。所以本症的产生，与肝脾有密切关系。

【症因】

（1）气液耗伤：多由发汗太过，阳气和阴气受伤，或阳气素虚，失于化生津液，致气液俱虚，不能温养筋肉，而成本症。

（2）营血不足：多由素体虚弱，阴血亏损；或肝郁化火，耗伤阴血；或吐血、衄血、产后出血过多，以致营血虚少，不能濡养筋肉，遂成此症。

【证治】

（1）气液耗伤

症状：筋惕肉瞤，兼有自汗，口干唇燥，精神疲惫，或腓腨挛急。舌苔黄燥或中光，脉弱。

分析：此证型可见于贫血、神经衰弱，亦可见于热性病后期等。由于阴液受伤，阳气亦随之不足，筋肉失于温养，故筋惕肉瞤；津气耗伤，卫外不固，腠理不密，故自汗；津液不能上承，因而口干唇燥；气液两伤，神失所养，故精神疲惫；血为汗夺，筋脉无以润养，而为腓腨挛急；舌苔黄燥或中光、脉弱系气液耗伤，筋肉失于濡养的征象。

治法：益气养液。

方药：加味芍药甘草汤。

加味芍药甘草汤（作者拟方）：生白芍、炙甘草、炒党参、炒麦冬、生牡蛎、化龙骨。

此方重用白芍、甘草酸甘化阴，以舒缓筋肉；党参补脾益气，脾气旺盛，则气液来源充足；麦冬滋养阴液，以治口干唇燥；牡蛎、龙骨益阴潜阳，固精敛汗。如舌质光红、脉细数，可加生地黄滋阴凉血。

若过汗亡阳，筋惕肉瞤，振振欲擗地者，宜用真武汤温阳祛寒。

（2）营血不足

症状：筋惕肉瞤，兼有头目眩晕，心悸失眠，爪甲淡白，手足麻木。舌淡红，脉弦细。

分析：本证型可见神经衰弱、贫血、妇女更年期综合征等病。由于肝血不足，筋脉失于濡养，故筋惕肉瞤；脾主运化，为气血生化之源，五脏六腑，四肢百骸皆赖于所养，今脾中气营虚弱，化生气血功能降低，肝中藏血不足，上不能注于头目则头晕目眩，外不能荣润爪甲则爪甲淡白；心主血液，营血不足，心中血液虚少，故见心悸失眠；营血不能充盈四肢络脉，则手足麻木；阴血虚少，无以荣舌充脉，故见舌淡红、脉细；肝中阴血亏乏，肝阳偏亢，故脉见弦象。

治法：养血和营。

方药：六物汤。

六物汤（作者拟方）：炒当归、炒白芍、熟地黄、制首乌、甘杞子、制女贞子。

本方为四物汤去川芎，加制首乌、甘杞子、女贞子组成。取当归养血和血；熟地黄、制首乌补血益精；白芍敛阴柔肝；甘杞子、女贞子滋补肝肾，益精明目。如心悸甚者，可加远志、龙骨宁心定悸；失眠甚者，可加酸枣仁、合欢花安神补心，养血和营；兼有四肢拘挛，可加木瓜、甘草酸甘和阴，润利筋脉。

如兼肾阳虚弱，心神不宁明显，症见筋惕肉瞤、眩晕、耳鸣、健忘、心悸、腰酸、腿软、怯寒、肢冷，宜用鹿茸丸加减温阳补肾、宁心定志。

鹿茸丸（《圣济总录》）：鹿茸、肉苁蓉、巴戟天、熟地黄、覆盆子、牛膝、地骨皮、黄芪、附子、桂枝、干姜、茯苓、远志、柏子仁、灵磁石、防风。

方中鹿茸（可用鹿角胶代）补髓精，壮元阳；肉苁蓉、巴戟天、覆盆子温肾补肝，固涩精气；熟地黄、地骨皮滋阴益血；牛膝补肝肾，强筋骨；附子、桂枝、干姜温阳散寒；黄芪补气固表；远志、柏子仁、磁石宁心安神；茯苓和脾渗湿宁心；防风疏散表邪，与黄芪配合，有固表御邪作用。此方药味较多，临床运用时，可随症加减。

表3-4 筋惕肉瞤鉴别简表

分型	主症	兼症	舌脉	治法	主方
气液耗伤	筋惕肉瞤	自汗，口干唇燥，精神疲惫，或腓腨挛急	舌苔黄燥或中光，脉弱	益气养液	加味芍药甘草汤
营血不足	筋惕肉瞤	头目眩晕，心悸，失眠，爪甲淡白，手足麻木	舌淡红，脉弦细	养血和营	六物汤

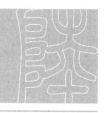

四丨汗症类

1. 自汗

自汗是指不分起卧，不因劳力过度，自然汗出而言。临床首先要辨明自汗为外感时病或内伤杂病的不同性质。前者多属实证，后者多属虚证，但以虚证为多，实证少见，而实证之中又往往多为虚实夹杂之证。

【症因】

（1）胃热炽盛：由于外感寒邪，郁而化热，热犯阳明胃腑，胃中邪热炽盛，内蒸外越，遂致汗自出。

（2）风湿伤表：多由感受风湿之邪，伤及卫阳；或素体虚弱，复感风湿外邪，肌表受伤，引起汗自出。

（3）暑伤气阴：暑邪为夏季常见病邪，其性属于阳热。暑邪侵袭，损伤气阴，能使汗自出。

（4）肺气虚弱：肺主一身之气，外合皮毛。由于肺气虚弱，卫表不固，腠理不密，津液外泄，因而汗自出。

（5）脾气不足：脾为气血生化之源，又主肌肉。由于脾气不足，气血来源亏乏，五脏失于滋养，肌表不能固密，津液走泄，而为自汗出。

（6）心阳欲脱：多由大出血，或大吐大泻，或热病伤阴，大量损耗津液，导致阴损及阳，而成大汗淋漓。这种汗出，症势颇重，常称为"亡阳"危证。

【证治】

（1）胃热炽盛

症状：自汗频出，汗量较多，兼有高热，面赤，烦渴引饮。舌苔黄燥，脉洪大有力。

分析：本证型多见于急性热病中极期阶段。由于外感寒邪，失于表散，郁而化热，邪热入胃，内蒸外越，故自汗频出、汗量较多；正邪交争，内外俱热，因而高热、面赤；胃热炽盛，津液灼伤，故烦渴引饮；其舌苔黄燥，为阳明胃热，津液受伤之征；脉洪大有力，是阳明热盛之象。

治法：清热生津。

方药：白虎汤。

本方清热生津，对胃热炽盛之壮热、烦渴、汗大出、脉洪大有力极为适宜。如热伤津气，脉洪大少力，可加生晒参或西洋参生津益气；若胃阴受伤明显，可加麦冬、石斛、生地黄之类，以滋养胃阴。

（2）风湿伤表

症状：自汗断续，汗量不多；兼有恶风畏寒，肢体重着麻木，小便短少，舌苔薄白，脉浮缓或濡滑。

分析：此证型可见于感冒、风湿病等。由于风湿之邪侵袭肌表，伤及卫阳，故自汗断续、汗量不多；邪阻肌腠，营卫不和，因而恶风畏寒；风湿痹着经络，经脉失于通畅，则出现肢体重着麻木；湿邪侵入，三焦失畅，膀胱不利，而为小便短少；其舌苔薄白，为风湿侵袭肌表的征象；脉浮缓，为风邪多于湿邪的现象；如脉见濡滑，则为湿邪甚于风邪的表现。

治法：祛风胜湿，益气固表。

方药：防己黄芪汤。

防己黄芪汤（《金匮要略》）：防己、黄芪、白术、甘草、生姜、大枣。

此为祛风胜湿，益气固表的常用方剂。方中防己祛风利水，白术燥湿益气，两药配伍，则祛风胜湿的作用更著；黄芪补气固表，生姜走表和卫，合用则复振卫表阳气益速；甘草、大枣甘缓和中，兼能辅助黄芪、白术扶正益气。

如素体虚弱，卫表失固，外感风邪，恶风，汗出，头痛，发热，可用桂枝汤祛风解肌、调和营卫。

（3）暑伤气阴

症状：自汗频繁，汗量较多，兼有烦渴引饮，胸膈痞闷。舌红，苔黄糙，脉洪大无力。

分析：本证型常见于夏季急性热病，尤其多见于中暑。暑为阳邪，最易耗伤气津，气津不足，故汗出频繁、汗量较多；暑热内盛，胃津受灼，故烦渴引饮、舌苔黄糙；暑邪伤气，脉气不充，内虚外浮，因而脉洪大无力；暑热炽盛，内迫营血，故舌质红。

治法：清暑泄热，益气生津。

方药：清暑益气汤。

清暑益气汤（《温热经纬》）：西洋参、石斛、麦冬、黄连、竹叶、荷梗、知母、西瓜翠衣、甘草、粳米。

这是临床常用的清暑益气方剂。方中西洋参（可用生晒参或北沙参代）、甘草、粳米补气生津，治汗出频繁、脉洪大无力；麦冬、石斛、知母生津养液，治口渴欲饮水、舌苔糙而少津；黄连、竹叶、荷梗、西瓜翠衣解暑清热，治烦热胸闷、舌质红。诸药同用，具有清暑泄热、益气生津的作用。

（4）肺气虚弱

症状：自汗常作，兼有气短或咳嗽，面色㿠白，时时畏寒，平时易患感冒。舌质淡、苔薄白，脉缓滑无力。

分析：此证型可见于肺气肿等病。肺气虚弱，则卫外不固，腠理不密，故汗常自出；气虚则阳亦随之虚弱，阳气不足，不能温养于外，因而时时畏寒；肺虚痰阻，肃降之职失常，而为气短、咳嗽；气虚而血亦虚，肺荣不能外布，故出现面色㿠白；肺气虚弱，卫外不固，故平时易患感冒；舌淡、脉无力，则是肺虚的征象；苔白、脉缓滑，则为痰阻的表现。

治法：补益肺气。

方药：玉屏风散。

玉屏风散（《世医得效方》）：黄芪、白术、防风。

方中黄芪补肺气，固卫表；白术健脾益中，以补生气之源；防风走表，能引黄芪入表而御风寒。三药配合，标本并治，既能直接补益肺气、固表止汗；又能补益生气之源，从根本治疗。

如气息短促、咳嗽甚者，可用补肺汤补益肺气、止咳化痰。

（5）脾气不足

症状：自汗频作，动则加甚，兼有饮食减少，倦怠乏力，少气懒言，面色㿠白或萎黄，大便溏薄。舌淡苔白，脉象虚弱。

分析：本证型可见于多种慢性病，尤其多见于慢性肠炎、胃肠道功能紊乱等。脾气虚弱，则心气亦不足，津液外泄，故自汗频作、动则加甚；脾与胃相表里，脾虚及胃，则纳运无权，故饮食减少、大便溏薄；运化无权，水谷精微来源不足，脏腑、肌肉、筋脉失于濡养，因而倦怠乏力、少气懒言；脾虚不能外荣色脉，故见面色㿠白或萎黄、舌质淡、脉虚弱；脾恶湿，脾虚则湿邪内阻，因而苔白。

治法：补益脾气。

方药：补中益气汤。

本方为补益脾气的常用代表之剂，对于脾气虚弱的证候极为适宜。如大便溏泄甚者，可加山药、扁豆健脾止泻；兼有气机阻滞，腹中胀痛，可加木香、砂仁调气和中、消胀止痛；若兼脾阳不足，四肢不温，可加附子、干姜温阳扶脾。

（6）心阳欲脱

症状：自汗淋漓，汗液黏稠，兼有面色苍白，四肢厥冷，头晕，眼花，心悸，气短。脉微细欲绝。

分析：由于心阳欲脱，心液随阳外泄，故自汗淋漓、汗液黏稠；阳气欲脱，与阴气将欲离决，故四肢厥冷、面色苍白、脉微细欲绝；心阳虚脱，阳无所升，则出现头晕、眼花、心悸、气短，亦为心阳虚弱，气不归心所致。本证型往往见于疾病发展过程中突然恶变的阶段，周围循环衰竭等。在临床上必须引起注意，慎防阳气垂绝，阴气离决。

治法：扶阳救脱。

方药：参附汤。

参附汤（《正体类要》）：人参、附子。

本方药味虽少，但力专效宏，为一大温大补，回阳救脱之剂。方中人参（常用别直参或红参）大补元气，附子温壮真阳。如汗出不止者，可加牡蛎、龙骨固涩止汗。但本方不宜久服，中病即止，待阳气恢复后，按所出现的症状予以辨证论治。

表 4-1　自汗鉴别简表

分型		主症	兼症	舌脉	治法	主方
外感时病	胃热炽盛	自汗频出，汗量较多，汗温肤热	高热面赤，烦渴引饮	舌苔黄燥，脉洪大有力	清热生津	白虎汤
	风湿伤表	自汗断续，汗量不多	恶风畏寒，肢体重着麻木，小便短少	舌苔薄白，脉浮缓或濡滑	祛风胜湿，益气固表	防己黄芪汤
	暑伤气阴	自汗频繁，汗量较多，多见于夏季气候炎热之时	烦渴引饮，胸膈痞闷	舌红、苔黄糙，脉洪大无力	清暑泄热，益气生津	清暑益气汤
内伤杂病	肺气虚弱	自汗常作	气短或咳嗽，面色㿠白，时时畏寒，平时易患感冒	舌淡、苔薄白，脉缓滑无力	补益肺气	玉屏风散
	脾气不足	自汗频作，动则加甚	饮食衰少，倦怠乏力，少气懒言，面色㿠白或萎黄，大便溏薄	舌淡、苔白，脉虚弱	补益脾气	补中益气汤
	心阳欲脱	自汗淋漓，汗液黏稠，汗凉肤冷	面色苍白，四肢厥冷，头晕眼花，心悸气短	脉微细欲绝	扶阳救脱	参附汤

2. 盗汗

盗汗，《素问》称为"寝汗"，是指患者熟睡后汗液窃出，醒来即止的一种临床常见症状。

【症因】

（1）阴虚内热：汗为心液，肾主五液，阴血不足，心肾之液不能敛藏，则随阳外泄，引起本症。

（2）气阴两虚：诸阳之气主于表，行于肌肤之间。若阴血亏损，阳气乘虚陷入于内，扰动阴血，而卫表又失于阳气固守，腠理开而汗出，醒则阳气复归于表，所以汗出又自止。如盗汗日久不愈，致阴损及阳，血虚及气，形成本症。

（3）邪阻半表半里：多由外邪入侵，阻于半表半里，病邪内扰于阴分，逼津液于外泄，引起本症。

【证治】

（1）阴虚内热

症状：盗汗频作，兼有午后潮热，两颧发红，五心烦热，或咳嗽少痰，梦遗滑精。舌红而光，脉象细数。

分析：此证型可见于神经衰弱、肺结核等病。阴液不足，阳气偏亢，阴阳失于平衡，阴不敛藏，故盗汗频作；阴虚生内热，虚热内蒸，所以午后潮热、两颧发红、五心烦热；虚热内扰，灼津为痰，痰阻于肺，肺失清肃，因而咳嗽少痰；肾阴亏损，虚火扰动精室，故出现梦遗滑精；其舌红而光、脉细数亦为阴血亏损，虚热内盛的表现。

治法：滋阴敛汗。

方药：盗汗方。

盗汗方（作者拟方）：炒麦冬、炒生地黄、地骨皮、生白芍、穞豆衣、浮小麦、糯稻根须、瘪桃干。

本方用麦冬、生地黄取其滋阴养液，配地骨皮、白芍既能敛真阴，又能去伏热；穞豆衣、浮小麦、糯稻根须、瘪桃干清热和营，收敛盗汗。若午后骨蒸潮热甚者，可加鳖甲、青蒿滋阴退蒸；梦遗滑精剧者，可加芡实、金樱子补肾固精；剧咳少痰，可加北沙参、川贝母润肺化痰。

如屡治不止，肝肺郁热甚者，可用青桑叶焙干（《名医类案》）或经霜桑叶为末，米饮汤调服或水煎服，连服数日，以清解郁热。

（2）气阴两虚

症状：盗汗常作，反复不止，兼有自汗，精神衰疲，口干唇燥，大便艰难，小溲短黄。舌红少苔，脉细数无力。

分析：此证型可见于各种慢性病，尤其多见于神经衰弱、结核病、慢性肾炎等。由于阴虚内热，阴液不能敛藏，故盗汗频作、反复不止；盗汗反复不止，阴液过亏，阴损及阳，阳气亦虚，因而自汗；气阴两虚，心肾虚弱，脉气失充，故出现精神衰疲、脉细数无力；阴液不足，不能上承，故口干唇燥、舌红少苔；肠中津液不足，传化糟粕失司，所以大便艰难；肾阴不足，虚火内扰，累及膀胱，因而小溲短黄。

治法：滋阴降火，益气止汗。

方药：当归六黄汤。

当归六黄汤（《兰室秘藏》）：当归、生地黄、熟地黄、黄连、黄芩、黄柏、黄芪。

本方取当归、二地（生地黄、熟地黄）滋阴养血；黄芪补气固表；黄连、黄芩、黄柏清火坚阴。如气虚甚者，可加党参以增强黄芪的补气作用；阴虚火旺剧者，可加地骨皮、鳖甲、知母滋阴降火；若气阴两伤过甚而内火不盛者，可去黄连、黄芩苦寒折火之品，适加五味子、山茱萸、牡蛎、龙骨之类以收敛气阴，固涩止汗。

（3）邪阻半表半里

症状：盗汗频作，病程较短，兼有寒热往来，两胁满闷，口苦，欲呕。舌苔薄白或薄黄，脉弦滑或弦数。

分析：本证型可见于热性病的初中期阶段。由于风寒之邪在表失于疏解，循传半表半里，或湿热之邪，伏于半表半里，欲达不出，欲进未入，出入于表里之间、营卫之处，正邪交争，逼津于外，故盗汗频作；外邪由表进入半表半里，其病程较短；邪阻于半表半里，故寒热往来；半表半里为少阳胆经所主，两胁为肝胆之分野，胆经受病，因而两胁满闷；胆经邪热累及于胃，气机升降失常，故口苦、欲呕；舌苔薄白、脉象弦滑为外邪侵袭，热化未盛；舌苔薄黄、脉象弦数为外邪入侵，热化已盛；上述脉舌均属邪阻少阳胆经的征象。

治法：和解少阳。

方药：小柴胡汤。

此为和解少阳的主要方剂，适用于外邪阻于半表半里诸证。若病邪热化，热势较甚，可去人参、大枣，加瓜蒌、黄连清泄热邪；兼有咳嗽，去人参、大枣，加桔梗、橘红宣肺化痰；如服此方后，汗出仍不止者，可加栀子、稽豆衣、瘪桃干清热止汗。

表 4-2　盗汗鉴别简表

分型	主症	兼症	舌脉	治法	主方
阴虚内热	盗汗频作	午后潮热，两颧发红，五心烦热，或咳嗽少痰，梦遗滑精	舌红而光，脉细数	滋阴敛汗	盗汗方
气阴两虚	盗汗常作，反复不止	自汗，精神衰惫，口干唇燥，大便艰难，小溲短黄	舌红少苔，脉细数无力	滋阴降火，益气止汗	当归六黄汤
邪阻半表半里	盗汗频作，病程较短	寒热往来，两胁满闷，口苦，欲呕	舌苔薄白或薄黄，脉弦滑或弦数	和解少阳	小柴胡汤

3.半身汗出

半身汗出，是指左半身或右半身，上半身或下半身出汗而言。其出汗性质，包括盗汗和自汗。

【症因】

（1）偏左或偏右半身汗出

①气血不足：多由素体虚弱，或劳累过度，或失血过多，致气血两亏，不能周行全身，而成本症。

②寒湿痹着：多由素质阴盛，寒湿内阻，或寒湿外邪侵袭于内，痹着经络，经脉失通，气血运行受阻，遂成本症。

（2）上半身汗出

①阳气虚弱：多因素体阳虚，或久病心肺损伤，阳气不足，心不能主液，肺不能主皮毛，汗液随阳外泄，发生本症。

②心阴不足：多由素体阴虚，或久病损伤阴血，心阳偏亢，阳逼阴液于外，遂成本症。

（3）下半身汗出

①阴虚内热：多系素质阴虚阳盛，或久病耗伤肾阴，阴虚则火旺，虚火内扰，津液被迫外泄而成本症。

②阴阳两虚：多由体虚病久，肾阴不足，损及肾阳，阴阳不能相守，津液外泄，遂成本症。

【证治】

（1）偏左或偏右半身汗出

①气血不足

症状：汗出偏左或偏右半身，兼有面色㿠白，气短，心悸，倦怠乏力，指、趾、唇、舌发麻。舌苔多净，脉象多弱。

分析：气血虚弱，不能周行全身，故汗出偏左或偏右半身；不能外荣于面，故面色㿠白；不能循行肢体末端，故指、趾、唇、舌发麻；血虚故心悸，气虚故气短、倦怠乏力；舌苔净、脉弱，是正气不足之象。由于本证型系气血不足，使卫表失固，腠理空虚，风邪乘虚而入，损伤经络，亦能继发半身不遂。因此，临床时必须注意，慎防发生意外。

治法：补益气血。

方药：十全大补汤。

十全大补汤（《太平惠民和剂局方》）：人参、肉桂、川芎、熟地黄、茯苓、白术、甘草、黄芪、当归、白芍、生姜、大枣。

本方以四君子合四物汤加肉桂、黄芪、生姜、大枣组成，实为四君、四物及黄芪建中汤的复方。方以四君补气，四物补血，气血同补，阴阳互生；更以黄芪建中汤温里补中，以补气血之源。若唇、舌、指、趾发麻甚者，可加红花、地龙活血通络，畅行气血。

②寒湿痹着

症状：汗出偏左或偏右半身，兼有筋脉挛痛，手足屈伸不利。舌苔白腻，脉象缓滑。

分析：本证型可见于风湿性关节炎、风湿等病。由于寒湿内阻，痹着经络，气血运行不畅，故偏一侧身汗出；邪阻经络，筋脉、肌肉受伤，所以筋脉挛痛、手足屈伸不利；舌苔白腻、脉象缓滑，亦为寒湿内阻的征象。

治法：散寒胜湿，活血通络。

方药：活络丹。

活络丹（《太平惠民和剂局方》）：川乌、草乌、地龙、天南星、乳香、没药。

本方又称小活络丹，常制成丸剂服用。方中川乌、草乌温经和络，散寒止痛；地龙、胆南星通络祛湿，而胆南星又有驱逐经络风痰的作用；乳香、没药活血化瘀，行气缓痛。若作煎剂服用，必须将川乌、草乌、天南星炮制成饮片后才可使用，否则容易引起中毒。如兼有气血不足者，可加当归、黄芪补益气血；若寒湿久阻经络，经气失畅，血行障碍，而成瘀血停滞，可加红花、桃仁活血化瘀；兼有风邪入络者，可加僵蚕、天麻、羌活以搜经络之风邪。

（2）上半身汗出

①阳气虚弱

症状：汗出于上半身，兼有面色苍白，怯寒，气短，神疲乏力。舌淡、苔白，脉虚弱。

分析：此证型可见于肺气肿等病。心肺位于上焦，汗乃心之液，肺合皮毛，今心肺虚弱，卫表失固，心液随阳外泄，所以汗出于上半身；心肺阳气不足，故气短、神疲乏力；阳虚不能敷布于外，故怯寒、面色苍白；心主血脉，舌乃心之苗，心气不足，不能充脉荣舌，因而舌淡、脉虚弱；苔白则为阳虚寒阻的征象。

治法：补益阳气。

方药：补阳汤。

补阳汤（《类证治裁》）：人参、黄芪、白术、甘草、五味子，虚甚者加附子。

本方以参（可用党参）、芪、甘草补益心肺之气；白术健脾燥湿，以资生气之源；五味子酸温和阳，收敛止汗；附子温经扶阳，为治阳虚之要药。若汗出不止，可加龙骨、牡蛎固涩止汗。

②心阴不足

症状：汗出于上半身，兼有心悸，少眠，手足心热，颧红，午后潮热。舌红少苔，脉细数。

分析：本证型多见于神经衰弱等病。由于心阴不足，心阳偏亢，阳迫阴液于外，故汗出于上半身；心血不足，神失安宁，因而心悸、少眠；阴虚生内热，虚热扰动，故手足心热、两颧发红、午后潮热；其舌红、脉数为热象，少苔、脉细为虚象系属阴虚内热之征。

治法：滋补阴血。

方药：补心丹。

补心丹（《摄生秘剖》）：人参、玄参、丹参、茯苓、五味子、远志、桔梗、当归身、天冬、麦冬、柏子仁、酸枣仁、生地黄、辰砂。

本方原名天王补心丹。方中生地黄、天冬、麦冬滋养阴液；玄参清泄心火；当归身、丹参养血益心；朱砂、茯苓、远志、柏子仁、酸枣仁补心安神；人参（可用党参或孩儿参）补益心气；五味子收敛心阴；桔梗引诸药上行，使药力作用于上焦。若汗出多者，可加牡蛎、麻黄根收涩止汗；心火偏旺，可加黄连直折心火。

（3）下半身汗出

①阴虚内热

症状：汗出于下半身，兼有腰膝酸软，梦遗滑精，口干咽燥。舌光少津，脉细数。

分析：此证型可见于多种慢性病，尤其多见于神经衰弱、结核病等。肾主五液，位于下焦，肾阴亏损，阴虚则火旺，虚火扰动，津液被迫外泄，故汗出于下半身；肾主骨而藏精，肾虚不能坚骨藏精，故腰膝酸软、梦遗滑精；真阴不足，虚火内扰，津液不能上承口咽，因而口干、咽燥；其舌光少津为肾阴不足，津液亏乏的征象；脉细数为虚火内扰的表现。

治法：滋补肾阴。

方药：知柏地黄丸。

此为滋补肾阴，平降虚火的常用方剂。如汗出较多者，可加怀牛膝、地骨皮、糯稻根须之类滋补肾阴，泄热止汗；梦遗滑精剧者，可加芡实、莲须、金樱子补肾涩精。

②阴阳两虚

症状：汗出于下半身，兼有面色灰黯，精神衰疲，腰酸腿软，阳痿不举。舌淡而光，脉尺弱。

分析：本证型可见于慢性肾炎、神经衰弱等病。肾为下焦之脏，肾阴不足，累及肾阳，阴阳不能相守，无以主液，津液外泄，故汗出于下半身；肾中阴阳虚弱，不能外荣于面，因而面色灰黯；肾阳虚弱，阴精不足，故阳痿不举；精神衰疲、腰酸腿软，均因肾虚所致；其脉尺弱为肾虚的特征；舌淡为阳虚的现象，舌光为阴虚的表现。

治法：补阳济阴。

方药：肾气丸。

本方虽为温补肾阳之剂，但由于阴阳互济，相互为用，阳生则阴长，故以此方补阳济阴，以治阴阳两虚之证。如汗出不止者，可加五味子、牡蛎酸涩止汗。

如阴虚偏甚者，可用左归丸滋补肾阴，兼顾肾阳。

表4-3　半身汗出鉴别简表

分型		主症	兼症	舌脉	治法	主方
偏左或偏右半身汗出	气血不足	汗出偏左或偏右半身，其汗出性质为自汗或盗汗	面色㿠白，气短，心悸，倦怠乏力，指、趾、唇、舌发麻	舌苔多净，脉弱	补益气血	十全大补汤
	寒湿痹着	汗出偏左或偏右半身，其汗出性质为自汗多于盗汗	筋脉挛痛，手足屈伸不利	舌苔白腻，脉缓滑	散寒胜湿，活血通络	活络丹
上半身汗出	阳气虚弱	汗出于上半身，其汗出性质为自汗多于盗汗	面色苍白，怯寒，气短，神疲乏力	舌淡、苔白，脉虚弱	补益阳气	补阳汤
	心阴不足	汗出于上半身，其汗出性质为盗汗多于自汗	心悸，少眠，手足心热，两颧发红，午后潮热	舌红少苔，脉细数	滋补阴血	补心丹
下半身汗出	阴虚内热	汗出于下半身，其汗出性质为盗汗多于自汗	腰膝酸软，梦遗滑精，口干，咽燥	舌光少津，脉细数	滋补肾阴	知柏地黄丸
	阴阳两虚	汗出于下半身，其汗出性质为或自汗或盗汗	面色灰黯，精神衰疲，腰酸腿软，阳痿不举	舌淡而光，脉尺弱	补阳济阴	肾气丸

4. 但头汗出

但头汗出，是指仅在头部汗出，其他部分则无汗。若平时饮食时或小儿睡眠时头部汗出，无其他症状出现者，俗称"蒸笼头"，则不属病变征象。

【症因】

（1）湿热交蒸：头为诸阳之会，六阳之经皆上循于头。湿邪侵袭，郁阻化热，湿热交蒸，不得四散，循经上越，迫其津液外泄，故汗出于头。

（2）瘀血蓄结：由于寒邪侵入，郁而化热，邪热与血相搏，结于下焦膀胱，迫其津液上逆，故汗出于头。

（3）阳气不足：多由病后、产后或老人阳气虚弱，腠理不固，津液走泄，故汗出于头。

【证治】

（1）湿热交蒸

症状：汗出于头，兼有小便不利，身目发黄，恶寒发热。舌苔黄腻，脉濡数。

分析：本证型可见于黄疸型肝炎等病。由于湿热交蒸，循经上越，因而汗出于头；邪阻于脬，分利失常，故小便不利；湿热熏蒸肝胆，胆汁外溢肌肤，故身目发黄；湿热内阻，欲达不出，营卫不和，而为恶寒发热；舌苔黄腻、脉濡数，为湿热俱盛的征象。

治法：清热利湿。

方药：茵陈五苓散。

茵陈五苓散（《金匮要略》）：猪苓、泽泻、白术、茯苓、桂枝、茵陈蒿。

本方即五苓散加茵陈蒿，取五苓散化湿行水，助脾以转输；茵陈清热利湿，消退黄疸，助胆以清利。如兼往来寒热、胸闷口苦，可加柴胡、黄芩和解表里；小便短赤、心烦不安，可加木通、竹叶清心导热。

（2）瘀血蓄结

症状：汗出于头，兼有小腹胀痛，大便色黑，小便自利，入夜发热，时有烦躁谵语。舌苔多黄腻，脉沉实。

分析：本证型属于《伤寒论》太阳病的蓄血证范围。由于寒邪化热，邪热与血相搏，结于膀胱，迫津上逆，故汗出于头；膀胱蓄血，气机被阻，故小腹胀痛；瘀热损及大肠，肠中脉络受伤，因而大便色黑；邪热扰动于血，血为阴所属，因此入夜发热；瘀热上犯心神，神失安宁，故出现烦躁谵语；瘀血蓄结膀胱，尿液不能贮存，因而小便自利（如膀胱蓄水则小便不利，此为膀胱蓄血与蓄水的主要鉴别点）；其舌苔黄腻，脉沉实，为瘀热内结的征象。

治法：破血下瘀。

方药：桃仁承气汤。

桃仁承气汤（《伤寒论》）：桃仁、大黄、桂枝、甘草、芒硝。

本方即调胃承气汤加桂枝、桃仁组成；以桃仁破瘀血，治恶血闭阻；桂枝通血脉，散下焦蓄血；调胃承气汤泄热去实；诸药合用，具有破血下瘀、引热下行之功。

（3）阳气不足

症状：汗出于头，兼有面色㿠白或苍白，四肢不温，气短，怯寒，神疲乏力。舌淡嫩，脉虚弱。

分析：由于阳气不足，卫外不固，津液外泄头部，故汗出于头；阳气虚弱，阴血亦随之不足，不能外荣于面，因而面色㿠白或苍白；阳虚不能敷布于外，故出现四肢不温；气短、神疲、舌淡嫩、脉虚弱，均属阳气不足所引起。

治法：温阳益气。

方药：芪附汤。

芪附汤（《类证治裁》）：黄芪、附子、生姜。

方中附子温阳，黄芪益气，生姜走表散寒。附子配黄芪其补阳作用更强；黄芪得附子其补气作用更著；生姜得黄芪散中有补，能祛寒固表；黄芪配生姜补中有散，能固表御邪。三药配合，具有温阳益气、固表散寒之效。若汗出不止者，可加龙骨、牡蛎固涩止汗；如气虚过甚，可加红参或党参，以增强黄芪的补气作用。

表4-4　但头汗出鉴别简表

分型	主症	兼症	舌脉	治法	主方
湿热交蒸	汗出于头，其出汗性质为盗汗多于自汗，汗量不多	小便不利，身目发黄，恶寒，发热	舌苔黄腻，脉濡数	清热利湿	茵陈五苓散
瘀血蓄结	汗出于头，其出汗性质为或自汗或盗汗，汗量较少	小腹胀痛，大便色黑，小便自利，入夜发热，时有烦躁谵语	舌苔多黄腻，脉沉实	破血下瘀	桃仁承气汤
阳气不足	汗出于头，其出汗性质多为自汗，汗量较多	面色㿠白或苍白，四肢不温，气短，怯寒，神疲乏力	舌淡嫩，脉虚弱	温阳益气	芪附汤

5. 心胸汗出

心胸汗出，又称"心汗"。《类证治裁》说："当心一片，津津自汗，名心汗。"本症汗出部位只限于胸部，而别处无汗，虽在临床上不太多见，但亦常有遇到，一般见于内伤杂病患者。

【症因】

（1）心气虚弱：心居上焦胸内，汗乃心之液，所以胸部汗出，当责之于心。由于思虑太过，损伤心气，致胸阳不振，卫表失固，津液走泄，遂成本症。

（2）心血不足：多由素体阴血虚少，或久病血虚，或失血过多，或思虑过度，阴血暗耗，阴血不足，则不能敛阳，心液外泄，而成本症。

【证治】

（1）心气虚弱

症状：汗出于胸，兼有面色㿠白，气短，心悸，倦怠乏力。舌淡嫩，脉虚弱。

分析：本证型可见于某些心脏疾病等。由于心气虚弱，胸阳不振，卫表失固，故汗出于胸；心气不足，则心血亦虚，不能外荣面部，因而面色㿠白；心虚神失安宁而为心悸；气短、倦怠乏力，亦为心气虚弱所致；舌乃心之苗，心主血脉，心虚不能上荣于舌，则舌淡嫩；不能充盈脉道，则脉虚弱无力。

治法：补益心气。

方药：参归猪心方。

参归猪心方（《证治准绳》）：人参、当归入猪心内，煮熟去药后，食猪心及汤。

方中人参补气，当归和血，猪心入心和营，引人参、当归至心。三药合用，使气足血和，则汗出自止。如猪心不易采购，可改用丹参，取其入心之意。但丹参性偏寒，用量不宜过大。若气虚甚者，可加黄芪、甘草以增强补气作用；若汗出不止，可加牡蛎、龙骨固涩止汗。

如气血两虚者，可用归脾汤健脾养心，气血同补。

归脾汤（《严氏济生方》）：白术、茯神、黄芪、龙眼肉、酸枣仁、人参、木香、甘草、当归、远志、生姜、大枣（其中当归、远志从薛氏《校注妇人良方》补入）。

本方即四君子汤合当归补血汤，茯苓换茯神，加远志、木香、酸枣仁、龙眼肉、生姜、大枣组成。方中人参（可用党参）、黄芪、白术、甘草甘温补气；当归补养阴血；茯神、远志、酸枣仁、龙眼肉补心安神；木香理气悦脾，使补而不滞；生姜、大枣和中益脾，兼能调和营卫。方中人参、黄芪的用量必须大于其他药物。

（2）心血不足

症状：汗出于胸，兼有心悸，健忘，失眠，手足心热。舌红少苔，脉细数。

分析：此证型可见于心神经官能症、某些心脏器质性病变等。由于思虑过度，耗伤心血，阴血不足，不能敛阳，心液外泄，故汗出于胸；心主神志，心血不足，血虚不能护心安神，故出现心悸、健忘、失眠；阴血不足，虚火内扰，因而手足心热、舌红少苔、脉象细数。

治法：滋养心血。

方药：补心丹。

如心阴不足，心火亢盛，出现心悸怔忡、烦躁不安、失眠、心胸汗出，可用朱砂安神丸滋阴养血，清心泻火。

朱砂安神丸（《兰室秘藏》）：黄连、朱砂、生地黄、当归身、甘草。

方中朱砂宁心安神；当归身、生地黄养血滋阴；黄连清心泻火；甘草补益心气，兼能调和诸药。五药配伍，既有滋阴养血以治本，又有直折心火治其标，更兼阴阳互济、相互为用，少佐补气之品，以平衡于阴阳，气血并顾。

表 4-5　心胸汗出鉴别简表

分型	主症	兼症	舌脉	治法	主方
心气虚弱	汗出于胸，其出汗性质为或自汗或盗汗	面色㿠白，气短，心悸，倦怠乏力	舌淡嫩，脉虚弱	补益心气	参归猪心方
心血不足	汗出于胸，其出汗性质为盗汗多于自汗	心悸，健忘，失眠，手足心热	舌红少苔，脉细数	滋养心血	补心丹

6. 手足汗出

手足汗出，是指仅在手足出汗，其他部分无汗而言。但热病中的阳明腑证，肠中燥屎内结而致手足濈濈汗出则不属于本症，常见于便解、热退后汗出即能自止，所以不列入本篇范围内讨论。

【症因】

（1）湿热内阻：脾主四肢，手足为诸阳之本。由于湿阻脾胃，郁而化热，运化失常，津液旁达于四肢，故手足汗出。

（2）脾气虚弱：多因体亏脾虚，或劳倦过度，损伤脾气，致运转失司，津液旁注于手脚，遂成本症。

（3）胃阴不足：多由胃津耗损，虚热扰动，迫其津液外泄于手足而成本症。

【证治】

（1）湿热内阻

症状：手足汗出，兼有胸闷脘痞，四肢酸软，小便短赤。舌苔黄腻，脉濡数或濡滑。

分析：由于湿邪侵袭于脾，湿滞化热，湿热熏蒸于胃，胃中津液旁达于四肢，故手足汗出；邪阻中焦，气机失畅，所以胸闷脘痞；脾主四肢，又主肌肉，湿邪淫脾，四肢肌肉经络受伤，故四肢酸软；湿热内蕴，累及膀胱，因而小便短赤；湿热内阻，脾胃损伤，湿盛则见舌苔腻、脉濡滑；热壅则见舌苔黄，脉濡数。

治法：清热燥湿。

方药：连朴饮。

连朴饮（《霍乱论》）：黄连、厚朴、石菖蒲、半夏、香豉、栀子、芦根。

黄连、厚朴二味为本方的主药，具有清热燥湿、行气宽中作用；石菖蒲芳香化浊；半夏化湿和中；栀子、香豉清解郁热；芦根泄热保津，以防燥湿之品损伤津液。

（2）脾气虚弱

症状：手足汗出，兼有四肢欠温，倦怠乏力，饮食少思，大便不实。舌淡、苔白，脉象虚弱。

分析：脾气不足，不能为胃转输津液，胃津外溢，旁注于手足，故手足汗出；脾气虚弱，脾阳亦随之不足，阳虚不能温煦于外，故四肢欠温；脾主肌肉，脾弱则肌肉弛缓，所以倦怠乏力；脾胃损伤，受纳腐熟不健，运化失司，因而饮食少思、大便不实；舌淡、脉象虚弱属脾气虚损的征象，苔白为寒湿阻于脾胃的表现。

治法：补益脾气。

方药：四君子汤。

四君子汤（《太平惠民和剂局方》）：人参、甘草、茯苓、白术。

本方为甘温益气，健脾养胃之剂。适用于脾胃虚弱，中气不足之证。方中人参（一般可用党参）补中益气为主药；白术健脾燥湿，扶助运化；茯苓渗湿益脾，辅佐白术以健脾；甘草甘温益气，辅助人参以补气。如脾胃虚寒甚者，可加干姜、附子温中散寒；兼有血虚者，可加当归、白芍之类以养血。

（3）胃阴不足

症状：手足汗出，兼有手足心热，口干，咽燥。舌红，少苔，脉象细数。

分析：胃阴不足，内热自生，热迫津液于四肢，故手足汗出；胃阴已亏，虚热内扰，因而手足心热；胃中津液不足，不能润养口咽，故口干、咽燥；其舌红、少苔、脉象细数为胃阴不足，虚火偏旺的征象。

治法：滋养胃阴。

方药：沙参麦冬汤。

沙参麦冬汤（《温病条辨》）：沙参、玉竹、甘草、桑叶、麦冬、生扁豆、天花粉。

方中沙参、麦冬、玉竹、天花粉滋养胃阴，生津止渴；扁豆、甘草益气补脾，甘缓和胃；桑叶清泄燥热，又能止盗汗。如兼血虚者，可加熟地黄、当归身滋养阴血；汗出不止，可加浮小麦、麻黄根清热止汗。

此外，手足汗出可同时用外治法。手汗，用黄芪、葛根、荆芥、防风适量煎汤，先熏后洗；足汗，用白矾、葛根适量研末，煎汤外洗。

表 4-6　手足汗出鉴别简表

分型	主症	兼症	舌脉	治法	主方
湿热内阻	手足汗出，其出汗性质为或自汗或盗汗	胸闷脘痞，四肢酸软，小便短赤	舌苔黄腻，脉濡滑或濡数	清热燥湿	连朴饮
脾气虚弱	手足汗出，其出汗性质多为自汗	四肢欠温，倦怠乏力，饮食少思，大便不实	舌淡苔白，脉象虚弱	补益脾气	四君子汤
胃阴不足	手足汗出，其出汗性质为盗汗多于自汗	手足心热，口干咽燥	舌红少苔，脉细数	滋养胃阴	沙参麦冬汤

五 | 斑痞症类

1. 红斑

红斑，是指皮肤表面出现圆形或椭圆形不等，或互相连接成片，不高出于皮肤表面红色的斑而言。本症可见于急性热病的中后期阶段，亦可见于内伤杂病中的某些疾病。急性热病出现红斑是属于邪热有外达之机的表现，但所见不宜过多。因邪入营血，斑不透露，则易致邪热内闭，故宜见。但若多见，则为邪热深重，标志着病情危重之象。热病出现红斑，其色泽、形态，对诊断疾病的顺逆轻重有一定意义。大凡斑色红润为顺，暗滞为逆，深红为热盛，紫黑为热毒极盛，黑而晦暗为正气大衰；斑的形态松浮而稀疏为病势较轻，紧束有根而稠密为病势危重。《外感温热篇》说："然亦必看外症所合，方可断之。"在诊察斑色及其形态时，还必须参合全身症状，方可做出诊断。

【症因】

（1）热入营血：由于感受温热毒邪，由卫入气，气分邪热，逼迫营血，血热伤络，血液从肌肤溢出，遂成本症。

（2）气血两燔：亦由温毒外邪入侵，但邪毒壅盛，由卫传气，热郁阳明，气分不解，直入血分，血脉受损，血液外溢，发生本症。

（3）阴虚火旺：多由素体虚弱，阴血不足，虚火内扰，损伤络脉，血游于外，而成本症。

（4）气不摄血：由于劳逸失调，损伤脾气；或素体虚弱，脾气不足，以致气虚不能统血，血无所归，外溢肌肤，产生本症。

【证治】

（1）热入营血

症状：红斑隐隐，或斑色紫黑，兼有身热夜甚，口不甚渴，心烦不寐，时时谵语，或狂躁，或吐血、衄血、便血、溲血等。舌质绛，脉数。

分析：本证型可见于流行性脑脊髓膜炎、过敏性紫癜等病。由于邪热入侵营分，血脉受伤，致血外溢，故红斑隐隐；邪热入血，则斑色紫黑；营血属阴，阴分有热，故身热夜甚、口不甚渴；营气通于心，心主血，营血有热，心神被扰，故心烦不寐、时时谵语、或狂躁妄动；邪热入血，迫血妄行，阳络受伤则吐血、衄血，阴络受伤则便血、溲血；舌乃心之苗，脉为心所主，营血热盛，因而舌质绛、脉数。

治法：清营解毒，凉血散瘀。

方药：营分热甚者，宜用清营汤；血分热甚者，宜用犀角地黄汤；营血俱病，邪毒炽盛，神昏，谵语，口咽糜烂，宜用神犀丹；若昏迷深者，还须配合至宝丹或安宫牛黄丸开窍醒神。

清营汤和犀角地黄汤两方都有清营凉血，泄热解毒作用。但清营汤以清营分邪热为主，兼有泻火解毒、生津养液作用；而犀角地黄汤则以凉血分邪热为主，兼有活血散瘀、清泄毒邪作用。

神犀丹（《温热经纬》叶桂方）：犀角、石菖蒲、黄芩、鲜生地黄、金银花、金汁、连翘、板蓝根、香豆豉、玄参、天花粉、紫草。

本方取犀角（可用水牛角）凉血清心；鲜生地黄滋阴凉血；金银花、黄芩、金汁（可用人中黄）、板蓝根、紫草清热解毒；玄参、天花粉泄热生津；香豆豉、连翘透热宣邪；石菖蒲开窍醒神。诸药合用，则具清营凉血、解毒开窍的功效。

（2）气血两燔

症状：红斑显露，兼有高热，口渴，干呕，唇焦，烦躁不安，或昏狂谵语，或吐血、衄血。舌质绛，苔黄燥，脉多沉数。

分析：此证型可见于急性白血病、急性再生障碍性贫血、急性原发性血小板减少性紫癜等病。由于气分邪毒炽盛，直逼血分，血热妄行，外溢肌肤，故红斑显露；邪热郁结气分，内蒸外越，故见高热；胃热亢盛，津液耗伤，故口渴、唇焦；胃热盛，津不足，胃气上逆，故干呕；热毒扰心，神志失宁，因而烦躁不安、或昏狂谵语；血分邪热壅盛，伤及络脉，则吐血、衄血；其舌质绛、苔黄燥、脉沉数亦为热毒充斥，气血两燔的征象。

本证型中的红斑显露、吐血、衄血、舌质绛，是属于血分症状；高热、口渴、干呕、唇焦、舌苔黄燥，则属于气分症状。诸症合见，则属于气血两燔证。

治法：清气凉血。

方药：化斑汤。

化斑汤（《温病条辨》）：石膏、知母、玄参、犀角、甘草、粳米。

本方即白虎汤加犀角、玄参而成。方中石膏、知母清热生津，以治气分邪热；犀角（可用水牛角）、玄参凉血清心，以治血分邪热；甘草、粳米和脾养胃，兼能调和诸药。

如邪毒炽盛，大热，昏狂，发斑，吐衄甚者，宜用清瘟败毒饮。

清瘟败毒饮（《疫疹一得》）：石膏、生地黄、犀角、黄连、栀子、桔梗、黄芩、知母、赤芍、玄参、连翘、牡丹皮、竹叶、甘草。

本方是清热凉血、解毒化斑的常用方剂，综合白虎汤、犀角地黄汤和黄连解毒汤等加减而成。方中石膏、知母清气分之郁热；犀角（可用水牛角）、生地黄、玄参、牡丹皮、赤芍解血分之热毒；黄连、栀子、黄芩泻三焦之实火；竹叶清心除烦；连翘、桔梗透热宣邪；甘草调和诸药，兼能解毒。

（3）阴虚火旺

症状：红斑时发时止，色鲜红，兼有鼻孔出血，牙龈出血，心烦不安，手足心热，口干咽燥；或两颧发红，午后潮热，寐后盗汗。舌红苔光，脉细数。

分析：本证型可见于慢性原发性血小板减少性紫癜等病。由于肝肾阴虚，虚火内扰，灼伤血络，故见红斑、色鲜红；虚火亢盛则红斑即发，虚火稍静则红斑即止，故红斑时发时止；火性上炎，灼伤口鼻络脉，因而鼻衄、牙血；阴虚火动，心神不宁，所以心烦不安；阴不恋阳，虚热内盛，故手足心热、两颧发红、午后潮热；阴虚火旺，津液受伤，而为口干咽燥；汗为心之液，心火偏亢，逼液外泄，故盗汗；阴液不足，不能养舌充脉，因而舌红而光、脉来细数。

治法：滋阴降火，安络止血。

方药：茜根散。

茜根散（《景岳全书》）：茜草根、黄芩、阿胶、侧柏叶、生地黄、甘草。

方中茜草根、侧柏叶止血凉血；阿胶、生地黄滋阴清火，养血止血；黄芩泻火止血；甘草和中益脾，兼能泻火。

若虚火亢盛，可配合大补阴丸滋阴降火；如治后红斑和出血现象基本好转，可改服六味地黄丸滋补肾阴。

（4）气不摄血

症状：红斑反复出现，病程较长。兼有面色㿠白，神疲乏力，食欲减退；或便血，或月经过多，经色较淡。舌质淡嫩，脉虚弱。

分析：此证型可见于血小板减少性紫癜、慢性再生障碍性贫血等病。由于脾气不足，不能统摄血液，致血外溢，故红斑反复出现；脾胃虚弱，运化不健，故食欲减退；脾虚胃损，气血来源不足，因而面色㿠白、神疲乏力；便血、月经过多，是气不摄血，血无所归所致；气血不足，不能荣舌充脉，故舌淡嫩、脉虚弱。

治法：补气摄血。

方药：归脾汤。

此为补气摄血的常用方剂。对于气不摄血，或思虑过度，劳伤心脾等颇为适宜。如红斑较多者，可加棕榈炭、血余炭、仙鹤草止血散瘀；若兼脾阳虚弱，血不归经，可加干姜、艾叶温里散寒，引血归经。

如阴寒内盛，可见四肢厥冷，斑色淡红，隐而不显，称为阴斑。此切勿妄投寒凉清热之剂，宜用十全大补汤补气益血、温阳祛寒。

表 5-1　红斑鉴别简表

分型		主症	兼症	舌脉	治法	主方
外感热病	热入营血	红斑隐隐，或斑色紫黑	身热夜甚，口不甚渴，心烦不寐，时时谵语，或狂躁妄动，或吐血、衄血、便血、溲血等各种出血	舌质绛，脉数	清营解毒，凉血散瘀	营分热甚，清营汤；血分热甚，犀角地黄汤
	气血两燔	红斑显露	高热口渴，干呕唇焦，烦躁不安，或昏狂谵语，或吐血、衄血	舌质绛、苔黄燥，脉多沉数	清气凉血	化斑汤
内伤杂病	阴虚火旺	红斑色鲜红，时发时止	鼻孔出血，牙龈出血，心烦不安，手足心热，口干，咽燥，或颧红，潮热，盗汗	舌红而光，脉细数	滋阴降火，安络止血	茜根散
	气不摄血	红斑反复出现，病程较长	面色㿠白，神疲乏力，食欲减退，或便血，或月经过多，经色较淡	舌淡嫩，脉虚弱	补气摄血	归脾汤

2. 红疹

红疹，是指丘形小粒，高出于皮肤表面，呈界限性突起的红色丘疹，但亦有不高出皮肤表面，以手摸之而无感觉称为红疹者。《温热经纬》说："大者为斑，小者为疹。"这是从形态大小来区别斑与疹，故有些文献中每举斑以赅疹，统称斑疹。其发生原因和辨证治疗两者相同，唯斑重、疹轻不同而已。

至于热病中的红斑与红疹（指高出于皮肤表面的红疹）在症因症治方面，是有所不同的。红斑，多由邪热郁胃，逼迫营血所致；红疹，多由邪热郁肺，内闭营分所成。胃主肌肉，肌肉藏于皮内，故红斑不高出于皮肤表面，肺合皮毛，皮为肌肉之外，故红斑高出于皮肤表面。红疹之发生多由风邪内入营分，血络受伤所致，但须辨别其为邪盛，还是正虚，分别论治。

【症因】

（1）风热发疹：多由外感风热之邪，搏于肌肤，使营卫之气郁结不散，血络受损而成本症。

（2）血虚发疹：多为营血不足，卫气不固，风邪乘虚内袭营分，损伤血脉，遂成本症。

此外，因内有风邪，进食动风发物，如鱼、虾、蟹等，亦能诱发本症。

【证治】

（1）风热发疹

症状：丘疹鲜红，如洒于皮面，或疹色深赤，紧束有根，兼有身热，胸闷，烦躁不安，或咳嗽气促，或皮肤瘙痒。舌质红，苔薄黄，脉浮数。

分析：此证型可见于风疹或湿疹等病的初、中期阶段。邪热侵袭，损及血络，其邪浅病轻则丘疹色泽鲜红如洒于皮面；若邪深病重则疹色深赤、紧束有根；风热内盛，与正气相争，故见身热；邪热阻肺，肺气不宣，因而胸闷、咳嗽气促；营气通于心，风热内袭营分，扰动心神而为烦躁不安；邪郁肌表，毛孔闭阻，因而皮肤瘙痒；舌质红、苔薄黄、脉浮数为风热侵入，内扰营分的征象。

治法：疏风清热，解毒透疹。

方药：加减银翘散。

加减银翘散（《温病条辨》）：连翘、金银花、桔梗、薄荷、竹叶、甘草、生地黄、大青叶、牡丹皮、玄参、牛蒡子、荆芥。

本方原银翘散去豆豉加生地黄、牡丹皮、大青叶、玄参，具有疏风泄热，清营透疹的作用。方中金银花、连翘清热解毒；竹叶泄热除烦；荆芥、薄荷发散风热；牛蒡子、桔梗、甘草宣肺祛痰；生地黄、牡丹皮、大青叶、玄参凉营泄热，与薄荷配合能透红疹。

如兼湿邪者，红疹鲜红，瘙痒异常，可用消风散祛风泄热，兼以化湿。

消风散（《医宗金鉴》）：荆芥、防风、当归、蝉蜕、牛蒡子、胡麻仁、生地黄、苦参、知母、石膏、木通、苍术、甘草。

方中荆芥、防风、苍术祛风化湿；当归、胡麻仁养血和血，滋阴润燥；蝉蜕疏风透疹；牛蒡子宣肺散邪；知母、石膏清热除烦；苦参、木通清热利湿，解毒止痒；生地黄凉营泄热，与蝉蜕配合，能透发红疹；甘草调和诸药，并能泻火解毒。

（2）血虚发疹

症状：丘疹淡红，反复发作，经年不愈，兼有面色少华，头晕，心悸。舌淡红，脉弱。

分析：本证型可见于风疹或湿疹等病的后期。由于营血不足，卫表不固，风邪乘虚袭入，内闭营分，故丘疹淡红、反复发作、经年不愈；血虚不能外荣于面，因而面色少华；肝血不足，清空失养而为头晕；心血虚少，心中空虚，故见心悸；舌为心之苗，心血不足，不能上荣于舌，故舌质淡红；心主血脉，心血亏损，脉气不充，故脉弱。

治法：养血祛风。

方药：当归饮。

当归饮（《证治准绳》）：当归、芍药、川芎、生地黄、白蒺藜、荆芥、防风、何首乌、黄芪、甘草。

方中当归、白芍、生地黄、何首乌养血滋阴，其中何首乌又能祛血中的风邪；川芎活血散瘀；黄芪、甘草补气，与防风配合能固表散邪；白蒺藜、荆芥祛风和血，能散血中之风邪。

如邪热甚者，可用当归养血汤养血滋阴、清热透疹。

当归养血汤（《证治准绳》）：当归、川芎、生地黄、麦冬、木通、甘草、竹叶、栀子、灯心草。

方中当归、川芎养血和血；生地黄、麦冬凉营泄热，滋阴润燥；竹叶、栀子清热泻火，以引红疹从气分外透；木通、灯心草泄热清心，导邪下行从小便而出；甘草调和诸药，兼能解毒。

表 5-2　红疹鉴别简表

分型	主症	兼症	舌脉	治法	主方
风热发疹	丘疹鲜红，如洒于皮面，或疹色深赤，紧束有根	身热胸闷，烦躁不安，或咳嗽气促，或皮肤瘙痒	舌质红、苔薄黄，脉浮数	疏风清热，解毒透疹	加减银翘散
血虚发疹	丘疹淡红，反复发作，经年不愈	面色少华，头晕心悸	舌淡红，脉弱	养血祛风	当归饮

3. 白㾦

白㾦，是指皮肤表面的细白水疱而言。本症多发于颈项、胸腹及背部，四肢较少见到，头面部不易出现。

白㾦常见于湿温病，或其他热病夹湿者。发㾦，一般表示病邪能够向外透达的现象，随着热升与汗出而出现，往往出一身汗，发一批白㾦，反复多次透发而出。白㾦不宜透发过多，同时还必须辨别其色泽、形态，以判断病情顺逆。白㾦晶亮饱满，颗粒分明，称为"晶㾦"，是表示津气俱足，正能胜邪，邪得外泄的顺象；颜色枯白，空壳无液，称为"枯痦"，是表示气液两竭，正不能胜邪，邪毒内闭的逆象。

白痦与斑疹不能混淆，临床必须详加鉴别。斑疹病在营血，白痦病在气分。前者治宜清营凉血，化斑透疹；后者当以清宣气分邪热为主。

【症因】

（1）湿热恋气：多由感受湿热病邪，或素有湿邪内阻，复感温邪，致湿热留恋气分，郁蒸肌肤，因而形成本症。

（2）气液两竭：由于湿热之邪，留恋气分不解，损耗气液，致气液两竭，正不胜邪，邪恋于内不出，引起此症。

【证治】

（1）湿热恋气

症状：白痦晶亮饱满，剖之有淡黄色浆液流出，兼有身热，有汗，胸闷脘痞，或恶心。舌苔黄腻，脉濡数或滑数。

分析：本证型可见于部分急性热病如伤寒等。由于湿热之邪，留恋气分，熏蒸肌表，故出现白痦；正气充足，正能胜邪，故白痦晶亮饱满、剖之有淡黄色浆液流出；邪留气分，欲达不出，因而身热有汗；邪有外泄之势，而未得宣畅之机，因而胸闷脘痞、或有恶心，同时此症亦作为白痦透发之先兆特征；舌苔黄腻、脉象濡数，属于湿热郁蒸的征象；若脉滑数，则为热甚于湿的征象。

治法：清泄湿热。

方药：薏苡竹叶散。

薏苡竹叶散（《温病条辨》）：薏苡仁、竹叶、滑石、白蔻仁、连翘、茯苓、白通草。

本方既有辛凉透表而使邪从皮毛而散，又有淡渗分利以促邪从小便而出，是治疗白痦的常用方剂。方中竹叶、连翘清热透邪；白蔻仁芳香化湿；薏苡仁、滑石、茯苓、通草淡渗分利。热甚者，可加栀子、黄芩以增强清热作用。

若湿邪甚者，可用三仁汤清热利湿，宣畅气机。

三仁汤（《温病条辨》）：杏仁、滑石、白通草、竹叶、厚朴、薏苡仁、半夏、白蔻仁。

本方适用于湿温初起，邪留气分，未曾化燥，身热不扬，头痛，身重，胸脘痞满，白痦透露，舌苔白腻，脉濡等。方中杏仁宣上焦肺气，肺气利则湿自化；白蔻仁、厚朴、半夏化浊祛湿，理气和中；薏苡仁利湿益脾，能祛内外湿邪；通草、滑石清热渗湿，导邪从小便而出；竹叶清泄气分邪热。诸药合用，有清热利湿、宣畅气机之功。

（2）气液两竭

症状：白痦枯白，剖之空壳无浆，兼有身热反复不退，口干唇燥，汗出较多，精神疲乏。舌质红，苔光干，脉细数无力。

分析：此证型可见于部分热性病中后期阶段。由于湿热之邪逗留气分，湿从燥化，气液耗竭，故白痦枯白、剖之空壳无浆；正虚邪留，邪热内蒸，故身热反复不退、汗出较多；津液亏耗，不能上承，因而口干唇燥；气虚液亏，脏腑失养，肌肉筋脉弛缓，故精神疲乏；舌质红、苔光干、脉细数为阴液亏乏，邪热留恋的表现；脉无力为气虚的现象。

治法：益气养液。

方药：生脉散加生黄芪、石斛、天花粉。

生脉散为临床常用的益气养液之剂，加黄芪、石斛、天花粉以增强益气养液之功。适用于气液两伤较剧，身热反复不退，口干唇燥，汗出量多，气短乏力等。如邪热较甚，加青蒿、竹叶、焦栀子清气泄热，但不宜多加芳香或苦寒药物，以免再度伤阴耗气；若阴液已复，气虚依然，舌不光红，脉不甚数，汗出仍多，可去麦冬、石斛、天花粉，加炙甘草、生山药，生黄芪易炙黄芪以增强补气作用。

表 5-3 白痦鉴别简表

分型	主症	兼症	舌脉	治法	主方
湿热恋气	白痦晶亮饱满，剖之有淡黄色浆液流出	身热有汗，胸闷，脘痞，或恶心	舌苔黄腻，脉濡数或滑数	清泄湿热	薏苡竹叶散
气液两竭	白痦枯白，剖之空壳无浆	身热反复不退，口干，唇燥，汗出较多，精神疲乏	舌质红、苔光干，脉细数无力	益气养液	生脉散，加黄芪、石斛、天花粉

六 | 咳喘症类

1. 咳嗽

咳嗽是临床常见的一种症状，主要由于外邪侵袭肺系或其他脏腑有病，损及于肺所引起。《素问·咳论》说："五脏六腑皆令人咳，非独肺也。"但肺司呼吸，为产生咳嗽的主要脏器，故咳嗽以肺的病变为主。其他各脏腑所致的咳嗽，则系从各兼症而加以区别，如"心咳之状，咳则心痛""肝咳之状，咳则两胁下痛""胃咳之状，咳而呕"等，并非五脏六腑病变直接产生咳嗽。

【症因】

（1）风寒咳嗽：由于风寒之邪从皮毛或口鼻入侵肺系，肺气被阻，宣通之职失常，引起本症。

（2）风热咳嗽：多由风热病邪经口鼻或皮毛侵袭于肺，肺气壅遏，清肃之职失司，引起本症。

（3）暑湿咳嗽：多见于夏季气温较高时期。暑邪蔓延，湿邪又盛，暑湿病邪侵入卫表，肺合皮毛，邪从卫表入肺，肺气郁滞，引起本症。

（4）燥热咳嗽：常见于气候干燥且热的秋季。燥热病邪，侵犯肺系，肺气阻滞，清肃之职失常，引起本症。

（5）脾湿迫肺（湿痰着肺）：多因脾虚生湿，湿聚为痰，痰湿上贮于肺，肺气失于通畅而咳嗽。此即前人所称"脾为生痰之源，肺为贮痰之器"的"湿痰着肺"。

（6）肝火犯肺：由于肝气郁结，郁久化火，肝火上逆犯肺，火灼肺津为痰，痰火内阻，肺气失于肃降，遂成咳嗽。

（7）肺阴不足：多因素体阴虚阳盛，肺阴不足，痰热内阻；或热病之后，肺阴耗伤，痰热留恋，气失清肃，而成咳嗽。

（8）肺气虚弱：常因素体阳气不足，肺气虚弱；或痰湿寒饮内停，损伤肺气，肃降之职失常，遂成咳嗽。

（9）肺肾两虚：肺主呼气，肾主纳气。肾虚不能纳气，肺虚不司呼气，痰阻于内，呼吸不利，气机升降出纳失常，亦能形成咳嗽，但多兼喘促。

【证治】

（1）风寒咳嗽

症状：咳嗽痰白而稀，兼有喉痒声浊，鼻塞流涕，头痛，恶寒发热。舌苔薄白，脉象多浮。

分析：此证型可见于上呼吸道感染，急性支气管炎初起等病。由于风寒犯肺，肺气郁滞，宣通之职失常，故咳嗽痰白而稀；肺开窍于鼻，咽喉为肺之通道，风寒侵袭于肺，鼻咽为邪所伤，因而鼻塞流涕、咽喉发痒、语声重浊；风寒外邪上干头部，故有头痛；风寒外客，寒伤营，风伤卫，营卫之气与病邪交争，则恶寒、发热；舌苔薄白、脉浮，为风寒病邪入侵肺卫的征象。

治法：疏散风寒，宣肺止咳。

方药：金沸草散。

金沸草散（《活人书》）：金沸草、荆芥、前胡、细辛、半夏、茯苓、甘草、生姜、大枣。

方中荆芥、细辛疏散风寒；金沸草、前胡顺气利肺；半夏、茯苓、甘草化痰和中；生姜、大枣合用，既能助荆芥、细辛解表散寒、调和营卫，又能助茯苓、甘草和胃益脾。

如风寒之邪，经久不解，咳嗽增剧，宜用止嗽散疏散风寒、止咳宁嗽；若风寒客肺，郁而化热，咳嗽气促，口渴咽痛，可用麻杏甘石汤散寒清热、宣肺止咳。

止嗽散（《医学心悟》）：桔梗、荆芥、紫菀、百部、白前、陈皮（去白）、甘草。

方中荆芥疏风散寒；紫菀、百部、白前温肺降气，止咳宁嗽；陈皮理气化痰；桔梗、甘草宣肺利咽，祛痰止咳。

麻杏甘石汤（《伤寒论》）：麻黄、杏仁、石膏、甘草。

方中麻黄辛温散寒，宣通肺气；石膏辛寒泄热，能清肺中邪热。两药配合，既能发散，又能清热；杏仁苦温，肃肺降气，止咳安嗽；甘草甘平，利肺润燥，并能制止麻黄燥烈之性。

（2）风热咳嗽

症状：咳嗽，痰黄而稠，咯痰不爽，兼有口干，咽痛，身热，恶风，或头痛，有汗。舌苔薄黄，脉象浮数。

分析：本证型可见于上呼吸道感染、肺炎初期阶段等。由于风热客肺，肺失清宣，邪热灼津为痰，故有咳嗽、痰黄而稠、咯痰不爽；肺热伤津则口干，热蒸气道为咽痛；

风为阳邪，易从热化，邪热蒸发肌表，因而身热、恶风、有汗；风热上犯头部，而为头痛；舌苔薄黄、脉象浮数，为风热外邪侵袭肺卫的征象。

治法：疏风清热，宣肺止咳。

方药：桑菊饮。

咳嗽甚者，加浙贝母、枇杷叶止咳化痰；兼有口渴引饮，气粗而喘，加石膏、知母、天花粉以清肺胃之热；若肺络损伤，兼见咯血或痰中带血，可加茅根、藕节凉血止血、清肺安络。

（3）暑湿咳嗽

症状：咳嗽，痰多而稠，兼有头胀，胸闷，身热，口渴但不多饮，心烦，面赤，小便短黄。舌苔薄腻，舌质或红，脉象濡数。

分析：本证型可见于流行性感冒、肺炎、气管炎等病。暑湿之邪侵袭肺系，壅阻肺气，故咳嗽、痰多而稠；暑湿阻肺，胸膈不利，因而胸闷；邪犯于头则头胀；暑为阳邪，阳从热化，故身热、口渴、心烦、面赤、小便短黄；湿为阴邪，其性黏腻重浊，故渴不多饮；舌苔薄腻、脉濡数，为暑湿内阻的征象；舌质红常为暑多于湿，暑逼营血的表现。

治法：清暑渗湿，宣肺化痰。

方药：祛暑渗湿汤。

祛暑渗湿汤（作者拟方）：香薷、广藿香、大青叶、浙贝母、桔梗、滑石、炒栀子、大豆卷、荷叶、生甘草、苦杏仁。

本方对于暑湿咳嗽，具有良好疗效。方中香薷、藿香祛暑化湿，桔梗、杏仁开肺利膈，浙贝母止咳化痰，大青叶、滑石、栀子、豆卷、荷叶清暑泄热。甘草甘平和中，兼能调和诸药；同时与桔梗配合，能宣肺利咽；与滑石配合，又有清暑利湿、导热下行之功。如暑热甚者，可去藿香、香薷，加金银花、竹叶、西瓜翠衣清泄暑热；若咳嗽剧者，可加前胡、枇杷叶止咳化痰。

（4）燥热咳嗽

症状：干咳无痰，或咳嗽少痰，痰咯不爽，或痰中带血，兼有鼻燥，咽干，或咽喉痒痛，形寒身热。舌尖红，苔薄黄，脉浮数或滑数。

分析：此证型可见于呼吸道感染、肺炎初期或肺结核等病。由于燥热外邪，入侵肺系，消烁津液，故干咳无痰或咳嗽少痰、痰咯不爽；燥邪犯肺，阳络受伤，而为痰中带血；鼻为肺之外窍，咽喉为肺之通道，燥邪袭肺，肺津不能上布，因而鼻燥、咽干、或咽喉痒痛；燥热病邪，客于卫表，故有形寒身热；肺居上焦，邪热内阻，故见舌尖红；苔薄黄、脉浮数或滑数，则为燥热之邪侵袭肺卫的外候。

治法：清热润燥，化痰止咳。

方药：桑杏汤。

桑杏汤（《温病条辨》）：桑叶、杏仁、沙参、浙贝母、香豉、栀子、梨皮。

方中桑叶、香豉、栀子泄热清燥；杏仁、浙贝母化痰止咳；沙参、梨皮润肺生津。若痰血多者，可加白茅根、生藕节凉血止血。

若燥邪消烁肺阴，可见干咳不止、气逆而喘、口渴、心烦、胸胁作痛，宜用清燥救肺汤清燥润肺，降逆止咳。

清燥救肺汤（《医门法律》）：桑叶、石膏、人参、甘草、胡麻仁、阿胶、麦冬、杏仁、枇杷叶。

方中桑叶、石膏清泄肺中燥热；麦冬、阿胶、胡麻仁滋阴润燥；人参（可用北沙参或生晒参）、甘草益气生津；杏仁、枇杷叶润肺降逆，化痰止咳。

（5）脾湿迫肺（湿痰着肺）

症状：咳嗽，多痰，痰白而黏，兼有胸闷脘痞，纳减，便溏。舌苔白腻，脉象濡滑。

分析：此证型多见于慢性气管炎、肺结核等病。由于脾虚湿邪自生，湿聚成痰，湿痰上贮于肺，肃降之职失常，故咳嗽、多痰、痰白而黏；湿痰内阻，气机不畅，肺气失利，则胸闷；胃气不和，则脘痞；脾胃虚弱，纳运失健，胃虚则纳食减少，脾弱则大便溏薄；舌苔白腻、脉象濡滑，则为湿痰内阻的外候。

治法：化湿健脾，理肺祛痰。

方药：二陈平胃汤。

二陈平胃汤（《症因脉治》）：半夏、陈皮、茯苓、苍术、厚朴、甘草。

本方是二陈汤合平胃散组成。取苍术、茯苓、甘草化湿健脾，脾旺则湿自化；半夏、陈皮、厚朴化痰理肺，调气和中。

若脾虚甚者，可见咳嗽、痰多、反复不愈，宜用六君子汤健脾补气、化湿祛痰。

六君子汤（《医学正传》）：人参、白术、茯苓、甘草、半夏、陈皮、生姜、大枣。

本方是四君子汤加陈皮、半夏、生姜、大枣组成。以人参、白术、茯苓、甘草健脾补气；陈皮、半夏化痰理肺和中；生姜、大枣调和脾胃。

（6）肝火犯肺

症状：咳嗽气逆，或气逆作咳，痰稠难以咯出，咳时面红，胁痛，咳声高亢，兼有咽喉干燥，烦躁易怒。舌尖边红，苔薄黄而干，脉象弦数。

分析：本证型多见于肺结核、气管炎及肺炎后期阶段。由于肝火犯肺，肺失肃降，故咳嗽气逆，或气逆作咳、痰稠难咯；肝经气火偏旺，咳时火随气升，则面红；胁为肝之分野，咳时肝气不和，则胁痛；火热属阳，气火灼肺，故咳声高亢；火灼肺津，气道失于润养，而为咽喉干燥；心肺同居膈上，肝火犯肺，心神被扰，因而烦躁易怒；舌尖边红、苔黄干、脉弦数均属肝火亢盛，肺津耗伤的征象。

治法：清肝泻火，润肺止咳。

方药：清肝润肺汤。

清肝润肺汤（作者拟方）：生赭石、桑白皮、川贝母、海蛤壳、青黛、炒栀子、地骨皮、知母、炒麦冬、木蝴蝶、炼蜂蜜（分冲）。

方中青黛、栀子清肝泻火；代赭石平肝降逆；桑白皮、川贝母、海蛤壳化痰降气；木蝴蝶疏肝理气，肃肺止咳；蜂蜜润肺祛痰；麦冬、地骨皮、知母滋阴润肺。诸药配合，重在清肝降逆，但肝火上逆，肺津必致耗伤，故适当配伍滋阴之品以润养肺阴。如兼咯血或痰中带血，可加生藕节、茜草炭和络止血。

（7）肺阴不足

症状：咳呛无痰或少痰，痰中带血或咯血，兼有咽喉干燥，或失音。舌干而光，脉象细数。

分析：此证型多见于肺结核等病。肺为娇脏，职司清肃，肺阴亏损，清肃之职失司，故干咳无痰、或咳嗽少痰；阴虚则火旺，火灼肺络，因而痰中带血或咯血；肺阴不足，阴液不能上承，因而咽喉干燥、舌干而光；音门为肺所主，肺阴不足，则音门受累，故见失音；脉细数，亦为阴虚内热的征象。

治法：滋阴养肺。

方药：补肺阿胶汤。

补肺阿胶汤（《小儿药证直诀》）：阿胶、马兜铃、牛蒡子、甘草、杏仁、糯米。

方中阿胶滋阴养肺，兼能补血止血；马兜铃（此药伤肾，谨慎使用）清热泻火，降逆止咳；牛蒡子宣肺利膈，化痰清咽；杏仁肃降肺气，止咳定喘；甘草、糯米和脾益胃，兼能补肺。如阴虚甚者，可加麦冬、北沙参等滋阴润肺；肺火较盛，咳呛气促，可加地骨皮、桑白皮清肺泻火；咳血不止，可加旱莲草、茜草根止血和血。

（8）肺气虚弱

症状：咳嗽气短，咯痰稀薄，兼有面色㿠白，动则汗出，易患感冒。舌质淡嫩，或苔薄白，脉象虚弱。

分析：本证型可见于肺结核、肺气肿及慢性支气管炎等病。由于肺气不足，气无所主，肃降之职失司，故咳嗽气短、咯痰稀薄；气虚则血亦虚，不能荣色充脉，故面色㿠白、舌淡嫩、脉虚弱；肺气虚弱，卫外失固，腠理不密，故动则汗出；外邪乘虚而入，则易患感冒；其舌苔薄白，为肺气不足，寒邪乘虚停留的现象。

治法：补益肺气。

方药：补肺汤合玉屏风散。

补肺汤（《永类钤方》）：人参、黄芪、熟地黄、五味子、紫菀、桑白皮。

补肺汤与玉屏风散同用，目的是增强补益肺气作用。玉屏风散补气固表，动则自汗，易患感冒；补肺汤补肺止咳，治其咳嗽气短。肺气根于肾，故补肺汤中配用熟地黄、五味子补肾纳气。若兼阴虚，口干，盗汗，可酌加滋阴之品，如麦冬、地骨皮、鳖甲之类；但养阴之剂，不宜过大，否则有碍补气。

（9）肺肾两虚

症状：咳嗽气促，咯痰不爽，动则气促加剧，兼有咽喉涩痛，耳鸣，头晕，腰酸，遗精。舌红而光，脉象细数。

分析：此证型可见于肺结核、肺气肿及慢性支气管炎等病。肺肾两虚，纳气无权，肃降失司，故咳嗽气促、咯痰不爽、动则气促加剧；肺肾阴虚，肾液肺津不能上承，因而咽喉涩痛、舌红而光；肾精不足，脑髓空虚，故见耳鸣、头晕；肾阴不足，虚火内动，精室被扰，则遗精；腰为肾之府，肾虚则腰酸；阴虚生内热，虚热内盛，脉行加速，故脉细数。

治法：滋肾补肺，止咳宁嗽。

方药：参麦地黄丸。

参麦地黄丸（《中国医学大辞典》）：熟地黄、山茱萸、山药、泽泻、茯苓、牡丹皮、北沙参、麦冬。

此方即六味地黄丸加沙参、麦冬组成。取六味地黄丸滋补肾阴；沙参、麦冬润肺生津，止咳宁嗽。如咳嗽剧者，加紫菀、川贝母止咳化痰；若肺气虚甚者，可加羊乳、孩儿参、黄芪补益肺气；肾气虚甚者，可加胡桃肉、五味子、补骨脂补益肾气。

表 6-1　咳嗽鉴别简表

分型		主症	兼症	舌脉	治法	主方
外感咳嗽	风寒咳嗽	咳嗽痰白而稀	喉痒声浊，鼻塞流涕，头痛，恶寒发热	舌苔薄白，脉多浮	疏散风寒，宣肺止咳	金沸草散
	风热咳嗽	咳嗽痰黄而稠，咯痰不爽	口干咽痛，身热恶风，或头痛，有汗	舌苔薄黄，脉浮数	疏风清热，宣肺止咳	桑菊饮
	暑湿咳嗽	咳嗽痰多而稠	头胀胸闷，身热口渴，但渴不多饮，心烦面赤，小便短黄	舌质或红、舌苔薄腻，脉濡数	清暑渗湿，宣肺化痰	祛暑渗湿汤
	燥热咳嗽	干咳无痰，或咳嗽少痰，痰咯不爽，或痰中带血	鼻燥咽干，或咽喉痒痛，形寒身热	舌尖红、苔薄黄，脉浮数或滑数	清热润燥，化痰止咳	桑杏汤

分型		主症	兼症	舌脉	治法	主方
内伤咳嗽	脾湿迫肺（湿痰着肺）	咳嗽多痰，痰白而黏	胸闷脘痞，纳减，便溏	舌苔白腻，脉濡滑	化湿健脾，理肺祛痰	二陈平胃汤
	肝火犯肺	咳嗽气逆，或气逆作咳，痰稠难于咯出，咳时面红胁痛，咳声高亢	咽喉干燥，烦躁易怒	舌尖边红、苔薄黄而干，脉弦数	清肝泻火，润肺止咳	清肝润肺汤
	肺阴不足	咳嗽无痰或少痰，痰中带血或咯血	咽喉干燥，或失音	舌干而光，脉象细数	滋阴养肺	补肺阿胶汤
	肺气虚弱	咳嗽气短，咯痰稀薄	面色㿠白，动则汗出，易患感冒	舌淡嫩，或苔薄白，脉虚弱	补益肺气	补肺汤合玉屏风散
	肺肾两虚	咳嗽气促，咯痰不爽，动则气促更剧	咽喉涩痛，耳鸣，头晕，腰酸，遗精	舌红而光，脉象细数	滋肾补肺，止咳宁嗽	参麦地黄丸

2. 喘促

喘促，又称气喘，是指呼吸急促，甚则张口抬肩。本症是临床常见的一种症状，可见于多种急慢性疾病。肺为气之主，肾为气之根。肺主出气，肾主纳气，如肺或肾发生病变，气机升降出纳失常，即可引起喘促。本症有虚实之不同，实证多由风寒、痰火、痰浊壅阻于肺所致；虚证多为肺肾虚弱，肺虚气无所主，肾虚纳气无权而形成，亦有虚实夹杂的证候。

【症因】

（1）风寒喘促：由于风寒之邪客于肌表，肺合皮毛，邪从皮毛入肺，肺气壅阻，气机通降失常，引起本症。

（2）痰火喘促：多由于风寒袭肺，郁而化热成火，火灼津液为痰；或肺有伏火，复感外邪，新邪引动伏火，火熬津液成痰，痰火交阻，肺气失于清肃，引起本症。

（3）痰浊喘促：多因饮食失节，脾胃损伤，运化失健，积湿成痰，上迫于肺，肺气郁阻；或素体痰湿偏盛，日积月累，痰贮于肺，通降之职失常，引起本症。

（4）肺虚喘促：多因久咳伤肺，肺之气阴受损；或素体虚弱，肺气亏损，肃降之职失司，引起本症。

（5）肾虚喘促：多由久病损及于肾，肾气受伤；或素体虚弱，肾气不足，纳气无权，引起本症。

【证治】

（1）风寒喘促

症状：呼吸喘促，深长有余，呼气为舒。兼有咳嗽，胸闷，痰白而稀；或恶寒，无汗。舌苔薄白，脉多浮紧。

分析：此证型多见于急性支气管炎及支气管哮喘等病。由于风寒之邪由表入肺，肺气壅阻，宣通之职失常，故呼吸喘促；邪实气壅，肺气未虚，因而呼吸深长有余、呼气为舒；痰阻于肺，肺气失宣，而为咳嗽；胸为肺之外廓，肺气不利，故胸闷；风寒袭肺，肺气阻滞，寒痰乃生，故痰白而稀；寒邪束表，毛孔闭塞，卫外阳气被郁，因而恶寒、无汗；舌苔薄白、脉浮紧，为风寒外邪侵袭肺卫的征象。

治法：疏散风寒，宣肺平喘。

方药：华盖散。

华盖散（《太平惠民和剂局方》）：麻黄、苏子、杏仁、桑白皮、赤茯苓、陈皮、甘草。

方中麻黄疏散风寒，宣肺定喘；苏子、杏仁、桑白皮化痰降气，宽胸利膈；陈皮理肺祛痰，行气舒中；甘草利咽祛痰和中；肺为水之上源，风寒阻肺，往往引起通调水道失常，故用赤苓导水下引。

（2）痰火喘促

症状：呼吸喘促，气粗有力，甚则鼻翼扇动，兼有身热，口渴，心烦不安，或大便秘结。舌尖红，苔黄糙或干燥无津，脉象滑数。

分析：此证型可见于肺炎及急性支气管炎等病。由于痰火阻肺，清肃之职失常，故呼吸喘促；病邪壅盛，正气尚未大伤，故见气粗有力；鼻为肺之外窍，痰火阻肺，窍道气壅，因而鼻翼扇动，但此症一般都在症势危重阶段出现，须当慎重对待；邪热亢盛，津液受灼，因而身热、口渴、舌苔黄糙或干燥无津；心肺同居膈上胸内，肺热扰及心神，故见心烦不安；肺与大肠相表里，肺热下迫大肠，故大便秘结；舌尖红、脉滑数则为痰火阻肺，邪势壅盛的征象。

治法：清肺平喘。

方药：麻杏甘石汤加川贝、天竺黄、大青叶。

如火邪不甚，而喘促剧者，可用定喘汤清热肃肺，化痰平喘。

定喘汤（《摄生众妙方》）：白果、麻黄、苏子、甘草、款冬花、杏仁、桑白皮、黄芩、半夏。

方中麻黄宣肺气而定喘，白果敛肺气而定喘，一宣一敛，配合应用，宣不耗气，敛不碍邪；苏子、款冬花、杏仁、半夏化痰止咳，降气平喘；黄芩清泄上焦肺热；桑白皮清热泻肺；甘草调和诸药而利咽喉。

（3）痰浊喘促

症状：呼吸喘促，咯痰黏腻，不易咯出，兼有胸闷，脘痞，恶心，纳呆。舌苔白腻，脉滑。

分析：本证型可见于慢性支气管炎、支气管哮喘、肺气肿等病。由于痰浊内阻，上迫于肺，肺气壅滞，故呼吸喘促、咯痰黏腻、不易咯出；痰浊阻肺，胸盈仰息，气道失畅，因而胸闷；浊邪停留中焦，胃失和降，脾失健运，而为胃脘痞满、恶心、纳呆；舌苔白腻、脉滑为痰浊内停的外候。

治法：化浊祛痰，降气平喘。

方药：三子养亲汤合二陈汤。

三子养亲汤（《韩氏医通》）：紫苏子、白芥子、莱菔子。

二陈汤（《太平惠民和剂局方》）：半夏、橘红、茯苓、甘草、生姜、乌梅。

两方配合，取苏子降气化痰，白芥子消痰利膈，莱菔子行痰消食，半夏燥湿除痰，橘红理气祛痰，茯苓利湿健脾，甘草和中补脾，生姜温胃止呕，乌梅敛肺止咳并制止诸药燥烈之性。如素体脾气虚弱，大便溏泄，可去莱菔子，加党参、白术补益脾气。

（4）肺虚喘促

症状：呼吸喘促，咳声低弱，兼有言语无力，自汗，畏风，咽喉干燥，或常易感冒。舌淡红，脉软弱。

分析：本证型可见于慢性气管炎、肺气肿等病。肺主气，肺气不足，则气无所主，因而呼吸喘促、咳声低弱、言语无力；肺合皮毛，肺气虚弱，则卫外不固，故见自汗畏风、常易感冒；气属阳，气虚不能生阴，肺阴不足，则咽喉干燥；舌淡红、脉软弱为气阴两虚，不能外荣于舌和充盈脉道所致。

治法：补气滋阴，定喘止咳。

方药：生脉散合芪味丸。

生脉散（《内外伤辨惑论》）：人参、麦冬、五味子。

芪味丸（《济阴纲目》）：黄芪、五味子。

两方同用，取人参（可用红参或党参）、黄芪补益肺气，而人参又能生津；麦冬滋养肺阴；五味子敛肺定喘。

（5）肾虚喘促

症状：呼吸喘促，呼多吸少，动则更剧，兼有形体羸瘦，精神衰疲，肢冷，汗出，面色黧黑。舌淡或紫黑，脉沉细。

分析：此证型可见于慢性支气管炎、肺气肿及肺源性心脏病等病。由于肾气虚弱，下元不固，不能纳气，故呼吸喘促、呼多吸少、动则更剧；肾为先天之本，肾气衰弱，根本不足，因而形体羸瘦、精神衰疲；元阳不足，不能温煦于外，故见肢冷；阳虚卫外不固，则汗出；肾中气精不足，不能荣色充脉，因而面色黧黑、舌淡或紫黑、脉沉细。

治法：补肾纳气。

方药：肾气丸。

肾气丸（《金匮要略》）：干地黄、山茱萸、山药、泽泻、茯苓、牡丹皮、桂枝、附子。

本方温补肾阳，六味地黄丸即本方去桂枝、附子衍化而成。本方取桂枝（亦可用肉桂）、附子温肾壮阳为主药，阴阳互济，相互为用，如独温其阳，则易伤其阴，且阳亦无所附，所以配用其余六味以滋肾阴，阳归于阴，肾气得以固藏。

如喘促剧者，可同时配合人参蛤蚧散纳气平喘；若孤阳欲脱，四肢厥逆，冷汗淋漓，脉大无根，则急用黑锡丹加别直参或红参扶元救脱、镇纳肾气；如肾阴偏虚，阴不敛阳，气不摄纳，喘促、咽干、舌红、脉细，可用都气丸滋阴纳气。

人参蛤蚧散（《严氏济生方》）：人参、蛤蚧。

方中人参（可用别直参或红参）大补元气，以培根本；蛤蚧补肺益肾，纳气平喘。本方药虽只有两味，但对虚喘具有良好效果。

黑锡丹（《太平惠民和剂局方》方）：川楝子、胡芦巴、木香、附子、肉豆蔻、补骨脂、沉香、茴香、阳起石、肉桂、黑锡、硫黄。

黑锡（又名铅）降气坠痰，硫黄温补命门之火，是本方的主要药物（《医门》黑锡丹仅此两味）；胡芦巴、补骨脂、阳起石、肉桂、附子亦系暖肾壮阳，温补命门之火；气逆不顺，可致气滞，故用沉香、木香、川楝子疏通气机以利于降逆平喘；阳气虚弱，阴寒内停，故用肉豆蔻、茴香协助诸温药以驱散阴寒；加配人参大补元气以治其本。诸药合用扶元救脱，镇纳肾气。

都气丸（《医宗己任编》）：熟地黄、山茱萸、山药、泽泻、茯苓、牡丹皮、五味子。

本方为六味地黄丸加五味子组成。取五味子纳气平喘，六味地黄丸滋补肾阴。方以滋阴为主，兼顾益气；适用于肾阴不足而兼气不摄纳者，对于肾阳衰弱之证则非所宜。

此外，还有脾肾阳虚，水气上逆，迫凌心肺而致喘促、心悸、肢体浮肿、舌质淡胖、脉来沉细，宜用苓桂术甘汤温阳利水、降逆平喘；如症势较重，可用真武汤加干姜、五味子温阳散寒、利水平喘。

苓桂术甘汤（《伤寒论》）：茯苓、桂枝、白术、甘草。

方中茯苓利水和脾，白术健脾祛湿，桂枝温阳化水，甘草补益心脾。诸药合用，具有温阳降逆、化饮行水的作用。

真武汤（《伤寒论》）：附子、生姜、茯苓、芍药、白术。

本方以附子温肾暖脾，散寒祛湿；茯苓、白术健脾利水，引水下行；生姜温中散寒，推动水气外出；芍药缓急和里，配伍附子能敛阴和阳。若加干姜、五味子，取其温脾散寒、纳气平喘之功。

表 6-2　喘促鉴别简表

分型		主症	兼症	舌脉	治法	主方
实喘	风寒喘促	呼吸喘促，深长有余，呼气为舒	咳嗽胸闷，痰白而稀，或恶寒，无汗	舌苔薄白，脉浮紧	疏散风寒，宣肺平喘	华盖散
	痰火喘促	呼吸喘促，气粗有力，甚则鼻翼扇动	身热，口渴，心烦不安，或大便秘结	舌尖红、苔黄糙或干燥无津，脉滑数	清肺平喘	麻杏甘石汤加味
	痰浊喘促	呼吸喘促，咯痰黏腻，不易咯出	胸闷脘痞，恶心，纳呆	舌苔白腻，脉滑	化浊祛痰，降气平喘	三子养亲汤合二陈汤
虚喘	肺虚喘促	呼吸喘促，咳声低弱	言语无力，自汗畏风，咽喉干燥，或常易感冒	舌淡红，脉软弱	补气滋阴，定喘止咳	生脉散合芪味丸
	肾虚喘促	呼吸喘促，呼多吸少，动则更剧	形体羸瘦，精神衰疲，肢冷，汗出，面色黧黑	舌淡或紫黑，脉沉细	补肾纳气	肾气丸

3. 哮鸣

哮鸣，是指呼吸时喉中有哮鸣声而言。此症的出现，常伴有喘促，故有"哮必兼喘"之说。然而喘促不一定有哮鸣声，《医学正传》提到"喘以气息言，哮以声响言"，说明喘促以呼吸急促为特征，哮鸣则以喉中声响为特征，两者是有所区别的。

【症因】

（1）寒痰阻肺：多由过食生冷，脾胃受伤，寒饮内停，上干于肺；或外感风寒，失于表散，寒邪潜入肺脏，酿成痰浊；或素体阴盛，病后阳虚，气不化津，凝聚成痰，上贮于肺；再由风寒诱发，痰气交阻，气道壅塞，肺气失于通降，而成冷哮。

（2）热痰伏肺：多因过食酸、咸、甜、肥之品，积热生痰，痰热互结；或平素阳盛，病后阴虚，热灼津液为痰；或寒痰久郁化热，酿成热痰，留伏于肺。再由外感病邪诱发，痰壅气逆，即成热哮。

（3）寒热错杂：多由寒痰郁而化热，但未全部转为热痰，形成寒热错杂；或素体阴盛阳虚，痰浊内阻，复感阳热外邪，痰浊与热邪交杂，痰壅气阻，气机升降失常，发生本症。

本症发作，多由外感新邪引诱，但情怀不畅、劳倦过度、饮食所伤等也可诱发。

【证治】

（1）寒痰阻肺

症状：喉中哮鸣如水鸡声，呼吸急促。兼有咳嗽，痰稀如沫，胸膈满闷，面晦带青；或头痛，无汗，恶寒，发热，但寒多热少。舌苔白滑，脉多浮紧。

分析：此证型多见于支气管哮喘或急性支气管炎等病。由于宿痰久伏于肺，随感辄发，痰壅气逆，气道被阻，因而喉中哮鸣如水鸡声、呼吸急促；痰浊留伏于肺与新寒之邪相搏，肺气失于宣通，则咳嗽、痰稀如沫；肺居胸中，痰浊阻肺，气机失于通畅，故见胸膈满闷；肺气逆阻，胸中阳气失宣，气血运转不畅，故面晦带青；风寒侵袭肌表，则头痛、无汗、恶寒多、发热少；舌苔白滑、脉浮紧为外有表寒，内有痰浊的征象。

治法：温肺祛寒，豁痰顺气。

方药：射干麻黄汤。

射干麻黄汤（《金匮要略》）：射干、麻黄、生姜、细辛、紫菀、款冬花、五味子、大枣、半夏。

方中射干通利咽喉，宣肺豁痰；麻黄疏风散寒，开肺平喘；生姜、细辛疏散表里寒邪；紫菀、款冬花、半夏温肺祛痰，化浊降逆；五味子收敛肺气，止咳平喘；大枣补脾益气，脾旺则痰浊自化。如哮鸣久作、神疲乏力、语声低弱乃为肺气已虚，可加棉花根、羊乳补气祛痰。

若寒邪较重，痰浊壅盛，可用冷哮丸温肺逐寒，豁痰降逆；如内有痰饮，外感风寒，咳嗽气喘，喉中哮鸣，咯痰稀薄，亦可用小青龙汤散寒化饮，定喘平哮。

冷哮丸（《张氏医通》）：麻黄、川乌、细辛、蜀椒、白矾、皂角、半夏曲、胆南星、杏仁、甘草、紫菀茸、款冬花、姜汁、神曲。

本方多制成丸剂吞服，如作煎剂服用，川乌必须经过炮制，切忌生用，以防中毒。方中麻黄、川乌、细辛温肺逐寒；蜀椒温中燥湿；白矾攻劫顽痰；皂角涤痰利窍；半夏、胆南星化痰降逆；杏仁、紫菀茸、款冬花止咳平喘；甘草、姜汁、神曲调和脾胃。

小青龙汤（《伤寒论》）：麻黄、五味子、细辛、干姜、甘草、桂枝、半夏、芍药。

方中麻黄、桂枝发汗解表，温肺散寒；干姜、细辛、半夏温中降逆，散寒逐饮；白芍、五味子敛肺止咳，并制止各药温燥之性，以防耗散肺气之弊；甘草调和诸药。

（2）热痰伏肺

症状：喉中哮鸣如吼声，气粗息促。兼有咳嗽，痰黄，咯痰不爽，胸膈烦闷，面赤，口渴；或头痛，发热，有汗。舌质红，苔黄腻，脉滑数。

分析：本证型可见于慢性支气管炎、支气管哮喘继发感染和肺炎等病。由于痰热阻肺，与气相搏，壅塞气道，故喉中哮鸣如吼声、气粗息促；痰热着肺，清肃之职失常，故咳嗽、痰黄、咯痰不爽；心肺同居膈上，肺热累及于心，因而胸膈烦闷、面赤、舌红；邪热灼津，津液受伤而为口渴；内有宿痰化热，外有风邪触动，故头痛、发热、有汗；舌苔黄腻、脉滑数，为痰热内盛的征象。

治法：清热肃肺，化痰平喘。

方药：麻杏甘石汤合桑白皮汤。

桑白皮汤（《景岳全书》）：桑白皮、半夏、紫苏子、杏仁、川贝母、黄芩、黄连、山栀子。

麻杏甘石汤与桑白皮汤同用，以麻杏甘石汤清肺热、平哮喘；桑白皮、黄芩、山栀泻肺清热；紫苏子、川贝母、半夏化痰降逆；黄连清心泻火。如痰热壅盛，可加葶苈子、大枣泻肺涤痰；若喉中哮鸣如鼾声、反复不止、舌中光、脉象细数，为肺阴已虚，宜去麻黄、半夏、黄连，加沙参、麦冬、玉竹等滋养肺阴之品。

（3）寒热错杂

症状：喉中哮鸣，呼吸喘促，兼有咳嗽不爽，痰白难咯，胸闷，心烦，口渴不多饮。舌苔白滑，脉滑数。

分析：此证型常见于支气管哮喘及支气管炎等病。由于痰伏于肺，与气互结，阻塞气道，气机升降失常，故喉中哮鸣、呼吸喘促；其痰白属寒象，而咳嗽不爽、痰难咯出则为寒郁化热的热象；心为肺邻，寒痰与热痰相互交错留伏于肺，累及于心，因其热多于寒，故胸闷心烦；邪热灼津而夹有寒邪，故口渴而不多饮；舌苔白滑为寒痰内停之征，脉滑数为热痰内阻之候。

治法：散寒清热，化痰理肺。

方药：厚朴麻黄汤。

厚朴麻黄汤（《金匮要略》）：厚朴、麻黄、石膏、杏仁、半夏、干姜、细辛、小麦、五味子。

本方为温肺散寒，兼清里热之剂。方中麻黄、杏仁利肺气，平哮喘；干姜、细辛逐寒蠲饮；厚朴、半夏化痰降逆；五味子、小麦益气敛肺；石膏清热除烦。

如热多于寒，哮鸣咳喘，咯痰黄稠，可用定喘汤清热散寒，定喘平哮。

总的来说，哮鸣之症，发作时以实证为多，宜以祛邪为主；间歇时以虚证为多，治宜扶正为主。扶正之法，不外补益肺、脾、肾三脏；肺虚，用玉屏风散、补肺汤之类；脾虚，用六君子汤加减；肾虚，用肾气丸、都气丸之类，随证施治。

表 6-3　哮鸣鉴别简表

分型	主症	兼症	舌脉	治法	主方
寒痰阻肺	喉中哮鸣如水鸡声，呼吸急促	咳嗽，痰稀如沫，胸膈满闷，面晦带青，或头痛，无汗，恶寒，发热，但寒多热少	舌苔白滑，脉浮紧	温肺祛寒，豁痰顺气	射干麻黄汤
热痰伏肺	喉中哮鸣如吼声，气粗息促	咳嗽，痰黄，咯痰不爽，胸膈烦闷，面赤，口渴，或头痛发热，有汗	舌质红、苔黄腻，脉滑数	清热肃肺，化痰平喘	麻杏甘石汤合桑白皮汤
寒热错杂	喉中哮鸣，呼吸喘促	咳嗽不爽，痰白难咯，胸闷心烦，口渴不多饮	舌苔白滑，脉滑数	散寒清热，化痰理肺	厚朴麻黄汤

4. 气短

气短，又称气少，是自觉呼吸短气，往往在活动时更为明显；常伴言语无力，自汗，倦怠等。此症多属于气虚，可见于各种慢性疾病脏腑机能减退的证候。

【症因】

（1）肺气不足：多由素体虚弱，或久病虚损，或病后失调，致肺气不足，气无所主，因而产生本症。

（2）脾气虚弱：脾胃为后天之本，气血生化之源。如素质亏弱，脾气不足，或久病伤脾，或病后脾气虚弱，运化无权，水谷不能化为精微，气无所生，亦能发生本症。

（3）心气亏损：多由体质虚弱，心气不足；或思虑伤神，劳心过度，耗伤心气；或久病虚损，心气亏弱，亦可引起此症。

【证治】

（1）肺气不足

症状：气短，兼有自汗，面色㿠白，语声低微，神疲乏力，常易感冒。舌质淡，脉虚弱。

分析：本证型多见于肺气肿等病。肺主气，外合皮毛，肺气不足，可见口气短、语声低微；皮毛腠理不固则自汗；气血同源，相互为用，气虚则血亦虚，不能荣色充脉，故面色㿠白、舌淡、脉虚软；其神疲乏力，亦为气虚的表现；常易感冒为卫外不固，腠理不密，风寒之邪乘虚而入所引起。

治法：补益肺气。

方药：玉屏风散加羊乳、棉花根。

如兼外感风寒，营卫不和，可配合桂枝汤疏散风寒、调和营卫；若兼咳嗽喘促者，可用补肺汤补益肺气、止咳平喘。

（2）脾气虚弱

症状：气短，兼有饮食少思，倦怠懒言，大便溏薄，面色萎黄或㿠白。舌胖嫩，或苔薄腻，脉虚或濡。

分析：此证型可见于慢性肠炎及慢性肾炎等病。由于脾虚运化无权，气无所化，故气短、懒言；脾与胃相表里，同居中焦，脾虚则胃弱，纳腐不健，因而饮食少思、大便溏薄；脾虚不能化生精微，气血来源不足，无以营养筋脉、肌肉，则倦怠乏力；脾气虚弱，不能荣润于色，则面色萎黄；若肺脾两虚，则面色㿠白；舌胖嫩、脉虚，为脾气虚弱的表现；而苔薄腻，脉濡，还表示脾虚运化不健，湿邪停滞，正虚邪留的征象。

治法：补益脾气。

方药：六神散。

六神散（《三因极一病证方论》）：人参、白术、扁豆、山药、茯苓、甘草、生姜、大枣。

此方由四君加扁豆、山药、生姜、大枣组成。方中人参（可用党参）、山药、甘草、大枣补益脾气；生姜温胃散寒，与大枣配合，又能调和脾胃；白术、扁豆补脾止泻；茯苓渗湿健脾。

如中气下陷，清阳不升，气少，乏力，肛脱不提，可用补中益气汤补气升阳；若脾气虚弱，损及脾阳，怯寒肢冷，大便溏泄，或完谷不化，可用附子理中丸温补脾阳；如脾气不足，损及肾阳而致脾肾两虚，可用拯阳理劳汤补脾益肾。

拯阳理劳汤（《医宗必读》）：人参、黄芪、白术、甘草、陈皮、肉桂、当归、五味子。

若脉沉迟者，可加附子；冬月时节，可加干姜。

方中人参（可用党参或红参）、黄芪、白术、甘草补益脾气；肉桂温肾散寒；陈皮理气和中；阴阳互根，阳虚可以损阴，阴虚可以及阳，故用当归、五味子补血和血，收敛阴气，使阳虚不致累及于阴；脉沉迟为阳气虚甚，所以加附子温阳祛寒；冬月气候寒冷，用干姜以助肉桂温阳散寒。

（3）心气亏损

症状：气短，兼有心悸，或心神恍惚，少寐或寐后易醒，精神疲乏。舌质淡，脉虚弱。

分析：此证型可见于心神经官能症及某些心脏器质性疾病等。由于心气不足，心神失宁，故气短、心悸；心虚，神无藏舍，因而心神恍惚；心气亏损则心血亦随之不足，而为少寐或寐后易醒、舌淡无华；心气虚弱，鼓动无力，故见精神疲乏、脉象虚弱。

治法：补益心气，宁心安神。

方药：安神定志丸。

安神定志丸（《医学心悟》方）：人参、茯苓、茯神、远志、石菖蒲、龙齿。

方中人参（可用红参或党参）补益心气；茯苓、茯神宁心益气；远志、石菖蒲通心气，宁心神；龙齿安神定志。

如心虚甚者，可用养心汤补心宁神。

养心汤（《证治准绳》）：黄芪、人参、茯苓、茯神、甘草、柏子仁、酸枣仁、远志、五味子、当归、川芎、半夏曲、肉桂。

方中黄芪、人参（可用红参、党参或太子参）、甘草补益心气；茯苓、茯神、半夏化湿健脾，宁心安神；柏子仁、酸枣仁、远志、五味子养心宁神；气血相依，气虚则血亦虚，故用当归、川芎补血和血；肉桂振奋阳气，与远志同用，既能通心气，又能温肾阳。

表 6-4　气短鉴别简表

分型	主症	兼症	舌脉	治法	主方
肺气不足	气短	自汗，面色㿠白，语声低微，神疲乏力，常易感冒	舌质淡，脉虚弱	补益肺气	玉屏风散加羊乳、棉花根
脾气虚弱	气短	饮食少思，倦怠，懒言，大便溏薄，面色萎黄或㿠白	舌胖嫩，或苔薄腻，脉虚或濡	补益脾气	六神散
心气亏损	气短	心悸，或心神恍惚，少寐或寐后易醒，精神疲乏	舌质淡，脉虚弱	补益心气，宁心安神	安神定志丸

七 | 口味异常类

1. 口甜

　　口中味觉正常（不咸不淡，食而鲜美），主要依赖于脾气充盛，运化健旺，《灵枢·脉度》说："脾气通于口，脾和则口能知五谷矣。"若脾气不足，运化失常，则口中味觉就会出现异常。味觉的变化，虽然主要属于脾的病变，但其发生也与其他脏腑病变有密切关系。

　　口甜，又称口甘，《内经》称为"脾瘅"，是口中有甜味的感觉，一般早晨起床时尤为明显。这种症状多见于夏秋季节，特别是夏季湿盛时令。

　　【症因】

　　（1）热甚于湿：多由素体阴虚阳盛，湿邪侵袭；或湿热外邪，侵袭于脾；或嗜食辛辣，过度饮酒，损及脾胃，湿热内生，湿与热交蒸，上泛于口，而成本症。

　　（2）湿甚于热：多因素体阳虚阴盛，湿邪停留，久郁化热，但热不甚；或外感湿热，湿多热少；或嗜食肥甘厚味，脾胃运化失常，湿热自生，湿甚于热，脾恶湿，开窍于口，也能形成此症。

　　总体来说，本症的产生是由于脾脏失去了正常的运化功能，水液停留体内，不能排出体外所致。但亦有与肾有关，如肾虚不能主水，水湿停滞于内，邪气上泛于口，而成本症。

　　【证治】

　　（1）热甚于湿

　　症状：口中感觉甜味明显，或甜中夹有酸味，兼有胸膈满闷，食欲减退，小便短黄。舌苔厚腻或淡黄腻，脉象濡滑。

　　分析：此证型可见慢性胃炎及肝炎等病。由于脾中湿热交蒸，上泛于口，故口中甜味明显；湿热累及于肝，所以出现甜中带有酸味；湿邪内阻，气行不畅，则出现胸膈满闷；湿淫于脾，运化失健，故食欲减退；湿热下迫膀胱，因而小便短黄；舌苔腻黄，脉象濡滑，均属湿热内阻的征象。

治法：清化湿热。

方药：佩兰汤。

佩兰汤（作者拟方）：佩兰、厚朴花、黄连、陈皮、炒栀子、通草、生甘草。

本方遵《内经》"治之以兰"之旨，重用佩兰以悦脾醒胃；厚朴花芳香化湿；陈皮理气和中，气行则湿自化；黄连清热燥湿；栀子清三焦之热，配白通草以利三焦湿热；生甘草既能清热，又能调和诸药。如兼恶心呕吐，加制半夏、竹茹燥湿清热，和胃止呕；若腹部胀满，加大腹皮、炒枳实下气宽中。

（2）湿甚于热

症状：口觉甜味不甚明显，或时甜时淡，兼有脘腹胀满，饮食少思，身重困倦，懒言嗜睡，大便溏泄。舌质胖，苔白腻，脉象濡缓。

分析：本证型可见于慢性胃炎、慢性肠炎、肝炎及肾炎等病。由于湿郁化热未著，湿甚于热，故口味发甜不甚明显、或时甜时淡；湿邪留恋脾胃，运化不健，故脘腹胀满、饮食少思；湿邪内停，脾气不升，则大便溏泄；湿阻经络，则身重困倦；湿蒙阳气，则懒言嗜睡；舌胖、脉缓为脾气受伤之征；苔白腻、脉濡为湿邪内阻之象。

治法：燥湿健脾。

方药：胃苓汤。

胃苓汤（《丹溪心法》）：陈皮、厚朴、苍术、甘草、猪苓、泽泻、白术、茯苓、桂枝、生姜、大枣。

本方是平胃散与五苓散的合方。以二术燥湿健脾；厚朴下气散满；陈皮理气和中；泽泻、二苓甘淡渗湿，引湿邪从小便而出；桂枝（《证治准绳》用肉桂）辛温既能解肌发表，去卫表之湿，又能化膀胱之气，通利小便；甘草、生姜、大枣调和脾胃，兼和诸药。

如脾虚湿阻累及于肾，或肾虚水邪及脾，致脾肾两虚，口甜反复不愈、面色㿠白、精神疲乏、怯寒、脉沉细，可用附子理中丸加肉桂、菟丝子温补脾肾。

表 7-1　口甜鉴别简表

分型	主症	兼症	舌脉	治法	主方
热甚于湿	口味觉甜明显，或甜中夹有酸味	胸膈满闷，食欲减退，小便短黄	舌苔厚腻或淡黄腻，脉象濡滑	清化湿热	佩兰汤
湿甚于热	味甜不甚明显，或时甜时淡	脘腹胀满，饮食少思，身重困倦，懒言，嗜睡，大便溏泄	舌质胖、苔白腻，脉濡缓	燥湿健脾	胃苓汤

2. 口苦

口苦，是指口中味觉发苦，《内经》称为"胆瘅"，瘅即热的意思。临床以胆热病变为多见，亦有因心火偏旺而引起的。至于温热病中的口苦口干则非属主症，常于身热退后，口苦自能消除，故不属本篇讨论范围。

【症因】

（1）胆经蕴热：多由湿邪侵袭于胆，湿郁化热，热灼胆汁，胆气上溢于口，因而产生此症。

（2）心火偏旺：多因邪热入侵，心阴被灼，或烦劳过度，耗伤心阴，心阳偏亢，气火上逆，亦能引起本症。

【证治】

（1）胆经蕴热

症状：口苦，兼或口干，胸胁烦闷，头痛，目赤，小便色黄。舌苔薄黄，或边尖质红，脉弦数。

分析：此证型可见于神经性头痛及结膜炎等病。由于湿热阻于胆经，熏蒸口中，故口苦；肝与胆相表里，胆热累及于肝，两胁为肝之分野，故胸胁烦闷，其胸闷亦有因肝胆邪热影响于肺的现象；热邪灼津，胃中津液受伤，因而口干；肝胆郁热化火，上扰清空，则头痛、目赤；胆经湿热，注迫下焦，膀胱受累，而为小便色黄；其舌苔薄黄，或边尖质红，脉弦数，均为肝胆邪热炽盛的征象。

治法：清热利胆，泻肝泻火。

方药：龙胆泻肝汤。

龙胆泻肝汤（《医宗金鉴》）：龙胆草、黄芩、栀子、泽泻、木通、车前子、当归、柴胡、生地黄、甘草。

方中龙胆草、黄芩、栀子清肝胆之火；木通、车前子、泽泻清下焦之湿热；火盛易伤阴液，故用生地黄滋阴清热；当归养血和血；柴胡疏泄肝胆之气；甘草和中解毒。如兼胁肋疼痛，可加郁金、川楝子疏肝调气；若兼大便秘结，可加大黄、芦荟泻火通便。

（2）心火偏旺

症状：口苦，兼有心烦，少眠，小便短赤涩痛，咽干，口燥。舌尖糜烂，脉象多数。

分析：本证型可见于神经官能症及尿路感染等病。由于心火亢盛，火性上炎，故口苦，舌尖糜烂；火扰于心，神失安宁，故出现心烦、少眠；心与小肠相表里，心火移于小肠，则小便短赤涩痛；火灼津液，则咽干口燥；心火内盛，气血环流失常，脉气鼓动迅速，故脉象多数。

治法：清心泻火。

方药：导赤散合黄连泻心汤。

导赤散（《小儿药证直诀》）：生地黄、木通、甘草梢、竹叶。

黄连泻心汤（《类证治裁》）：黄连、大黄。

两方合用，取生地黄凉血，心主血，血凉则心热自除；竹叶清心热，木通利小便，甘草梢泻火通淋，合用能导心火从小便而出；黄连清心泻火，得竹叶其效更著；大黄泻火泄热，配黄连能直折心火。如心阴不足甚者，可加麦冬、百合、柏子仁滋阴宁心；若小便淋痛剧者，可加萹蓄、琥珀通淋止痛。

表 7-2　口苦鉴别简表

分型	主症	兼症	舌脉	治法	主方
胆经蕴热	口苦	或口干，胸胁烦闷，头痛目赤，小便色黄	舌苔薄黄，或边尖质红，脉弦数	清热利胆，泻肝泻火	龙胆泻肝汤
心火偏旺	口苦	心烦少眠，小便短赤涩痛，咽干口燥	舌尖糜烂，脉多数	清心泻火	导赤散合黄连泻心汤

3. 口酸

口酸，是指口中味觉发酸，而非指胃中酸水上泛于口的吐酸症状。常见于肝热和胃热的病证，尤以肝热为多见。

【症因】

（1）肝热乘脾：由于情志不畅，肝气郁结，气郁化热，肝热乘脾，脾气上通于口，因而出现本症。

（2）胃中积热：多因平日饮食失节，过食辛辣刺激之物，胃中积热，脾与胃相表里，因而发生此症。

【证治】

（1）肝热乘脾

症状：口酸，或酸中带苦，兼有胸胁满闷或胁肋隐隐作痛，嘈杂似饥。舌苔薄黄，脉弦带数。

分析：本证型可见于慢性胃炎、胆囊炎及肝炎等病。由于肝热犯脾，脾气上出于口，故口味觉酸；肝热影响于胆，则出现苦味；肝失条达，气行不畅，因而出现胸胁满闷或胁肋作痛；肝热乘脾，脾与胃互为表里，引热于胃，故出现嘈杂似饥；舌苔薄黄、脉弦带数为肝郁化热，气机失调，邪热内阻的征象。

治法：泻肝和脾。

方药：左金丸。

左金丸（《丹溪心法》）：黄连、吴茱萸。

本方现有制成片剂应用，名茱连片。方中黄连苦寒泻火，吴茱萸辛温开郁，两药配合，既能清肝解郁，又能调和脾胃。如胁肋引痛剧者，可加郁金、香附疏肝理气，肝气条达，则胁肋引痛自止；胃中嘈杂甚者，可加山栀、豆豉以清泄胃中郁热。

（2）胃中积热

症状：口酸，或酸中夹腻，兼有胸脘痞闷，饮食少思，食而乏味，大便秘结，小溲短赤。舌苔黄腻，脉多滑数。

分析：由于胃中积热，浸淫于脾，脾气通于口，故口酸或酸中夹腻；热邪内蕴，脾胃受伤，运化不健，因而胸脘痞闷、饮食少思、食而乏味；热邪阻于脾胃，津液转输失常，肠中津液缺乏，糟粕内停，所以出现大便秘结；热迫膀胱，分利失司，而为小便短赤；舌苔黄腻、脉滑数，为热邪中阻的外候。此证型可见于某些消化系统疾病，尤多见于胃炎。

治法：泻火泄热。

方药：枳实导滞丸。

枳实导滞丸（《内外伤辨惑论》）：大黄、黄芩、黄连、枳实、神曲、白术、茯苓、泽泻。

此方攻中有守，消中寓补，以泻火泄热为主，兼顾益脾和胃。方中大黄、黄芩、黄连三药（《金匮要略》名泻心汤）泻火清热；枳实、神曲消痞化积；白术健脾和中；茯苓、泽泻淡渗利湿。如兼饮食积滞，嗳腐吞酸，或恶心呕吐，可加炙鸡内金、炒麦芽、炒山楂消食化积；若脾胃不和，气机壅阻，脘腹胀满，可加制厚朴、炒槟榔、陈皮调气宽中。

表 7-3　口酸鉴别简表

分型	主症	兼症	舌脉	治法	主方
肝热乘脾	口酸，或酸中带苦	胸胁满闷，或胁肋隐隐作痛，嘈杂似饥	舌苔薄黄，脉弦带数	泻肝和脾	左金丸
胃中积热	口酸，或酸中夹腻	胸脘痞闷，饮食少思，食而乏味，大便秘结，小溲短赤	舌苔黄腻，脉多滑数	泻火泄热	枳实导滞丸

4. 口辣

口辣，是指不食辛辣食物而口中有辛辣味的感觉。本症常见于肺热或胃火的证候，尤其多见于肺热的病证。

【症因】

（1）肺热上蒸：多因感受风热外邪，侵袭于肺；或肺中伏热，清肃之职失常，致邪热内扰，上蒸于口，因而发生本症。

（2）胃火上炎：多由饮食不节，过食辛辣之物；或感受风寒外邪，寒从热化，邪热由表入里，壅阻于胃，酿成胃火，上炎于口，产生此症。

【证治】

（1）肺热上蒸

症状：口内辛辣，兼舌面有麻辣，口中有腥气，咽喉觉干，咳嗽，咯痰黄稠，或胸闷气促。舌苔薄黄，脉来滑数。

分析：本证型可见于某些呼吸系统疾病，如气管炎及肺脓肿等。肺居脏腑最高之位，与口甚近，肺热壅盛，热蒸于口，故口味有辛辣感；肺热累及心脾，因而舌面有麻辣；痰热内阻，肺中浊气上逆，因而口中感觉有腥气；肺为娇脏，性喜清肃，痰热壅阻，清肃之职失司，故出现咳嗽、咯痰黄稠、胸闷气促；肺热灼津，津液耗损，不能润养咽喉，所以咽喉觉干；舌苔黄、脉滑数为肺热的表现。

治法：泻肺清热。

方药：泻白散。

泻白散（《小儿药证直诀》）：桑白皮、地骨皮、甘草、粳米。

方中桑白皮泻肺清热，化痰降气；地骨皮清泻肺中伏火，兼能滋阴；甘草利咽祛痰；粳米和中健脾，取补脾益肺之意。若咽喉干燥剧者，可加麦冬、玄参润肺利咽；肺热甚者，可加黄芩、栀子、鱼腥草清热泻火；如咳咯腥臭脓痰，可加芦根、冬瓜仁清肺热，化脓痰。

（2）胃火上炎

症状：口辣，兼有牙龈溃烂，或牙痛、牙衄，舌体糜烂，口干而有臭味。舌质红，脉滑数。

分析：此证型可见于舌炎及齿龈炎等病。由于胃火上炎，熏灼口内肌膜，故口中有辛辣感；脾开窍于口，又主肌肉，与胃相表里，胃热累及于脾，所以牙龈溃烂，或牙痛、牙衄、舌体糜烂、口中有臭味；胃火炽盛，津液被灼，故口干；火邪内炽，逼迫心营，故见舌质红；胃热壅盛，气血运行加速，故脉滑数。

治法：清胃泻火。

方药：清胃散。

清胃散（《兰室秘藏》）：黄连、生地黄、牡丹皮、当归身、升麻。

方中黄连清热泻火；生地黄凉血清热；牡丹皮泄血中之热；当归身和血养血；升麻清热解毒，又为胃经之引经药。五药配合，既能清热解毒，又能凉血和血。如兼身热、烦渴，可加石膏、知母清热生津；大便秘结，可加大黄荡涤胃肠，导热下行。

表 7-4　口辣鉴别简表

分型	主症	兼症	舌脉	治法	主方
肺热上蒸	口内辛辣	舌面有麻辣感，口中有腥气，咽喉觉干，咳嗽咯痰黄稠，或胸闷气促	舌苔薄黄，脉滑数	泻肺清热	泻白散
胃火上炎	口辣	牙龈溃烂，或牙痛牙衄，口中有臭味	舌体糜烂，舌质红，脉象滑数	清胃泻火	清胃散

5. 口淡

口淡，是指口中淡而无味，往往兼有影响食欲、食谷不香或饮食不思等。本症常见于脾胃寒湿和肾气虚弱的病证，尤以脾胃寒湿的证候为多见。

【症因】

（1）寒湿淫脾：多因寒湿外邪，由表入里，侵及于脾。脾恶寒湿而致脾气受伤，不能升发清气，阴浊之邪上泛口中，因而引起本症。

（2）脾胃虚弱：常因饮食失节，吐泻交作，损伤脾胃，运化失常；或热病之后，脾胃受伤，运化无权，因而引起本症。

（3）脾肾阳虚：多由素体虚弱，肾气不足，不能温煦于脾，使脾之运化功能减退，出现本症。

【证治】

（1）寒湿淫脾

症状：口淡，常伴恶寒畏风，骨节酸楚，身体困重，饮食少思，大便溏薄。舌苔白腻，脉象濡缓。

分析：此证型可见于胃肠型感冒、胃肠炎等病。口淡为寒湿内阻，淫伐于脾，病邪不能外从肌表而泄，内从二便而出所致；寒湿阻于肌腠，营卫失于调和，故恶寒畏风、骨节酸楚；湿性沉重，邪阻经脉，因而身体困重；寒湿内停，脾运失职，则出现饮食少思、大便溏薄；舌苔白腻、脉象濡缓，则为寒湿内阻的外候。

治法：散寒燥湿。

方药：平胃散加防风、羌活。

平胃散（《太平惠民和剂局方》方）：苍术、厚朴、陈皮、甘草、生姜、大枣。

方中苍术燥湿健脾；厚朴散满下气；陈皮理气化湿；甘草、生姜、大枣调和脾胃及营卫。若加防风、羌活则驱散肌表寒湿。若里寒甚者，生姜易干姜，以增强温化里寒作用；兼夹痰浊内停者，胸闷、恶心，可加半夏、藿香祛痰化浊。

（2）脾胃虚弱

症状：口淡，常于吐、泻或热病之后出现，兼有食谷不香，神疲乏力。舌苔薄净或中光，脉弱。

分析：本证型可见于急性胃肠炎后或某些急性热病后期体液丧失过多等病证。由于吐、泻或热病之后，脾胃受损，运化不健，故口淡、食谷不香；脾气虚弱，水谷精微化生无源，五脏六腑无以滋养，则出现神疲乏力；吐泻或热病之后，气阴损耗，因而出现舌光苔净，脉弱。

治法：补脾养胃。

方药：参苓白术散。

参苓白术散（《太平惠民和剂局方》）：人参、白术、扁豆、山药、茯苓、莲子肉、薏苡仁、砂仁、桔梗。

方中人参（一般用党参）、白术、扁豆、山药、莲子肉补脾益胃；茯苓、薏苡仁渗湿和脾；砂仁理气和胃；桔梗载药上行，且升脾气。若兼恶心呕吐，可加半夏、陈皮和胃止呕；如兼脘痞腹胀、不思饮食，可加生鸡内金、谷芽运脾醒胃，增进饮食。

（3）脾肾阳虚

症状：口淡，兼有四肢不温，畏寒，浮肿，面色㿠白，大便不实，精神衰疲，腰膝酸软。舌质淡嫩，脉沉细无力。

分析：此证型可见于慢性肠炎及慢性肾炎等病。由于肾中命门火衰，不能温煦于脾，脾失肾之温养，阴寒内停，故出现口淡、四肢不温、畏寒；脾主运化，肾主水液，脾肾两虚，则水湿停留，不能排出体外，因而浮肿；脾肾虚弱，精气不足，外不能荣润面舌，内不能充盈脏腑、肌肉及筋脉，故见面色㿠白、舌质淡嫩、精神衰疲、脉沉细无力；脾气衰弱，运化失健，则大便不实；腰为肾之府，骨为肾所主，肾虚则腰膝酸软。

治法：温肾散寒，补气健脾。

方药：附子理中丸。

附子理中丸（《阎氏小儿方论》）：附子、人参、干姜、甘草、白术。

方中附子温肾散寒；干姜温脾暖中；人参（一般用党参）、甘草补气益脾；白术健脾燥湿。若浮肿明显，腰部发冷，可加肉桂、茯苓温肾化水；如兼黎明泄泻，可加肉豆蔻、五味子温脾益肾，涩肠止泻。

表 7-5 口淡鉴别简表

分型	主症	兼症	舌脉	治法	主方
寒湿淫脾	口淡	恶寒畏风，骨节酸楚，身体困重，饮食少思，大便溏薄	舌苔白腻，脉濡缓	散寒燥湿	平胃散加防风、羌活
脾胃虚弱	口淡，常在或吐或泻，或热病之后出现	食谷不香，神疲乏力	舌苔薄净或中光，脉弱	补脾养胃	参苓白术散
脾肾阳虚	口淡	四肢不温，畏寒，浮肿，面色㿠白，大便不实，精神衰疲，腰膝酸软	舌质淡嫩，脉沉细无力	温肾散寒，补气健脾	附子理中丸

6. 口咸

口咸，是指不吃咸味食物而口中感觉发咸而言。"口咸属肾虚"，故本症多见于肾虚的病证。

【症因】

（1）肾阴不足：多因素体阴虚，肾精失藏，致虚火上炎，肾液随火上升，因而出现本症。

（2）肾阳虚弱：多由素体阳虚，肾气亏弱，致阴盛阳衰，阳不摄阴，肾液上泛，引起此症。

【证治】

（1）肾阴不足

症状：口咸，兼有腰酸膝软，午后潮热，或五心烦热，头昏，耳鸣，梦遗滑精。舌红，苔光，脉象细数。

分析：此证型可见于神经衰弱、慢性肾炎及慢性肾盂肾炎等病。由于肾虚火炎，肾液随火上升，故口咸；肾中精血不足，不能滋养耳窍，因而两耳鸣响；肾虚不能滋肝，肝阳上亢，则为头昏；肾阴亏耗，虚火扰动，则出现午后潮热、五心烦热、梦遗滑精、舌红、苔光、脉细数；肾虚不能强腰坚骨，则腰酸膝软。

治法：滋肾降火。

方药：知柏地黄丸。

知柏地黄丸（《医宗金鉴》）：熟地黄、山茱萸、山药、泽泻、茯苓、牡丹皮、知母、黄柏。

方中熟地黄、山茱萸滋肾补肝，养血益精；山药、茯苓健脾和中，渗湿利水；泽泻泻肾中火邪；牡丹皮清肝胆之火；知母、黄柏滋阴降火。八药配合，补中寓泻，补不滋腻，泻不伤正，是滋肾降火的良剂。如投服无效，可加肉桂少许，引火下行，以归其原。

（2）肾阳虚弱

症状：口咸，兼有四肢不温，怯寒神怠，腰腿无力，小便不利，或小便反多。舌质淡，脉沉细、尺部弱。

分析：本证型可见于慢性肾炎及慢性肾上腺皮质功能减退症等病。由于肾阳虚弱，阳不摄液，肾液上泛于口，故口咸；肾为先天之本，一身之阳气与肾有关，兹肾中真阳不足，内不能温养脏腑，外不能敷布肌表，故出现四肢不温、怯寒神怠；肾阳不足，不能化气行水，因而小便不利；肾阳衰微，命门火衰，不能摄水，而为小便反多；腰腿无力、脉沉细尺弱，都属肾虚的表现。

治法：温补肾阳。

方药：肾气丸。

若肾阳衰微，命门火衰者，可用右归丸温肾补火以壮肾中元阳。

表7-6　口咸鉴别简表

分型	主症	兼症	舌脉	治法	主方
肾阴不足	口咸	腰酸膝软，午后潮热，或五心烦热，头昏耳鸣，梦遗滑精	舌红苔光，脉细数	滋肾降火	知柏地黄丸
肾阳虚弱	口咸	四肢不温，怯寒神怠，腰腿无力，小便不利，或小便反多	舌质多淡，脉沉细、尺部弱	温补肾阳	肾气丸

7. 口腻

口腻，是指口中黏腻、味觉不佳而言。本症不论在外感时病或内伤杂病的过程中均能出现，多属湿证，病变部位多在脾胃。

【症因】

（1）脾胃寒湿：多由久居潮湿之地，或涉水冒雨，或水中作业，或素体不足，脾气失充，寒湿内生，致中焦运化无权，寒湿之气上泛于口，遂成本症。

（2）脾胃湿热：多因素有伏热，再感湿邪或湿热外邪同时侵袭脾胃，运化失常，湿热之邪随脾气上泛于口，而成本症。

（3）肝胆湿热：多由脾胃湿热移于肝胆，亦有湿热外邪直接入侵肝胆累及于脾，邪借脾气通于口，遂成本症。

（4）肝胃湿热：多因脾经湿邪久留不去，移于肝胃，致肝气失畅，胃失和降，湿热邪气上泛于口，而成本症。

【症因】

（1）脾胃寒湿

症状：口腻，兼有口味发淡，脘腹胀满，恶心呕吐，饮食少思，食而乏味，大便溏薄，倦怠乏力。舌苔白腻，脉象濡缓。

分析：本证型可见于慢性胃肠炎、胃肠功能紊乱及肝炎等病。由于寒湿之邪，阻于脾胃，以致脾胃运化失常，寒湿上泛，故口腻而淡；寒湿内阻，中焦气机失畅，故脘腹胀满；邪留中焦，胃失和降，因而恶心呕吐；脾胃受损，纳运不健，故饮食少思、食而乏味、大便溏薄；脾运受伤，谷气失充，不能滋养肌肉筋脉，则倦怠乏力；舌苔白腻、脉象濡缓亦属寒湿停留于内，脾胃运化失健的征象。

治法：散寒燥湿，健脾和中。

方药：平中汤。

平中汤（作者拟方）：陈苍术、淡干姜、制厚朴、制半夏。

本方取苍术燥湿健脾，干姜温中散寒，厚朴下气除满，半夏化燥和胃。如夏令湿浊停滞，胸脘痞闷，或吐或泻，可加广藿香、广木香；若湿蒙清窍，嗜睡少言，可加石菖蒲、化橘红开窍醒神，调气化湿。

（2）脾胃湿热

症状：口腻，兼有口味发甜，胸膈痞闷，饮食少思。舌苔腻或淡黄腻，脉濡滑。

分析：此证型可见于慢性胃炎及肝炎等病。由于湿邪久郁化热，湿热随脾气上泛于口，故口腻而甜；邪阻中焦，气机失于调和，故胸膈痞闷；脾胃受伤，运化不健，则饮食少思；舌白苔腻或淡黄腻、脉象濡滑，均属湿热内阻的征象。

治法：清热化湿。

方药：佩兰汤。

如兼脘腹胀满，大便秘结，可加制大黄、炒槟榔散满通便；若大便溏薄，加焦六曲、焦麦芽健脾止泻。

（3）肝胆湿热

症状：口腻，兼有口味发苦，或胸闷，胁痛，小便短赤。舌苔薄黄，脉弦滑。

分析：本证型可见于胆囊炎及肝炎等病。湿热之邪，久阻中焦，移于肝胆，故口中不仅因湿而黏腻，并因热而发苦；湿热互结，气行不畅，故出现胸闷；两胁为肝胆经脉循行之处，湿热侵袭肝胆，因而胁肋疼痛；湿热累及膀胱，则小便短赤；舌苔黄、脉弦滑，为肝胆湿热的征象。

治法：泻肝清胆，渗利湿热。

方药：龙胆泻肝汤。

如胁肋疼痛甚者，加川楝子、郁金疏肝理气；若兼食欲减退，可加生鸡内金、麦芽等以健脾醒胃。

（4）肝胃湿热

症状：口腻，兼有口味发酸，胸闷，心烦，胃中嘈杂，嗳气吐酸。舌边红，苔薄黄腻，脉弦滑或弦数。

分析：本证型可见于慢性胃炎、胃溃疡及胃肠功能紊乱等病。湿热阻于肝胃，肝气失畅，胃失和降，肝中热邪甚于湿邪，胃中湿邪甚于热邪，故口腻味酸；肝气郁滞，气郁化火，上扰心神，则见胸闷、心烦；肝胃伏热，热杀谷物，故胃中嘈杂、食而即饱、食后便饥；湿热内蕴，肝失疏泄，胃失和降，故嗳气吐酸；肝胃湿热交阻，熏蒸于舌，浸淫脉道，故见舌边红、苔薄黄腻、脉弦滑数。

治法：清肝和胃。

方药：左金丸加栀子、川楝子、陈皮。

左金丸为临床常用的清肝和胃之剂。加栀子、川楝子、陈皮能增强清肝热，和胃气之功。适用于肝胃湿热，气机不和，口腻夹酸，胸胁痞闷，嗳气吐酸等。若频频呕吐酸水，可加煅瓦楞子制酸和胃；若湿重于热，口中黏腻明显，胃脘痞满，可加苍术、制厚朴燥湿健脾，下气散满。

表7-7　口腻鉴别简表

分型	主症	兼症	舌脉	治法	主方
脾胃寒湿	口腻	口味发淡，脘腹胀满，恶心呕吐，饮食少思，食而乏味，大便溏薄，倦怠乏力	舌苔白腻，脉濡缓	散寒燥湿，健脾和中	平中汤
脾胃湿热	口腻	口味发甜，胸膈痞闷，饮食少思	舌苔腻或淡黄腻，脉濡滑	清热化湿	佩兰汤
肝胆湿热	口腻	口味发苦，或胸闷胁痛，小便短赤	舌苔薄黄，脉弦滑	泻肝清胆，渗利湿热	龙胆泻肝汤
肝胃湿热	口腻	口味发酸，胸闷心烦，胃中嘈杂，嗳气吐酸	舌边红、苔薄黄腻，脉弦滑或弦数	清肝和胃	左金丸加栀子、川楝子、陈皮

八 | 肿症类

1. 面肿

面肿，是指面部浮肿而言。本症可见于外感病变，亦可见于脏腑虚损的证候。一般外感病邪所引起的浮肿，病起急骤，肿势明显；脏腑虚损所引起的浮肿，发病较缓慢，肿势较轻。

【症因】

（1）风寒面肿：由于外感风寒之邪，侵袭肺卫，肺气失宣，水湿停留于上，外溢面肤，而成本症。

（2）风水面肿：多因风邪入侵，风性向上，肺气受阻，通调水道失常，风遏水阻，风水相搏，流溢面部肌肤，形成本症。

（3）肺气虚肿：多由肺气虚弱，痰湿内阻，肃降之职失常，水液转输不利，而成本症。

（4）脾气虚肿：由于脾气虚弱，运化无权，湿邪停留于内，外溢面肤，遂成本症。

【证治】

（1）风寒面肿

症状：面部浮肿，目睑更为明显，晨起较甚，午后减轻，兼有咳嗽、喉痒，恶寒发热。舌苔薄白，脉多浮。

分析：此证型可见于急性肾炎等病。由于风寒外邪侵袭肌表，邪从肌表入肺，肺气被遏，水湿停留，与风邪搏结于上，故面部浮肿、目睑更为明显；睡觉平卧时，肺气更为不畅，水道通调更为不利，故晨起浮肿明显；活动时肺气宣通之职得利，水道通调较畅，因而午后浮肿减轻；风寒犯肺，肺气失宣，则为咳嗽、喉痒；风寒阻于肌表，风为阳邪，阳从热化，则发热；寒为阴邪，阴从寒化，则恶寒；舌苔薄白，脉浮，为风寒阻于肌表的征象。

治法：祛风散寒，宣肺化水。

方药：五拗汤。

五拗汤（《证治准绳》）：麻黄、杏仁、荆芥、桔梗、甘草。

本方是以三拗汤加桔梗、荆芥组成。方中麻黄、荆芥疏散风寒，发汗消肿；杏仁、桔梗、甘草通利肺气，化痰止咳。如咳嗽甚者，可加浙贝母、前胡以增强止咳作用；若风寒化热，口干、心烦、脉浮数者，可加石膏、黄芩清热除烦；若浮肿甚者，可加桑白皮、冬瓜皮泻肺消肿，通调水道。

（2）风水面肿

症状：面部浮肿，肿势较甚，目睑尤为明显，兼有恶风寒，身发热，咳嗽喘促，小便短少。舌苔薄白或薄黄，脉浮滑或浮数。

分析：本证型多见于急性肾炎等病。由于风邪入肺，通调水道失常，水液停滞，风水相搏，外溢面肤，故面部浮肿、肿势较甚、目睑尤为明显；水邪迫肺，肺气壅阻，因而咳嗽喘促；风邪外客，营卫不和，故恶风寒、身发热；肺之通调水道，下输膀胱之职失常，则小便短少；风水相搏，水邪甚于风邪，则舌苔薄白、脉浮滑；若风邪甚于水邪而偏于热者，则舌苔薄黄、脉浮数。

治法：祛风解表，行水消肿。

方药：越婢汤。

越婢汤（《金匮要略》）：麻黄、石膏、生姜、甘草、大枣。

方中麻黄解表发汗，宣肺行水；石膏清泄肺热；生姜解表散邪，辅助麻黄发汗行水；甘草、大枣和中益脾；大枣、生姜配合，又能调和营卫。如小便短赤，可加车前子、白茅根清热利尿；若咽喉肿痛，可加牛蒡子、桔梗利咽退肿；喘促甚者，可加杏仁、桑白皮降气平喘，兼以行水。

如风湿抟结，外搏面肤，面部浮肿，兼有身痒但无咳喘者，则用浮萍汤疏风利湿、行水消肿。

浮萍汤（作者拟方）：紫背浮萍、青防风、五加皮、冬瓜皮、千里光、生白术、生姜、红枣。

本方适用于风湿外溢肌肤，浮肿无汗，皮肤发痒的证候。方中浮萍、防风发汗解表，利水消肿；五加皮、冬瓜皮祛风湿，退浮肿；千里光祛风利湿，解毒止痒；白术燥湿化水，健脾和中；生姜、红枣调和营卫，生姜又能助浮萍解表散邪，红枣又能助白术补脾和中。

（3）肺气虚肿

症状：面部虚肿，肿势不甚，伴有自汗，气短，咳嗽，咯痰白沫。舌淡嫩，苔薄白，脉虚弱或缓滑。

分析：此证型可见于肺气肿及慢性支气管炎等病。由于肺气不足，水湿停留，故面部虚肿、肿势不甚；肺主气，外合皮毛，肺虚则气无所主，腠理疏松，卫外不固，因而自汗、短气；肺气虚弱，痰湿内阻，则咳嗽、咯痰白沫；肺虚气弱，故见舌质淡嫩、脉象虚弱；痰湿内阻，因而舌苔薄白、脉来缓滑。

治法：补肺气，祛痰湿。

方药：玉屏风散合苏子降气汤。

苏子降气汤（《太平惠民和剂局方》）：半夏、紫苏子、甘草、肉桂、前胡、厚朴、陈皮、当归、生姜。

玉屏风散与苏子降气汤并用，标本兼顾。取玉屏风散补益肺气，固密卫表以培本；苏子降气汤祛湿化痰以攻邪。苏子降气汤取苏子、前胡降气化痰止咳；半夏、陈皮、厚朴燥湿理气化痰；肺主呼吸，肾主纳气，故用肉桂温肾纳气以增强肺的呼吸功能；当归养血润燥，并能抑制上述药物的温燥之性；甘草、生姜辛甘相合，调和脾胃。

（4）脾气虚肿

症状：面部虚肿，肿势或轻或甚，兼有神疲乏力，食欲减退，大便溏薄，或脘腹痞胀。舌质胖淡，苔薄白腻，脉虚弱或濡滑。

分析：本证型可见于慢性肾炎、慢性肝炎及营养不良性水肿等病。由于脾气虚弱，运化无权，湿邪停留，故面部浮肿；湿邪停滞少者则肿势为轻，湿邪停滞多者则肿势为甚；脾气虚弱，精微化生无源，筋脉、肌肉失于濡养，因而神疲乏力；脾与胃相表里，胃主纳腐，脾主运化，脾病累及于胃，因而食欲减退、大便溏薄、脘腹痞胀；舌胖淡、脉虚弱为脾气虚弱，气血不足，不能荣舌充脉；苔薄白腻、脉濡滑为气虚不能化湿，湿邪内停的征象。

治法：健脾补气，化湿消肿。

方药：参苓白术散加黄芪。

参苓白术散健脾补气，化湿消肿；配用黄芪以增强补益脾气作用。如浮肿较甚，可将茯苓改用茯苓皮，加冬瓜皮、生姜皮行水消肿；血虚甚者，可加当归、鸡血藤养血和血；脘腹痞满甚者，可加厚朴、陈皮之类以调气宽中。

若脾气下陷，升举无权，故面肿，神疲，小腹坠胀，脱肛不收，宜用补中益气汤补脾益气、举陷消肿。

表 8-1　面肿鉴别简表

分型		主症	兼症	舌脉	治法	主方
实证	风寒面肿	面部浮肿，目睑更为明显，晨起较甚，午后减轻	咳嗽喉痒，恶寒发热	舌苔薄白，脉浮	祛风散寒，宣肺化水	五拗汤
	风水面肿	面部浮肿，肿势较甚，目睑尤甚，肿势整天如此	恶风寒，身发热，咳嗽喘促，小便短少	舌苔薄白或薄黄，脉浮滑或浮数	祛风解表，行水消肿	越婢汤

分型		主症	兼症	舌脉	治法	主方
虚证	肺气虚肿	面部虚肿，肿势不甚	自汗，气短，咳嗽，咯痰白沫	舌淡嫩、苔薄白，脉虚弱或缓滑	补肺气，祛痰湿	玉屏风散合苏子降气汤
	脾气虚肿	面部虚肿，肿势或轻或甚	神疲乏力，食欲减退，大便溏薄，或脘腹痞胀	舌胖淡、苔薄白腻，脉虚弱或濡滑	健脾补气，化湿消肿	参苓白术散加黄芪

2. 足肿

足由踝、跗、趾三部所构成。足肿，即踝跗浮肿，也包括足胫肿胀，此症须与足骨骺（关节）痹证的肿胀（多为骨骺局部肿胀，无整足浮肿现象）相鉴别。

【症因】

（1）湿热下注：多由久居潮湿，或涉水冒雨，或平素饮食不慎，损伤脾胃，湿邪内阻，湿郁化热，湿热下注，而成本症。

（2）寒湿下阻：多因外感寒湿之邪，或久坐久卧潮湿之地，邪入皮肉筋脉，下阻于足，引起本症。

（3）脾气虚弱：由于劳逸失调，或饮食不节，饥饱无常，损伤脾气，脾虚则水湿不能外化，停聚于内，下行于足，遂成本症。

（4）肾气不足：多由素体不足，或久病体弱，致肾气亏虚，肾虚则开阖之职失常，膀胱气化无权，水液停积于下，引起本症。

【证治】

（1）湿热下注

症状：两足浮肿，皮色光亮，兼有胸闷，烦热，小便短赤。舌苔黄腻，脉濡滑或滑数。

分析：此证型可见肾炎等病。由于湿热交阻，湿性重浊，善行于下，肌肤经脉被阻，故两足浮肿、皮色光亮；湿郁化热，湿热交蒸，气机升降失常，若湿甚于热、湿阻气滞则胸闷，若热甚于湿、热邪内扰则烦热；湿热下注膀胱，分利失司，故小便短赤；舌苔腻、脉濡滑则为湿邪内阻之征；舌苔黄、脉数则为热邪内盛之象。

治法：化湿清热，行水消肿。

方药：五皮饮加车前子、川木通、栀子。

五皮饮（《麻科活人全书》）：茯苓皮、陈皮、大腹皮、生姜皮、五加皮。

此为《中藏经》五皮散去桑白皮加五加皮而成。方中茯苓皮淡渗利水，兼能和脾；

生姜皮辛散水气以消外肿，五加皮除湿通络以祛经络之湿邪；气行则水行，故用陈皮、大腹皮理气化湿，引水下行。五味药性味平和，为利水消肿通用的方剂。今湿热为病，故配用车前子、木通、栀子清热利湿，以达到湿热并治的目的。

（2）寒湿下阻

症状：两足浮肿，胫部为甚，兼有下肢重着无力，行动不便，小便不利。舌苔白腻，脉来濡缓。

分析：此证型可见于维生素 B_1 缺乏症等。由于寒湿侵袭下肢肌腠筋脉，气血壅阻，不得宣通，故足肿以胫部为甚、下肢重着无力、行动不便；寒湿内阻，累及膀胱，气化失常，因而小便不利；湿困中焦，胃阳不振，故舌苔白腻；寒湿阻于络脉，脉中气血运行不畅，因而脉象濡缓。

治法：祛湿散寒，通络舒筋。

方药：鸡鸣散。

鸡鸣散（《证治准绳》）：槟榔、生姜、陈皮、木瓜、苏叶、吴茱萸、桔梗。

方中吴茱萸辛散里寒，苏叶辛散表寒，生姜既能助吴茱萸散里寒、又能助苏叶散表寒，三药配合能除表里寒邪；槟榔、陈皮理气除湿；木瓜通络舒筋；桔梗宣邪外出。如寒湿甚者，可加附子、肉桂增强散寒祛湿作用。

兼见下肢生疮，浸淫流水，可用脚气汤分利其湿；兼有湿阻中焦，胸闷脘痞，不思饮食，倦怠乏力，可用除湿汤加槟榔、木瓜、吴茱萸祛湿散寒、调气和中。

脚气汤（《沈氏尊生书》）：萆薢、茯苓、桑枝、苍术、薏苡仁、牛膝、秦艽、泽泻。

方中茯苓、泽泻渗湿利尿，引水从小便而出；苍术、薏苡仁化湿祛风，健脾和中；萆薢、桑枝、牛膝、秦艽胜湿祛风，强筋通络。诸药配合，重在祛湿通络，兼能强筋疏风。

除湿汤（《肘后备急方》）：半夏曲、厚朴、苍术、藿香叶、陈皮、生白术、茯苓、甘草。

方中半夏降逆和胃；厚朴、藿香、陈皮调气化湿；苍术、白术、茯苓化湿健脾；甘草调和诸药。若湿甚者，可加槟榔、木瓜、吴茱萸以祛湿散寒，破气化滞，通络舒筋。

（3）脾气虚弱

症状：两足浮肿，按之凹陷不易恢复，兼有面色萎黄，神怠乏力，大便溏泄，小便短少，甚则可出现四肢不温。舌质淡、苔白滑，脉沉缓无力。

分析：此证型多见于慢性肾炎、营养不良性浮肿等病。由于脾气不足，气不化水，水湿停留于下，故两足浮肿、按之凹陷不易恢复；脾气虚弱，水谷不能化为精微，气血来源不足，外不能荣润面色则面色萎黄，内不能濡养脏腑、肌肉、筋脉则神怠乏力；脾气虚损，运化无权，故大便溏泄；脾虚湿阻，累及膀胱，气化失常，故小便短少；脾主四末，脾阳虚弱，不能外布四肢，故四肢不温；舌淡、脉沉无力为脾气虚弱，不能荣舌充脉所致；舌苔白滑、脉缓，则为脾虚湿邪内阻之象。

治法：补气健脾，温阳化水。

方药：实脾饮。

实脾饮（《严氏济生方》）：白术、厚朴、大腹子（槟榔）、草果、木香、木瓜、附子、干姜、茯苓、甘草、生姜、大枣。

方中干姜、附子、草果、生姜温中散寒，振奋脾阳；白术、甘草、大枣补气益脾，化湿和中；厚朴、大腹子（槟榔）、木香行气化湿；茯苓行水祛湿，兼能和脾；木瓜祛湿舒筋。若气虚甚者，可加党参、黄芪增强补气作用；若浮肿较甚、小便甚少者，可加五加皮、冬瓜皮、泽泻等利水消肿；便溏甚者，可去槟榔。

（4）肾气不足

症状：两足浮肿，按之凹陷不起；兼有腰部酸痛，面色灰白，精神衰疲，小便减少，舌质淡、苔薄白，脉沉细尺弱。

分析：此证型可见于慢性肾炎肾病型等。由于肾气不足，水邪停留于下，故两足浮肿、按之凹陷不起；腰为肾之外府，肾气亏弱，腰府空虚，因而腰部酸痛；肾气虚损，肾精亦随之不足，肾荣不能外露色脉，而为面色灰白、舌质淡、脉沉细尺弱；肾主藏精，肾虚则藏精不足，不能濡养五脏六腑和筋脉肌肉，故精神衰疲；肾气虚衰，膀胱气化无权，因而小便减少；舌苔薄白为肾虚水停的外候。

治法：补肾益气，行水消肿。

方药：加味肾气丸。

加味肾气丸（《严氏济生方》）：熟地黄、山药、山茱萸、泽泻、茯苓、牡丹皮、肉桂、附子、牛膝、车前子。

本方为金匮肾气丸加牛膝、车前子，易桂枝换肉桂而成。具有补肾温阳，行水消肿的作用。如肾阳虚衰，怯寒肢冷；或命门火衰，小便反多，两足浮肿不消者，可加菟丝子、补骨脂、鹿角片、胡芦巴温阳补火、填精益髓；若兼梦遗滑精者，可加金樱子、芡实、莲须固精止遗；如兼汗出气短者，可加红参、五味子补气敛汗。

表8-2　足肿鉴别简表

分型		主症	兼症	舌脉	治法	主方
实证	湿热下注	两足浮肿，皮色光亮	胸闷烦热，小便短赤	舌苔黄腻，脉濡滑或滑数	化湿清热，行水消肿	五皮饮加车前子、木通、栀子
	寒湿下阻	两足浮肿，胫部为甚	下肢重着无力，行动不便，小便不利	舌苔白腻，脉濡缓	祛湿散寒，通络舒筋	鸡鸣散

分型		主症	兼症	舌脉	治法	主方
虚证	脾气虚弱	两足浮肿，按之凹陷不易恢复	面色萎黄，神怠乏力，大便溏泄，小便短少，甚则还可出现四肢不温	舌质淡、苔白滑，脉沉缓无力	补气健脾，温阳化水	实脾饮
	肾气不足	两足浮肿，按之凹陷不起	腰部酸痛，面色灰白，精神衰疲，小便减少	舌质淡、苔薄白，脉沉细尺弱	补肾益气，行水消肿	加味肾气丸

3. 全身肿

全身肿，是指遍体浮肿，或称通身水肿。本症往往先由头面或下肢浮肿，逐渐蔓延至全身。因此，本症与面肿、足肿有密切联系，不能截然分割。浮肿是多种疾病均能出现的一种症状，在我国历代医学文献中的证型分类记载甚多，有从病因脉证分为风水、皮水、正水、石水；有按五脏证候而分为心水、肝水、肺水、脾水、肾水等。元代朱丹溪根据前人的理论，结合临床实践经验，提出了水肿可分为阴水和阳水两类。阳水指辨证中属于表证、热证和实证的，阴水指辨证中属于里证、寒证和虚证的。若按此辨证分类较为笼统，所以临床常按此辨证分类为纲领，结合具体情况，给予具体分型。关于治法，唐代以前主要是发汗、利尿、攻逐；唐代以后则增加补脾、温肾及攻补兼施等法。

【症因】

（1）水湿停滞：多由久居潮湿之地，或涉水冒雨，或水中作业，水湿停留，脾运受伤，制水无权，因而出现本症。

（2）湿毒侵袭：由于疮疡湿毒，侵袭于肾，使肾不能司开阖、主气化，调节水液之职失常，引起此症。

（3）脾虚湿阻：脾虚的产生原因有二。一为素体不足，脾气失充；二为饮食不节，损伤脾气。脾主运化，为胃行其津液，散津于肺，以布全身。如脾气虚弱，运化无权，转输津液失常，致水湿停聚，泛于肌肤，而成本症。

（4）肾虚水留：肾虚的产生亦有两种原因。一为素体虚弱，肾气不足；二为其他脏腑有病，损及于肾。肾主水，司开阖，若肾气虚弱，调节水液功能失职，致水湿潴留，外溢于肌肤，形成此症。

【证治】

（1）水湿停滞

症状：全身浮肿，按之没指，兼有身体沉重，小便短少。舌苔白腻，脉象沉缓。

分析：本证型多见于肾炎或营养不良性水肿等病。由于水湿内阻，外溢肌肤，故全身浮肿；因其水湿壅盛，故按之没指；湿邪伤阳，阳气不运，故身体沉重；水湿内聚，膀胱气化不行，因而小便短少；水湿停留，阳气不展，故舌苔白腻、脉象沉缓。

治法：通阳利水，渗湿消肿。

方药：五苓散合五皮散。

五苓散（《伤寒论》）：猪苓、泽泻、白术、茯苓、桂枝。

五皮散（《中藏经》）：桑白皮、陈皮、生姜皮、大腹皮、茯苓皮。

两方同用，是为了增强行水消肿的作用。五苓散中以桂枝解表散邪，化气行水；白术燥湿制水；猪苓、茯苓、泽泻淡渗利湿，通利水道。五皮散中以陈皮、大腹皮调气化湿；桑白皮肃降肺气，导水下行；茯苓皮和脾利湿；生姜皮走肌表，散水气。方中茯苓和茯苓皮，可随证活用；浮肿较重者，宜茯苓皮；水肿较轻而小便不利明显者，可用茯苓。

如兼胸闷呕恶，腹胀，纳呆，可用胃苓汤通阳利水、燥湿和中；若湿郁化热，湿热壅阻，浮肿壅实，皮色光亮，胸闷，烦热，小便短赤，舌苔黄腻，脉象沉数，可用疏凿饮子分利湿热。

疏凿饮子（《严氏济生方》）：羌活、秦艽、槟榔、泽泻、大腹皮、商陆、川木通、赤小豆、茯苓皮、椒目、生姜皮。

本方常用于水气泛溢皮肤，浑身浮肿，胸闷，气促，口渴，烦热，溲赤，便结之症。方中羌活、秦艽、姜皮解表散邪，使在表之水从皮毛而泄；商陆利尿通便；槟榔、大腹皮行气破滞；茯苓皮、泽泻、木通、椒目、赤小豆利水渗湿，使在里之水从二便而出。诸药配合，具有上下表里分消水湿之功，能使蓄积之水湿从多处排出，水去热清，则浮肿自消。

（2）湿毒侵袭

症状：全身浮肿，肿势不甚，兼有湿疹疮疖，或乳蛾肿痛，小便短赤。舌红苔黄，脉滑数。

分析：此证型多见于急性肾炎等病。由于疮毒伤肾，水液分利失常，因而全身浮肿；邪毒内蒸，外溢肌肤，故出现湿疹或乳蛾；肾与膀胱为表里，疮毒伤肾，则膀胱受累；输化失常，水液内积，因而小便短赤；毒邪内阻，入侵营血，故舌红、脉数；湿毒内蒸则为苔黄，脉滑。

治法：利湿化水，清热解毒。

方药：银花葎草汤。

银花葎草汤（作者拟方）：金银花、野菊花、蒲公英、白茅根、车前子、粉牡丹皮、冬瓜皮、小蓟、小生地黄、葎草。

此方清热解毒、利湿消肿，适用于湿毒伤肾所引起的水肿。方中金银花、野菊花、蒲公英清热解毒；白茅根、车前子、葎草、冬瓜皮清热利尿以消水肿；粉牡丹皮、小蓟、小生地黄清热凉血以清血中之伏热。如咽喉红肿疼痛甚者，可酌加板蓝根、玄参清热利咽；若皮肤湿疹瘙痒难忍者，可加白鲜皮、地肤子利湿止痒。

（3）脾虚湿阻

症状：全身浮肿，按之凹陷不易复起，兼有神疲乏力，面色㿠白或黄滞，四肢不温，大便溏薄，小便短少。舌质淡嫩，苔薄白滑，脉沉缓无力。

分析：此证型多见于慢性肾炎及营养不良性水肿等病。由于脾气不足，制水无权，水邪泛滥，故全身浮肿、按之凹陷不易复起；气虚损及于阳，脾阳虚弱，不能温养肌肉、肢体，因而神疲乏力、四肢不温；脾虚则脾荣不能外露，故面色㿠白或黄滞；脾阳虚弱，运化无权，则大便溏薄；阳不化气，则水湿不行，所以小便短少；脾虚阳气不运，则舌淡、脉沉无力；水气内聚，故舌苔白滑、脉缓。

治法：温补脾阳，化湿行水。

方药：实脾饮加党参。

如大便溏薄甚者，去槟榔；气虚甚者，加黄芪、山药以补益脾气。

如水湿过甚，可配合五苓散通阳化水。

（4）肾虚水留

症状：全身浮肿，腰以下肿甚，按之凹陷不起，兼有腰膝酸软，精神衰疲，面色灰白，手足不温，小便量少。舌质淡，苔薄白，脉沉细尺弱。

分析：本证型多见于慢性肾炎肾变期或慢性充血性心力衰竭等病。由于肾中阳气不足，水液停留，故全身浮肿；肾阳虚弱，阴盛于下，因而腰以下肿甚；肾主藏精，肾虚则精气不足，所以精神衰疲、腰膝酸软；肾中精气不足，肾荣不能外露，故面色灰白；肾阳衰微，阳不外布，故手足不温；肾虚则膀胱气化无权，因而小便量少；肾气虚弱，则舌淡、脉细尺弱；水邪停留，故见苔白、脉沉。

治法：温阳补肾，化气行水。

方药：真武汤。

此为温阳利水的常用方剂，既能治喘促，又能退浮肿。如肾阳虚弱甚者，可加胡芦巴、肉桂等，以增强温补肾阳作用；若兼自汗、喘促者，可加党参或红参、甘草、五味子补益肾气，平喘止汗。

表8-3　全身肿鉴别简表

分型	主症	兼症	舌脉	治法	主方
水湿停滞	全身浮肿，按之没指	身体沉重，小便短少	舌苔白腻，脉沉缓	通阳利水，渗湿消肿	五苓散合五皮散

分型	主症	兼症	舌脉	治法	主方
湿毒侵袭	全身浮肿，肿势不甚	湿疹疮疖，或乳蛾肿痛，小便短赤	舌红苔黄，脉滑数	利湿化水，清热解毒	银花蕈草汤
脾虚湿阻	全身浮肿，按之凹陷不易复起	神疲乏力，面色㿠白或黄滞，四肢不温，大便溏泄，小便短少	舌质淡嫩、苔薄白滑，脉沉缓无力	温补脾阳，化湿行水	实脾饮加党参
肾虚水留	全身浮肿，腰以下肿甚，按之凹陷不起	腰膝酸软，精神衰疲，面色灰白，手足不温，小便量少	舌质淡、苔薄白，脉沉细尺弱	温补肾阳，化气行水	真武汤

4. 单腹肿胀

单腹肿胀，又称单腹鼓，是以腹部胀大如鼓为特征。本症的名称繁多，一般分为气臌、血臌、水臌、虫臌四种，然而气、血、水三者又每每互为因果，仅有主次之分，而非单独为病。其病位以肝脾为主，后期可以损及于肾，形成三脏俱病。初起多为实证，由实转虚；后期多为虚实相兼，甚至成为虚证。

【症因】

（1）气滞湿阻：由于饮食失节，嗜酒过度，损伤脾胃，运化失健，湿邪停留，清阳不升，浊阴不降，清浊相混，壅阻中焦，影响于肝，致肝气郁滞，血行不畅，遂成本症。

（2）瘀血停滞：多由情志郁结，肝失条达，气机不和，横逆乘脾，致肝脾失调，气滞血瘀，络脉被阻，水湿内停，而成本症。

（3）脾肾阳虚或肝肾阴虚：由于感染虫毒，主要是感染血吸虫后未及时治疗，延及晚期，肝脾损伤，络脉瘀阻；或由湿热黄疸，或因瘀血积聚过久，气机壅滞，脾运失健，逐渐影响及肾致脾肾阳虚，气化不利，水湿停聚，引起本症。亦有久病伤阴，致肝肾阴虚，而成此症。

【证治】

（1）气滞湿阻

症状：腹部膨大如鼓，腹皮绷急，皮色苍黄，兼有胁下胀痛，饮食减少，食后作胀，嗳气不舒，小便短少。舌苔白腻，脉多弦。

分析：本证型多见于肝硬化腹水等。肝藏血，性喜疏泄，脾主运化，性喜燥而恶湿，肝脾失调，气机不和，血行不畅，湿邪停留，浊气壅塞，故腹部膨大如鼓、腹皮绷急、皮色苍黄；胁肋为肝经循行之处，肝气失疏，气机阻滞，因而胁下胀痛；肝气横犯脾胃，脾运失健，则饮食减少、食后作胀；胃失和降，则嗳气不舒；气滞湿阻，水道分利失常，故小便短少；其舌苔白腻为湿邪内阻之征，脉弦为肝气不舒之候。

治法：疏肝健脾，散满消鼓。

方药：柴胡疏肝汤合平胃散。

柴胡疏肝汤（《金匮翼》）：柴胡、陈皮、川芎、赤芍、枳壳、香附、甘草。

柴胡疏肝汤与平胃散同用，取柴胡疏肝解郁；香附、枳壳、陈皮调气畅中；气滞则血行不畅，故用川芎、赤芍和血活血；甘草甘缓和中，兼能调和诸药；配苍术、厚朴燥湿散满。如小便不利，亦可酌加茯苓、泽泻、车前子，以利小便；若腹胀甚者，则加大腹皮、木香、砂仁行气消胀。

若湿郁化热，湿热互结，腹大坚满，烦热，口苦，小便赤涩，可用中满分消丸清利湿热、健脾调气；二便俱秘，腹坚气粗，可暂用舟车丸行气逐水；如湿热熏蒸肝胆，胆汁外溢肌肤，目黄、身黄，可用茵陈蒿汤加葫芦瓢、平地木、岩柏及车前子等以清热利湿、退黄消鼓；若湿热交结，邪从火化，火邪扰动营血，迫血妄行，吐血、便血，症情危急，可用犀角地黄汤加紫珠草、白茅根等以清营解毒、凉血止血；如湿热交蒸，蒙蔽心包，神志昏迷，可用安宫牛黄丸或至宝丹清心开窍。

中满分消丸（《兰室秘藏》）：白术、人参、甘草、猪苓、姜黄、茯苓、干姜、砂仁、泽泻、陈皮、知母、黄芩、黄连、半夏、枳实、厚朴。

本方是取半夏泻心、四苓、六君等方之意所组成。方中黄芩、黄连、知母清化湿热；枳实、厚朴、姜黄破气散满；猪苓、茯苓、泽泻渗湿利水；干姜、半夏化湿祛浊；砂仁、陈皮理气和中；人参（可用党参）、白术、甘草补脾益胃。诸药配合，具有清热利湿、健脾调气之功。

舟车丸（《景岳全书》刘河间方）：黑丑、甘遂、芫花、大戟、大黄、青皮、陈皮、木香、槟榔、轻粉。

方中甘遂、大戟、芫花峻下逐水；黑丑、大黄攻积导下；轻粉逐痰祛液；青皮、陈皮、木香行气除满；槟榔破滞散结。诸药配合，重在攻下逐水，辅以行气，气行则水亦能行，故行气是为了增强逐水的作用。此丸只宜暂用，泻下几次，即应停止服用，以免泻下过多，损伤正气。

茵陈蒿汤（《伤寒论》）：茵陈、栀子、大黄。

方中茵陈清热除湿，利胆退黄；栀子通行三焦，能引湿热之邪从小便而出；大黄荡涤肠胃，能导热结从大便而下。若加葫芦瓢、平地木、岩柏、车前子等药，为除满消胀、清热利水所用。

安宫牛黄丸和至宝丹均为成药，前者多用于半昏迷状态，即"糊里糊涂"；后者多用于深度昏迷，即"不声不响"。

（2）瘀血停滞

症状：腹部膨大如鼓，坚实而满，脉络怒张，兼有胁下肿块作痛，面色黧滞，口唇紫褐，颈胸臂部有红缕赤痕的血痣。舌质紫黯，脉象细涩。

分析：本证型可见于肝硬化腹水等病。由于瘀血停滞肝脾，络脉被阻，水湿内聚，故腹大如鼓、坚实而满、脉络怒张、胁下肿块作痛；瘀血内停，久郁化热，瘀热交结，因而面色黧滞、口唇紫褐、颈胸臂部红缕赤痕血痣；其舌紫黯、脉细涩为瘀血停滞，脉络被阻，气血运行不畅的征象。

治法：活血祛瘀，散满消胀。

方药：当归活血散。

当归活血散（《证治理汇》）：川芎、当归尾、赤芍、桃仁、延胡索、红花、没药、姜黄、肉桂、五灵脂、香附、乌药、青皮、莪术。

本方是活血化瘀，理气散满之剂。取当归、赤芍活血生新；川芎、桃仁、红花、五灵脂破瘀活血；延胡索、没药、姜黄、香附、莪术理气行血；乌药、青皮调气散结；肉桂温经散寒，与桃仁、红花等同用，能增强破血活血作用。如大便秘结者，可加大黄泻下通便；瘀血久郁化热而热甚者，可去肉桂，加丹参、牡丹皮活血清热。

（3）脾肾阳虚

症状：腹部膨大，但胀满不甚。兼有面色苍白，精神衰疲，怯寒肢冷，或下肢轻度浮肿，小便清白而短少不利。舌质淡，苔薄白，脉沉细无力。

分析：此证型可见于肝炎后肝硬化或血吸虫病肝硬化后期等病。由于脾阳虚弱，累及于肾，致脾肾阳虚，寒水内聚，故腹部膨大、胀满不甚；脾肾阳衰，阳气不能敷布内外，因而面色苍白、精神衰疲、怯寒肢冷；肾气不足，膀胱气化无权，故下肢浮肿、小便清白而短少不利；舌淡、脉沉细无力，为阳气虚弱的表现；苔白，为寒水内停的征象。

治法：温补脾肾，化水消胀。

方药：附子理中丸合五苓散。

如偏于肾阳虚弱，气化不利，可用加味肾气丸加党参、白术温肾健脾、化气行水。

（4）肝肾阴虚

症状：腹部膨大，通腹胀满，兼有面色黧黑，心烦，口干，鼻衄，齿衄，皮肤斑疹，小便色黄而短少不利。舌红少津，或苔光剥，脉弦细数。

分析：本证型可见于肝炎后肝硬化腹水等病。由于肾虚不能主水，水湿停聚腹内，故腹部膨大、通腹胀满；肾虚不能外荣于色，因而面色黧黑；肝肾阴虚，相火扰动心神，故出现心烦；虚火灼津，而为口干；火灼脉络，血液外溢，故鼻衄，齿衄，皮肤斑疹；肾主水，肾虚则开阖之职失司，膀胱分利失常，因而小便色黄而短少不利；舌红少津、脉弦细数亦为肝肾阴虚，虚火内扰，津液受伤的征象。

治法：滋养肝肾，佐以利水消鼓。

方药：六味地黄丸加枸杞子、何首乌、猪苓、滑石。

六味地黄丸（《小儿药证直诀》）：熟地黄、山茱萸、山药、泽泻、茯苓、牡丹皮。

此是滋补肾阴的要方。方中熟地黄、山茱萸滋养阴血，补益肝肾；山药补脾益气，与萸肉配合，能收涩精气；牡丹皮清热泻火；茯苓、泽泻导水下行而茯苓又有和脾益气作用。若加枸杞子、何首乌为增强熟地黄、山茱萸补益肝肾作用；若加猪苓、滑石为助茯苓、泽泻导水下行，以利小便；如小便极少，可少佐肉桂以通肾关；口干甚者，可加麦冬、玄参、知母滋养阴液；兼有潮热者，可加银柴胡、地骨皮、鳖甲清热滋阴；若衄血、斑疹甚者，可加白茅根、紫珠草、鲜生地黄止血清热。

表 8-4　单腹肿胀鉴别简表

分型		主症	兼症	舌脉	治法	主方
实证	气滞湿阻	腹部膨大如鼓，腹皮绷急，皮色苍黄	胁下胀痛，饮食减少，食后作胀，嗳气不舒，小便短少	舌苔白腻，脉象弦	疏肝健脾，散满消鼓	柴胡疏肝汤合平胃散
	瘀血停滞	腹部膨大如鼓，坚实而满，脉络怒张	胁下肿块作痛，面色黧滞，口唇紫褐，颈胸臂部有红缕赤痕血痣	舌紫黯，脉细涩	活血祛瘀，散满消胀	当归活血散
虚证	脾肾阳虚	腹部膨大，但胀满不甚	面色苍白，精神衰疲，怯寒肢冷，或下肢轻度浮肿，小便清白而短少不利	舌质淡、苔薄白，脉沉细无力	温补脾肾，化水消胀	附子理中丸合五苓散
	肝肾阴虚	腹部膨大，通腹胀满	面色黧黑，心烦口干，鼻衄齿衄，皮肤斑疹，小便色黄而短少不利	舌红少津，或苔光剥，脉弦细数	滋养肝肾，佐以利水消鼓	六味地黄丸加枸杞子、何首乌、猪苓、滑石

九 | 血症类

1. 鼻孔出血

鼻孔出血，又称鼻衄，是指血液不循常道而上溢于鼻窍，渗出于体外。如出血过多，连续不止，则称为"鼻洪"。

本症是临床常见的一种症状，可见于各种急慢性疾病，亦可见于月经失调患者，主要由于肺、胃、肝及肾脏病变所引起，因肺与鼻有密切关系，故尤多见于肺的病变。《血证论》说："鼻为肺窍，鼻根上接太阳经脉，鼻孔下夹阳明经脉，内通于肺，以司呼吸，乃清虚之道，与天地相通之门户，宜通不宜塞，宜息不宜喘，宜出气不宜出血者也。"如人体感受外邪，头痛，发热，失于表散，病邪无从出路，而由血分外泄为衄，则称为"红汗"，此乃病邪欲从鼻腔外出之象，无须大剂量的凉血止血方药治疗，否则反会妨碍病邪不能及时外出。但当衄出之后病仍不解，或血出不止，则必须积极进行治疗，切勿大意。

【症因】

（1）肺热上蒸：多因风热之邪，侵袭卫表，由表入肺，邪热壅阻清道；或素有肺中伏热，又为风邪所侵，损伤肺窍络脉，血液外溢，而成本症。

（2）胃热上冲：多由平素饮酒过度或过食肥甘厚味，致胃中积热，热邪熏蒸，循足阳明经脉上交于鼻颊中，迫血妄行，遂成此症。

（3）肝火上扰：由于情志失调，肝郁化火，火性窜动，阴血被扰，血失所藏，血随火升上至清窍，形成本症。

（4）肾阴不足：多由素体虚弱，肾阴亏少，不能滋养于肝，则肝阳偏亢，阴血随阳所升；或病后阴虚，肾阴不足，虚火上扰，肺阴受伤，形成本症。

【证治】

（1）肺热上蒸

症状：鼻孔出血，出血量或多或少，无反复发作，兼有鼻中气息觉热，发热，或微恶风寒，口干，或咳嗽喉痒。舌尖红，苔薄黄，脉浮数或滑数。

分析：由于风热客肺，热壅清窍，阳络受伤，故鼻孔出血；热邪上冲盛者，则出血量较多；热邪上冲轻者，则出血量较少；鼻衄无反复发作，为外邪所伤之象；邪热阻肺，熏蒸鼻窍，因而鼻中气息觉热；风热阻于肌表，正邪交争而为发热或微恶风寒；肺热传胃，胃津受伤而为口干；肺有邪热，气失清宣，可见咳嗽喉痒；舌尖属心肺，肺热故舌尖红；肺胃邪热熏蒸于上，则舌苔薄黄；风热袭肺，热邪壅盛而表热甚于里热则脉见浮数，若里热甚于表热则脉见滑数。

治法：清泄肺热，安络止血。

方药：桑菊饮加茅根、牡丹皮。

桑菊饮具有发散风热，清泄肺气的作用；加茅根、牡丹皮以清热凉血，活血行瘀。如表证较轻，里热已盛，可去薄荷，加黄芩、知母清泄里热；若表证已罢，热入营血，可去薄荷、桔梗，加生地黄、玄参清营凉血；无咳嗽者，可去杏仁、桔梗等祛痰止咳之品；出血多者，可加山茶花、侧柏叶、茜草根增强凉血止血之作用。

（2）胃热上冲

症状：鼻孔出血，出血量一般较多，兼有鼻燥、口臭、口渴欲饮，烦躁不安。舌质红、苔黄糙，脉洪数。

分析：胃中积热，热循阳明经脉上交于鼻，阳络受伤，故鼻孔出血、出血量较多；胃热上蒸鼻口，因而鼻燥、口臭；胃热消烁津液，因而口渴欲饮；胃热扰动心神，因而烦躁不安；其舌红为邪热入侵心营之象，苔黄糙为胃热津耗之征，脉洪数为邪热扰动，脉气不和，血液运行迅速的征象。

治法：清胃泄热，凉血止血。

方药：玉女煎合泻心汤。

玉女煎（《景岳全书》）：石膏、麦冬、熟地黄、知母、牛膝。

本方取石膏、知母清胃泄热，生津止渴；熟地黄、麦冬滋阴清热；牛膝导热下行；配泻心汤以增强清热泻火，凉血止血的作用。如血出不止者，可加山茶花、牡丹皮凉血止血。

（3）肝火上扰

症状：鼻孔出血，常随情志变化而改变，兼有头痛，眩晕，口干，目赤，心烦，善怒。舌边红、苔薄黄，脉弦数。

分析：由于肝郁化火，火性上炎，迫血妄行，因而鼻孔出血；肝火的产生，多由情志失调，因此情志的舒畅或抑郁，鼻孔出血可随之改变；肝火内盛，上扰清空，因而头痛、眩晕；肝火灼津，胃津受伤而为口干；目为肝窍，肝火旺盛，故目赤；肝气不疏，气火扰动心神，因而心烦善怒；舌边属肝，肝火亢盛，故舌边红；苔薄黄、脉弦数，为肝火偏旺的外候。

治法：清肝泻火，宁络止血。

方药：龙胆泻肝汤加山茶花、茜草根。

龙胆泻肝汤具有泻肝清火的作用；加山茶花以清热止血，茜草根以止血和血。如兼胁肋作痛者，可加郁金、川楝子疏肝理气，和血止痛。

若肝火亢盛，症势较重，可用蓁龙汤清肝泻火、凉血止血；兼见肝阴不足者，可配用一甲复脉汤滋阴清热、养血止血。

蓁龙汤（《医醇賸义》）：羚羊角、牡蛎、石斛、沙参、麦冬、贝母、夏枯草、牡丹皮、荆芥、薄荷、茜草根、茅根、藕汁、牛膝。

方中羚羊角清肝泄热；牡蛎平肝潜阳；夏枯草清热散结，凉肝明目；牡丹皮、茜草根、茅根、藕汁清热凉血，止血行血；石斛、沙参、麦冬滋阴养肝；贝母散结降气；荆芥、薄荷散血中之风邪；牛膝导热下行。其中羚羊角货源稀少、价格高昂，可用山羊角、石决明、钩藤、代赭石等其他清肝泄热之品代用；如血中无风邪者，可去荆芥、薄荷等辛散之品。

一甲复脉汤（《温病条辨》）：牡蛎、生地黄、白芍、麦冬、甘草、阿胶。

方中牡蛎平肝潜阳；生地黄、阿胶滋阴养血，凉血止血；白芍、麦冬滋阴柔肝；甘草益气和中，兼能调和诸药。

（4）肾阴不足

症状：鼻孔出血，反复发作，兼有眩晕，耳鸣，鼻中干燥觉热，腰膝酸软。舌光红，脉细数。

分析：由于肾阴不足，虚火内扰，血随火升，从鼻窍溢出，故鼻孔出血、反复发作；耳为肾之外窍，肾虚则耳鸣；肾阴不足，肝失滋养，故眩晕；肾虚肝旺，肝火犯肺，肺阴受伤，虚热上干鼻窍，故鼻中干燥觉热；肾主下焦，肾虚则腰膝不坚，故腰膝酸软；舌光红，脉细数，为肾虚火旺之征。

治法：滋补肾阴，清热止血。

方药：参麦地黄丸加山茶花、旱莲草。

参麦地黄丸具有滋肾益肝，润肺清热作用。适用于肾阴不足，虚火犯肺之证候。加山茶花、旱莲草以清热止血。如虚火内炽者，可加龟板、黄柏、知母滋阴降火；若肝阳上亢剧者，可加牡蛎、珍珠母平肝潜阳；如肺虚痰阻，咳嗽时作，可加百合、阿胶、川贝母补肺止咳。

以上各证型中，如出血量多由于血热妄行所致的，均可配合犀角地黄汤以清热凉血、止血行瘀；若出血久而不止，血虚则气亦虚，可用止衄散补气养血、止血和血。

止衄散（《丹溪心法》）：黄芪、赤茯苓、白芍、当归、生地黄、阿胶。

方中黄芪补气；当归养血和血；生地黄凉血滋阴；白芍敛阴益血；阿胶补血止血；赤茯苓利湿通淋，导热下行。诸药合用，具有补气养血止血之功。

此外，妇女月经期或经期前后出现鼻孔出血，称为"倒经"或"逆经"。这种出血，并不是真正的月经倒行，而是经期血热逼血上行伤络所致，一般可用三黄四物汤以清热泻火、调经和血。

三黄四物汤（《医宗金鉴》）：大黄、黄芩、黄连、熟地黄、白芍、当归、川芎。

本方系《金匮要略》泻心汤与《太平惠民和剂局方》四物汤组合而成。其中四物汤补血和血，调经安络；泻心汤清热降火，凉血止血。两方同用，共奏凉血、止血、调经之效。

表 9-1　鼻孔出血鉴别简表

分型	主症	兼症	舌脉	治法	主方
肺热上蒸	鼻孔出血，出血量或多或少，无反复发作	鼻中气息觉热，发热，或微恶风寒，口干，或咳嗽喉痒	舌尖红、苔薄黄，脉浮数或滑数	清泄肺热，安络止血	桑菊饮加茅根、牡丹皮
胃热上冲	鼻孔出血，出血量一般较多	鼻燥口臭，口渴欲饮，烦躁不安	舌质红、苔黄糙，脉洪数	清胃泄热，凉血止血	玉女煎合泻心汤
肝火上扰	鼻孔出血，往往随情志变化而改变	头痛，眩晕，口干，目赤，心烦善怒	舌边红、苔薄黄，脉弦数	清肝泻火，宁络止血	龙胆泻肝汤加山茶花、茜草根
肾阴不足	鼻孔出血，反复发作	眩晕耳鸣，鼻中干燥觉热，腰膝酸软	舌光红，脉细数	滋补肾阴，清热止血	参麦地黄丸加山茶花、旱莲草

2. 齿龈出血

齿龈出血，又称牙龈出血，或称齿衄，是指齿缝或齿龈渗出血液而言。足阳明胃经行于上齿，手阳明大肠经行于下齿，肾主骨、齿为骨之余。因此，本症与胃、大肠及肾有关，但以胃的病变较为多见。《血证论》说："齿虽属肾，而满口之中，皆属于胃，以口乃胃之门户故也，牙床尤为胃经脉络所绕，故凡衄血，皆是胃火上炎，血随火动。"

【症因】

（1）胃肠实火：由于过食辛辣之物，胃肠积热，热从火化，循经上扰，引起本症。

（2）胃中虚火：由于平素胃阴不足，虚火内动，循经脉上行至齿龈，血随火动，形成本症。

（3）肾虚火旺：由于肾阴素亏，虚火上浮；或病后肾阴不足，肝失滋养，肝阳扰动，阴不敛阳，阴血随阳浮游，发生本症。

【证治】

（1）胃肠实火

症状：齿龈出血，血色鲜红，兼有齿龈红肿疼痛，口臭，大便秘结。舌苔黄或黄糙，脉洪数。

分析：胃肠实火，循经上行，损伤血络，因而齿龈出血、血色鲜红；火邪上蒸，瘀热互结，则齿龈红肿疼痛；口乃胃之门户，胃热上冲，故口臭；邪热结于大肠，则大肠传化失司，故大便秘结；脉洪数、舌苔黄为胃肠实火所致；苔黄糙则为实火伤津，胃津受伤的征象。

治法：清热泻火，和胃理肠。

方药：清胃散合调胃承气汤。

两方同用，取清胃散之清胃泻火，凉血止血；调胃承气汤之清热泻火，理肠通便。出血多者，可加蒲黄、茜草根止血行瘀；齿龈溃烂，可加人中白解毒止血；兼夹风邪，可加防风、白芷祛风散火；夹有湿邪，可加川木通、防己清热利湿。

（2）胃中虚火

症状：齿龈出血，反复不愈，血色或较红或较淡，兼有齿龈糜烂，肿痛不甚，口中干燥。舌苔黄，或苔光少津，脉细滑数。

分析：本证型可由胃中实火内伏，损伤胃阴而成；亦可由胃阴素虚，再因饮食辛辣所致。由于胃阴不足，虚火内扰，血随火升，故齿龈出血、反复不愈；阴虚火邪较甚则血色较红，阴虚损及于气则血色较淡；虚火上扰，蒸腐牙龈，因而齿龈糜烂；虚火扰动，而非为实火熏灼，故齿龈肿痛不甚；虚火内旺，津液受伤，故口中干燥、苔光少津；其舌苔黄，脉细滑数，亦属胃中虚火扰动的征象。

治法：滋阴清胃。

方药：甘露饮。

甘露饮（《太平惠民和剂局方》）：枇杷叶、熟地黄、生地黄、天冬、麦冬、石斛、枳壳、茵陈、黄芩、甘草。

方中熟地黄、生地黄、天冬、麦冬滋阴养液，清热凉血；石斛生津养胃，滋阴清热；枇杷叶清胃降逆；枳壳理气畅中；茵陈、黄芩清热止血；甘草调和诸药。如出血较多者，可加蒲黄、侧柏叶凉血止血，行血祛瘀；若阴虚损及于气，致气阴两虚者，可加孩儿参、羊乳补气生津。

如虚火炽盛，可配合玉女煎以引胃火下行，兼滋阴液。

（3）肾虚火旺

症状：齿龈出血，滴点而出，血色淡红，兼有龈浮齿摇而微有疼痛，耳鸣，头晕。舌淡红，脉细数。

分析：肾虚火动，火浮于上，故齿龈出血、滴点而出；肾虚不能养肝，肝中阴血不足，因而齿龈出血、色淡红；肾主骨，齿为骨之余，肾虚则龈浮齿摇，虚火扰动则微有疼痛；肾阴不足，耳窍失聪，故耳鸣；肝肾亏弱，髓海空虚，因而头晕，阴血不足，虚火内动，故见舌淡红，脉细数。

治法：滋阴降火。

方药：知柏地黄丸加牛膝、旱莲草、蒲黄。

知柏地黄丸滋阴降火，加牛膝补益肝肾，并能引诸药入肾；旱莲草凉血止血，兼能滋补肾阴；蒲黄凉血止血，兼能行血祛瘀。若尺脉微弱，寸脉浮大，则属上盛下虚，火不归原，可酌加少量肉桂、附子以引火归原。

表 9-2 齿龈出血鉴别简表

分型	主症	兼症	舌脉	治法	主方
胃肠实火	齿龈出血，血色鲜红	齿龈红肿疼痛，口臭，大便秘结	苔黄或黄糙，脉洪数	清热泻火，和胃理肠	清胃散合调胃承气汤
胃中虚火	齿龈出血，反复不愈，血色或较红或较淡	齿龈糜烂，肿痛不甚，口中干燥	苔黄或苔光少津，脉细滑数	滋阴清胃	甘露饮
肾虚火旺	齿龈出血，滴点而出，血色淡红	龈浮齿摇而微有疼痛，耳鸣头晕	舌淡红，脉细数	滋阴降火	知柏地黄丸加牛膝、旱莲草、蒲黄

3. 咳血

咳血，又称嗽血，是指血从气管咳嗽而出，痰血相兼，或痰中带有血丝，或纯血鲜红而言。此症与呕血不同，呕血之血来自胃，从食道呕吐而出，色多为紫黑，凝滞有块，间夹食物残渣；而此症血来自肺，色多鲜红，间夹泡沫。两者须加鉴别，不可混淆。本症的病位在肺，但与肝肾有关。其病变性质多属热证，但有虚实之分和外感内伤之别，而以肺阴不足、肝火犯肺为多见。

【症因】

（1）风热伤肺：多因感受风热外邪，或风寒外邪，寒从热化，由皮毛、口鼻入侵于肺，阳络受伤，血液外溢，而成本症。

（2）燥热伤肺：多由外感燥热之邪，从口鼻或皮毛侵袭于肺，致肺燥络伤，血不随经，溢出脉外，遂成此症。

（3）肺阴不足：由于肺阴素亏，痰热内阻，清肃之职失司，阳络受伤，血不循经，流出脉外，而成本症。

（4）肝火犯肺：由于情志不畅，肝失条达，气郁化火，肝火上犯于肺，肺络损伤，故产生此症。

（5）肾虚火旺：由于肾阴素虚，阴液无以上承，虚火内动，灼伤肺络，脉中之血渗出于外，故发生本症。

【证治】

（1）风热伤肺

症状：咳血，或痰中带血，但以痰血夹杂为多见，兼有咳嗽、咽痛、口渴、身热，或微恶风寒。舌苔薄黄，脉浮数或滑数。

分析：此证型可见于肺脓疡、肺炎和支气管扩张继发感染等病。由于感受风热之邪，或风寒化热，侵袭于肺，阳络损伤，故咳血或痰中带血；因热邪伤络，而非火邪伤络，故痰血夹杂为多见；邪犯肺系，气失清宣，则咳嗽；热灼气道则咽痛；肺热传胃，致肺胃俱热，故口渴、身热；风邪阻于肌腠，卫气不和，因而微恶风寒；其舌苔薄黄，为邪热客肺的征象；脉浮数为表证未罢，表里俱病之征；脉滑数为里热已盛，表证尽罢之象。

治法：疏风清热，宁络止血。

方药：桑茅汤。

桑茅汤（作者拟方）：冬桑叶、炒黄芩、炒栀子、白茅根、茜草根、生藕节、鱼腥草、干芦根、牛蒡子、生甘草。

方中桑叶发散风热，兼能凉血；黄芩、栀子、鱼腥草清泄肺热，并能止血；茅根、茜草、藕节清热凉血，安络止血；芦根清肺胃之热，能生津止渴；牛蒡子宣肺祛痰，清热利咽；生甘草清热化痰，调和诸药。如口渴身热甚者，可加知母、天花粉生津养液，止渴清热。

若出血不止，纯血鲜红，可配合十灰散（丸）吞服以清热泻火，凉血止血。

十灰散（《十药神书》）：大蓟、小蓟、荷叶、侧柏叶、白茅根、茜草根、大黄、栀子、棕榈皮、牡丹皮。

方中大蓟、小蓟、茜草根、侧柏叶、白茅根清热凉血，止血行血；棕榈皮收涩止血；荷叶凉血和血；牡丹皮凉血化瘀；栀子泻火止血；大黄泄热行瘀。诸药烧灰存性，研末或制丸，或用童便，或藕汁、萝卜汁、墨汁，饭后调服或吞服，为增强清热祛瘀、凉血止血的作用。

（2）燥热伤肺

症状：咳血，或痰中带血，但以痰中带有血丝为多见，兼有干咳无痰，或咳呛少痰，咳时胸痛，鼻燥，咽干，身热，微恶风寒。舌尖红，苔薄黄，脉象滑数。

分析：本证型常发于秋季气候干燥之时，可见于肺炎和支气管扩张继发感染等病。由于燥热外邪侵袭于肺，肺之清肃失职，阳络受伤，因而咳血或痰中带血；因系燥邪损伤肺络而非火邪所伤，故以痰中带有血丝为多见；燥热犯肺，灼津为痰，痰热互结，因而干咳无痰或咳呛少痰；胸为肺之外廓，痰热阻肺，胸络不舒，故咳时胸痛；燥邪伤肺，肺津不能上承，所以鼻燥、咽干；邪热侵犯肺卫，正邪交争，因而身热、微恶风寒；舌尖属心肺，肺有邪热，故舌尖红；燥热犯肺，上蒸于舌则苔黄，邪袭脉道则脉滑数。

治法：润燥清热，和络止血。

方药：桑杏汤加白茅根、茜草根、侧柏叶。

桑杏汤具有润燥清热，宣肺止咳作用，加配白茅根、茜草根、侧柏叶以清热凉血，止血行血。

若燥热内盛，肺中气阴受伤，宜用清燥救肺汤清燥润肺，益气生津。

（3）肺阴不足

症状：咳血，或痰中带血，但以痰血相兼为多见，反复不止，兼有咳嗽少痰，口干，咽燥，或声音不扬，甚则失音。舌红少津，脉象细数。

分析：本证型可见于活动性肺结核或风湿性心脏病二尖瓣狭窄等病。由于肺阴不足，痰热留恋，肺络损伤，故咳血或痰中带血；肺阴亏虚，痰热互结，损伤肺中孙络，故痰血相兼为多见、反复不止；痰热阻肺，清肃之职失常，因而咳嗽少痰；肺阴不足，津液已亏，则口干、咽燥；音门失于濡养，则声音不扬或失音；阴虚内热，不能滋舌充脉，故见舌红少津、脉象细数。

治法：滋阴养肺，安络止血。

方药：补肺阿胶汤加白及、侧柏叶。

补肺阿胶汤具有养阴补肺，宁嗽止血的作用，加白及、侧柏叶可增强止血安络之疗效。

如咳血甚者，可加服十灰散以清热凉血、止血行瘀；若肺阴不足，肝火乘虚内扰，可配合咳血方清肝敛肺、化痰止咳、和络止血。

咳血方（《丹溪心法》）：青黛、瓜蒌仁、诃子、浮海石、山栀子、白蜜、姜汁。

方中青黛清肝凉血；栀子清热泻火；瓜蒌仁润肺祛痰；浮海石清肺化痰；诃子敛肺止咳；白蜜润肺生津；姜汁化痰和胃。诸药配合，适用于肝火上逆，肺津受灼，咳嗽痰血，烦躁不安，颊红，便秘等。

（4）肝火犯肺

症状：咳血，或痰中带血，但以咳血为多见，兼有咳嗽气逆，或气逆作咳，胸胁引痛，烦躁易怒。舌边红，苔黄，脉弦数。

分析：此证型可见于肺结核等病。由于肝火犯肺，肺络受伤，故咳血或痰中带血；火性暴窜，火灼肺络，故以咳血为多见；肝经气火上逆，肺气失于肃降，因而咳嗽气逆或气逆作咳；胁为肝之分野，胸为肺之外廓，肝火犯肺，胸胁络脉受伤，气血运行不和，因而胸胁引痛；肝火亢盛，累及心神，故烦躁易怒；舌边属肝，肝火内动，则舌边红；肝火肺热，上熏于舌，故舌苔黄；肝火扰动，窜犯于脉，故脉弦数。

治法：清肝润肺，和络止血。

方药：清肝润肺汤加花蕊石、降香、茜草根。

清肝润肺汤具有清肝润肺，止咳化痰作用；加花蕊石、茜草根、降香以行血止血。

若咳血量较多者，可配合十灰散以清热泻火、凉血止血；若血出如涌，宜配合犀角地黄汤凉血清热、止血散瘀。

犀角地黄汤（《备急千金要方》）：犀角、生地黄、芍药、牡丹皮。

方中犀角（可用水牛角）清营凉血，并能解毒；生地黄凉血止血，兼能清热养阴；赤芍活血散瘀，兼能和营泄热；牡丹皮泄热凉血，止血行瘀。四药合用，则具有较强的凉血止血作用。

（5）肾虚火旺

症状：咳血，或痰中带血，而以后者为多见，兼有咳嗽，气促，口燥，咽干，遗精，腰酸，午后潮热，耳鸣，头晕。舌光红少津，脉细数。

分析：本证型多见于活动性肺结核或风湿性心脏病二尖瓣狭窄等等。由于肾阴不足，虚火上炎，肺络受伤，故咳血或痰中带血；因系虚火伤络，非属实火所伤，故以痰中带血为多见；肺肾两虚，纳气无权，肃降失司，因而咳嗽气促；肾虚火旺，火扰精室，因而遗精；腰为肾之府，肾虚则腰酸；肺肾阴虚，津液无以上承，而为口燥、咽干；阴不恋阳，虚热内扰，故午后潮热；肾开窍于耳，肾虚则耳鸣；肾主骨，骨生髓，脑为髓海，肾虚则脑亏，因而头晕；肾阴不足，无以滋舌充脉，故见舌光红少津、脉细数。

治法：滋阴降火，宁络止血。

方药：生地黄汤。

生地黄汤（《医学心悟》）：生地黄、牛膝、麦冬、玄参、白芍、牡丹皮、栀子、丹参、郁金、三七、荷叶、陈墨汁、清童便。

方中生地黄滋补肾阴，凉血止血；玄参养阴生津，清热凉血；麦冬滋阴润肺；肾阴不足，则肝阴亦虚，故用白芍敛阴柔肝；牛膝补肾强腰，并能引火下行；栀子清热泻火；牡丹皮、丹参、荷叶清热凉血，止血和血；郁金、三七、墨汁、童便止血散瘀。

如阴虚火旺甚者，可配合大补阴丸滋阴降火，填补精血。

大补阴丸（《丹溪心法》）：黄柏、知母、熟地黄、龟板、猪脊髓。

方中黄柏、知母苦寒坚阴，能清肾中之虚火；熟地黄滋阴养血；龟板育阴潜阳，填精益血；猪脊髓填髓益精。诸药合用而成为滋阴与制火并重之剂，故适用于阴虚火旺之证。

此外，历代文献还有吐血、咯血、唾血等出血名称。这些不同的出血名称，实际上是属于咳血、呕血、牙龈出血等范围。血液从口中而来，概称吐血，包括了咳血和呕血。血来自喉头，不咳而一咯即出，称为咯血。鲜血与唾沫混杂，不咳不呕而出，称为唾血。现将咯血、唾血的辨证施治简介如下，以供参考。

（1）咯血：多由肺肾同亏，心肝火旺所引起。临床表现为不咳而喉中咯出血块或血点，兼有咽喉干燥、面红心烦等症。治宜滋阴降火，安络止血。方用参麦地黄丸加旱莲草、茜草根、侧柏叶。

（2）唾血：多因阴虚火旺，上扰齿龈及口舌所致。其临床表现以鲜血与唾沫混杂唾出为主要症状。治法以滋阴降火为主，方用滋阴降火汤加减。

滋阴降火汤（《沈氏尊生书》）：白芍、当归、熟地黄、白术、天冬、麦冬、生地黄、陈皮、知母、黄柏、甘草、生姜、红枣。

方中熟地黄、生地黄滋阴养血，凉血止血；白芍、当归养血和血，敛阴柔肝；天冬、麦冬滋肾润肺，生津养液；知母、黄柏坚阴保液，平降虚火；陈皮理气和中；白术、甘草、姜、枣健脾益胃。如出血多者，可加旱莲草、茜草根等止血行瘀之品。

表 9-3　咳血鉴别简表

分型	主症	兼症	舌脉	治法	主方
风热伤肺	咳血或痰中带血，但以痰血夹杂为多见	咳嗽咽痛，口渴身热，或微恶风寒	舌苔薄黄，脉浮数或滑数	疏风清热，宁络止血	桑茅汤
燥热伤肺	咳血，或痰中带血，但以痰中带有血丝为多见	干咳无痰，或咳呛少痰，咳时胸痛，鼻燥咽干，身热微恶风寒	舌尖红、苔薄黄，脉滑数	润燥清热，和络止血	桑杏汤加白茅根、茜草根、侧柏叶
肺阴不足	咳血或痰中带血，但以痰血相兼为多见，反复不止	咳嗽少痰，口干咽燥，或声音不扬，甚则失音	舌红少津，脉细数	滋阴养肺，安络止血	补肺阿胶汤加白及、侧柏叶

分型	主症	兼症	舌脉	治法	主方
肝火犯肺	咳血或痰中带血，但以咳血为多见	咳嗽气逆，或气逆作咳，胸胁引痛，烦躁易怒	舌边红、苔黄，脉弦数	清肝润肺，和络止血	清肝润肺汤加花蕊石、降香、茜草根
肾虚火旺	咳血或痰中带血，但以痰中带血为多见	咳嗽气促，口燥咽干，遗精腰酸，午后潮热，耳鸣头晕	舌光红少津，脉细数	滋阴降火，宁络止血	生地黄汤

4. 呕血

呕血，是指血由胃而来，从口而出，甚则倾盆盈碗、间夹食物残渣而言。本症的病位主要在胃，病理变化以胃络损伤为主，但引起胃的病变，则与肝、脾等脏腑有密切关系。其突然暴呕血以火热实证为多见，如呕血不止，可继发为虚寒证甚至出现脱证。本症既有寒热之分，又有虚实之别。

【症因】

（1）胃热壅盛：由于饮酒过度，胃中积热，脉络瘀滞，气血运行不畅；或暴饮暴食，损伤脾胃，气机升降失常，聚湿生痰，因痰生火，扰动胃络，遂成本症。

（2）肝火犯胃：多由情志失调，恼怒伤肝，气郁化火，肝火横逆犯胃，损伤胃络；或肝胃素有伏热，复因肝气郁滞，气失条达，致气逆血奔，而成此症。

（3）心脾两虚与脾虚寒凝：心主血，脾统血，血与气相互依附，气为血帅，血为气守，血随气行，流于经脉，循环不息。若劳倦过度，脾气受伤，气不摄血，血不循经，而成呕血。因胃热及肝火所致的呕血，由于呕血量多或日久不止，邪随血虚而衰，气随血脱而弱，引起心血不足，脾不统血，血不归经，形成心脾两虚或脾虚寒凝之呕血。

【证治】

（1）胃热壅盛

症状：呕血黯紫或紫红，夹有食物残渣，兼有胸脘闷痛，口臭，唇红，大便秘结。舌苔黄或黄腻，脉滑数。

分析：本证型可见于溃疡病、门静脉性肝硬化、慢性肥厚性胃炎、食道癌及胃癌等病。由于积热内灼，损伤胃络，血随气升，故呕血紫黯或紫红；胃主纳食，胃络损伤，食物残渣亦随血上溢，因而血中夹有食物残渣；胃络受伤，瘀血停滞，气机被阻而为胸脘闷痛；胃中积热，熏蒸于上，则口臭、唇红；下迫大肠，因而大便秘结；积热扰动，内淫于脉，上蒸于舌，故脉见滑数、舌苔黄；因其热中伏有湿邪，故舌苔黄腻。

治法：清胃泄热，凉血止血。

方药：泻心汤合四生丸。

四生丸（《妇人大全良方》）：生荷叶、生艾叶、生柏叶、生地黄。

两方同用，以大黄、黄芩、黄连清胃泄热，凉血止血；生柏叶、生地黄清热凉血；荷叶散瘀止血；艾叶温经止血。寒热并用，凉血不碍脾胃。如平素饮酒过度者，可加葛花、枳椇子清解酒毒，醒胃和中。

（2）肝火犯胃

症状：呕血紫黯或鲜红，或夹有食物残渣，兼有脘胁胀痛，口苦，心烦善怒，寐少梦多。舌边红，脉弦滑。

分析：此证型可见于门静性肝硬化、慢性肥厚性胃炎及溃疡病等病。《素问·举痛论》曰："怒则气逆，甚则呕血。"由于暴怒伤肝，肝火犯胃，损伤胃络，故呕血紫黯或鲜红、或夹有食物残渣（如出血处较高，在胃上口或食道中则不夹有食物残渣）；肝郁气滞，气机阻塞，因而脘胁胀痛；气有余便是火，肝胆气火上逆而为口苦；肝火扰动于心，则心神不宁，故心烦善怒、寐少梦多；舌边红、脉弦滑，则均属肝火内盛的征象。

治法：泻肝清胃，止血化瘀。

方药：丹栀逍遥散合化血丹。

化血丹（《医学衷中参西录》）：三七、花蕊石、血余炭。

两方同用，丹栀逍遥散疏肝泻火，养血和血；化血丹止血化瘀。如肝火亢盛者，去白术、茯苓、煨姜；加龙胆草、生地黄泻火清热，凉血止血。

如上述两证型之暴呕血，血出如涌，均可配合犀角地黄汤凉血止血；若血出过多，面色苍白，四肢厥冷，汗出淋漓，脉象细微，则为虚脱之危候，"血脱溢气"，当急服独参汤大补元气以固脱；如服凉血药物而血出不止者，为寒邪凝滞、虚火上逆之候，可用柏叶汤温经散寒，降逆止血；若出现阴虚火炎，口渴欲饮，烦躁不安，舌质红，脉细数，可用玉女煎滋阴清火。同时在暴呕血时，应使患者情绪安定，静卧少动，以防变化。

独参汤（《伤寒大全》）：人参（可用别直参或红参）。

"有形之血，不能速生；而无形之气，所当急固"。人参大补元气，独用则力专，故用单味以急救固脱。

柏叶汤（《金匮要略》）：侧柏叶、干姜、艾叶、马通汁（《三因方》改用童便）。

方中干姜温中散寒；艾叶温经止血；柏叶清热凉血，收敛止血；马通汁（即马粪汁）引血下行，近代常以童便代之。

（3）心脾两虚

症状：呕血黯淡，缠绵不止，兼有气短，心悸，面色㿠白，神疲乏力。舌质淡嫩，脉象细弱。

分析：本证型可见溃疡病等消化系统疾患及血液病等病。由于心脾两虚，气不摄血，故呕血黯淡、缠绵不止；心血不足，心神失守，因而心悸；气血虚弱，不能外荣于色而为面色㿠白、舌质淡嫩；脾胃为后天之本，是气血生化之源，五脏六腑皆赖于所养，今脾胃虚弱，气无所生，肺失滋养则气短，不能充养肌肉筋脉而为神疲乏力；心中气血不足，不能充盈脉道，故脉细弱。

治法：补气摄血。

方药：止血归脾汤。

止血归脾汤（作者拟方）：炒党参（症势重者，宜用红参）、炒白术、炙黄芪、当归炭、三七粉（分吞）、紫珠草、仙鹤草、炙海螵蛸、广木香、炙甘草。

方中炒党参、白术、黄芪、炙甘草补气健脾；当归炭养血止血；紫珠草止血凉血；仙鹤草止血益气；海螵蛸收涩止血；三七止血化瘀；木香理气化滞，悦脾和胃。如心悸甚者，可加远志、酸枣仁宁心定志。

（4）脾虚寒凝

症状：呕血黯淡，反复不止，兼有脘腹隐痛，面色苍白，四肢不温，怠倦无力。舌质淡、苔薄白，脉沉细无力。

分析：本证型可见于溃疡病等病。由于脾虚不能统血，血寒不得归经，因而呕血黯淡，反复不止；中虚寒凝，气机不畅，故脘腹隐痛；脾胃阳虚，阳不敷布于外，因而面色苍白、四肢不温；脾胃虚弱，气血生化之源不足，肌肉筋脉失养，因而怠倦乏力；脾气虚弱，不能荣舌充脉，故见舌淡、脉细无力；寒邪凝滞，阳气不展，则舌苔薄白、脉沉。

治法：温阳补气，引血归经。

方药：止血理中汤。

止血理中汤（作者拟方）：炒党参、炒白术、炮姜、炙甘草、艾叶炭、仙鹤草、伏龙肝。

方中炒党参、白术、炙甘草补气摄血；炮姜、艾叶炭温阳散寒，引血归经；仙鹤草止血益气；伏龙肝（即灶心土）止血和中。合而有温阳散寒，补气摄血之功。

表 9-4　呕血鉴别简表

分型	主症	兼症	舌脉	治法	主方
胃热壅盛	呕血紫黯或紫红，夹有食物残渣	胸脘闷痛，口臭唇红，大便秘结	舌苔黄或黄腻，脉滑数	清胃泄热，凉血止血	泻心汤合四生丸
肝火犯胃	呕血紫黯或鲜红，或夹有食物残渣，或无食物残渣	脘胁胀痛，口苦，心烦善怒，寐少梦多	舌边红，脉弦滑	泻肝清胃，止血化瘀	丹栀逍遥散合化血丹

分型	主症	兼症	舌脉	治法	主方
心脾两虚	呕血黯淡，缠绵不止	气短心悸，面色㿠白，神疲乏力	舌质淡嫩，脉细弱	补气摄血	止血归脾汤
脾虚寒凝	呕血黯淡，反复不止	脘腹隐痛，面色苍白，四肢不温，怠倦无力	舌质淡、苔薄白，脉沉细无力	温阳补气，引血归经	止血理中汤

5. 便血

便血，是指血从肛门而出，或与大便混合而下，或便下纯血。本症与痢疾不同，痢疾一般多有脓血相兼、里急后重，而本症则无这些表现。

便血有远血、近血，以及肠风、脏毒之分。如先便后血，血色紫黯，称为远血；先血后便，血色鲜红，称为近血；血下如溅，血色清鲜，称为肠风；血下污浊，肛门肿痛，称为脏毒。远血的病变部位多为胃及小肠，近血多在大肠，而肠风、脏毒则多在直肠和肛门。

【症因】

（1）远血：多由饮食不节，劳逸失宜，损伤脾胃，致中气不足，血液失于统摄，遂成此症；亦有下血过久，气随血虚，而成本症。

（2）近血：多因平素喜食辛辣，饮酒过度；或过食肥甘厚味，积热聚湿，湿热互结，下注大肠，损伤阴络，而成本症。

（3）肠风：多由感受风热外邪，传入于胃，由热化火，下注肠道；或肝阴不足，虚热生风，风火煽动阴血，损伤肠络，遂成此症。

（4）脏毒：多因饮酒过度，嗜食肥甘之物，聚湿积热，湿热化毒，下迫直肠肛门，损伤络脉，发生本症。

【证治】

（1）远血

症状：大便下血，先便后血，或血便混杂，或泻下纯血，血色紫黯，或便呈柏油样，兼有脘腹隐痛，面色少华，神疲乏力。舌质淡，脉细弱。

分析：本证型可见于十二指肠球部溃疡或伤寒肠出血等病。由于脾胃虚弱，中气不足，致脾不统血，气不摄血，血溢肠中，故大便下血、先便后血；若胃肠络脉大伤，出血连续不止，则血便混杂，或泻下纯血、血色紫黯，或便呈柏油样；脾胃虚弱，寒邪停留，气机阻滞，因而脘腹隐痛；气血不足，不能荣色充脉，因而面色少华、舌质淡、脉细弱；脾胃亏弱，气血来源不足，故神疲乏力。

治法：补气健脾，止血和血。

方药：黄土汤。

黄土汤（《金匮要略》）：灶心土、生地黄、白术、附子、阿胶、黄芩、甘草。

方中灶心土（伏龙肝）温脾止血；附子、白术温阳健脾；生地黄、阿胶滋阴止血；黄芩苦寒坚阴；甘草调和诸药，兼能和中。诸药配合，刚柔相济，温阳而不伤阴，滋阴而不损阳。如出血多者，可加地榆、紫珠草止血和血。

若出血反复不止，中阳虚弱，寒邪凝滞，可用止血理中汤温中散寒、补气摄血。

（2）近血

症状：大便下血，先血后便，血色鲜红，兼有味苦口腻，小便色黄，大便不畅。舌苔黄腻，脉滑数或濡数。

分析：此证型可见于痔疮、肛裂、结肠或直肠癌、肠息肉、伤寒肠出血及腹型过敏性紫癜等病。由于湿热蕴结脾胃，下移大肠，灼伤阴络，因而大便下血、先血后便、血色鲜红；脾气通于口，湿热阻于脾胃，故味苦口腻；湿热内阻，累及膀胱，因而小便色黄；邪积大肠，气机不和，传导失常，故大便解而不畅；舌苔黄腻、脉滑数或濡数，亦属湿热内蕴之征；若热重于湿则脉滑数，湿热并重则脉濡数。

治法：清热化湿，止血和血。

方药：赤小豆当归散合柏叶散。

赤小豆当归散（《金匮要略》）：赤小豆、当归。

柏叶散（《证治汇补》）：侧柏叶、黄芩、大黄。

两方合用，取赤小豆利湿清热，行血消肿；当归养血和血，润燥滑肠；侧柏叶凉血止血；黄芩、大黄清热泻火。如出血多者，可加地榆、槐角凉血止血。

（3）肠风

症状：大便下血，血下如溅，血色清鲜，兼有口苦，溲黄，便结。舌红、苔黄，脉象滑数。

分析：本证型可见于痔疮、肛裂及直肠癌等病。由于风热之邪损伤阴络，血不循经，故大便下血、血下如溅、血色清鲜；邪热累及胆则口苦，累及膀胱则溲黄；大肠积热，传化失职，因而大便秘结；邪热内盛，入侵血分，则舌红、脉数；邪热内结于大肠，腑气失于通畅，故见苔黄、脉滑。

治法：祛风清热，安络止血。

方药：槐花散。

槐花散（《普济本事方》）：槐花、侧柏叶、荆芥、枳壳。

本方为清热止血，祛风利气之剂。取槐花清热降火；侧柏叶凉血止血；荆芥祛风疏表，鼓动脾气，以防热邪内陷；枳壳利气宽肠。

如出血多者，可用槐角丸凉血止血。

槐角丸（《血证论》）：槐角、地榆、黄连、黄芩、黄柏、生地黄、当归、川芎、防风、荆芥、侧柏叶、枳壳、乌梅、生姜汁。

方中槐角、地榆、生地黄、侧柏叶凉血止血；黄连、黄芩、黄柏清热泻火；当归、川芎养血和血；枳壳利气理肠；防风、生姜汁辛散走表，以祛外来之风邪；乌梅、荆芥辛酸入里，以治内动之风。

（4）脏毒

症状：大便下血，血下污浊，兼有肛门肿硬疼痛，大便秘结。舌红，苔黄腻，脉濡数。

分析：本证型可见于痔疮及肛门脓肿等病。由于湿热邪毒阻于直肠肛门，络脉损伤，血溢脉外，故大便下血、血下污浊；湿热壅滞，酿成火毒，因而肛门肿硬疼痛；邪热阻于肠中，与糟粕互结，传化失常，因而大便秘结；热邪入血，故舌红；其苔黄腻、脉濡数，为湿热壅滞肠道的征象。

治法：清热利湿，解毒和血。

方药：地榆散。

地榆散（《仁斋直指方》）：地榆、黄连、黄芩、茜草、栀子、茯苓、薤白。

方中地榆、茜草凉血止血；黄芩、黄连、栀子清热解毒；茯苓利湿和脾；薤白辛通滑利，上开胸痹，下泄气滞，能治大肠气机不利。

如火毒甚者，可用解毒汤泻火解毒；若兼营血不足，可用清脏汤养血止血、清热解毒。

解毒汤（《血证论》）：大黄、黄连、黄芩、黄柏、栀子、赤芍、枳壳、连翘、防风、甘草。

本方由黄连解毒汤、泻心汤加味组成。方中大黄、黄连、黄芩、黄柏清热凉血，泻火解毒；栀子通泻三焦之火，引邪从膀胱而出；赤芍行血祛瘀，血行则火无所着；枳壳下气宽肠，气行则火自不聚；连翘清热散结，兼能解毒；防风上行外达，使火邪发散，不结于肛门；甘草调和诸药，兼能泻火解毒。

清脏汤（《沈氏尊生书》）：黄连、黄柏、黄芩、栀子、生地黄、当归、白芍、川芎、地榆、侧柏叶、阿胶、槐花。

方中黄连、黄柏、黄芩、栀子清热泻火，解毒凉血；生地黄、阿胶、白芍、当归滋阴养血，止血和血；川芎活血祛瘀；地榆、侧柏叶、槐花清热理肠，凉血止血。

表 9-5　便血鉴别简表

分型	主症	兼症	舌脉	治法	主方
远血	大便下血，先便后血，或血便混杂，或泻下纯血，血色紫黯，或便呈柏油样	脘腹隐痛，面色少华，神疲乏力	舌质淡，脉细弱	补气健脾，止血和血	黄土汤
近血	大便下血，先血后便，血色鲜红	味苦口腻，小便色黄，大便不畅	舌苔黄腻，脉滑数或濡数	清热化湿，止血和血	赤小豆当归散合柏叶散
肠风	大便下血，血下如溅，血色清鲜	口苦，溲黄，便结	舌红苔黄，脉滑数	祛风清热，安络止血	槐花散
脏毒	大便下血，血下污浊	肛门肿硬疼痛，大便秘结	舌红、苔黄腻，脉濡数	清热利湿，解毒和血	地榆散

6. 尿血

尿血，又称溺血或溲血，是指小便中混有血液或夹杂血块而言。本症与血淋相似，其区别点为小便时无明显疼痛，为尿血；小便时滴沥涩痛，痛苦难忍，则为血淋。

本症多因热邪扰动血分所引起。《证治汇补》说："是溺血未有不本于热者。"其病位为肾与膀胱，因肾主水液，膀胱主藏小便，而引起肾与膀胱的病变则与心、小肠、肝、脾有密切关联，但有虚实之分，应加鉴别。

【症因】

（1）心火亢盛：由于思虑烦劳过度，心阴被耗，阴虚则阳亢，心火亢盛，心与小肠相表里，心火移于小肠，火灼阴络，血溢脉外，而成本症。《诸病源候论》说："心主于血，与小肠合，若心家有热，结于小肠，故小便血也。"

（2）肝火内炽：由于恼怒伤肝，肝气郁结，气郁化火，火灼阴络；或肝血素虚，肝火偏旺，损伤阴络，而发生此症。

（3）肾阴不足：由于肾阴素虚，虚火旺盛，灼伤阴络，血不循经，而形成此症；亦有因心火、肝火灼伤络脉失治，或治之不当，延及肾阴不足而成。

（4）脾气虚弱：多由平时饮食不节，或劳逸失调，致脾气虚损，中气不足，统血无权，血随气陷，遂形成本症。

【证治】

（1）心火亢盛

症状：尿血鲜红，茎中觉热，兼有心烦，口渴，失眠，口舌生疮。舌尖红，脉多数。

分析：本证型可见于急性肾盂肾炎及泌尿道结石等病。由于心火亢盛，下移于小肠，故尿血鲜红；火邪逼迫膀胱和尿道，因而小便时茎中觉热；心火旺盛，则心神不宁，因而心烦、失眠；心火累及于胃，则胃中津液受伤，故口渴；心火上炎，熏灼口舌，因而口舌生疮；心主血脉，舌乃心之苗，心火内盛，故舌尖红、脉数。

治法：清心泻火，凉血止血。

方药：导赤散。

如心火旺甚，可酌加黄连、大黄清心泻火。

若出血多者，可配合小蓟饮子凉血止血，导热泻火。

小蓟饮子（《严氏济生方》）：生地黄、小蓟、滑石、木通、蒲黄、淡竹叶、藕节、当归、山栀子、甘草。

方中生地黄、小蓟、蒲黄、藕节凉血止血；当归养血和血；栀子清热泻火，兼能止血；川木通、竹叶、滑石利尿通淋，导热下行；甘草甘缓和中，生用兼能泻火直达茎中。

（2）肝火内炽

症状：尿血鲜红或紫红，茎中有热涩感，兼有口苦，胸胁满闷，头痛或眩晕。舌边红，脉弦数。

分析：此证型可见于泌尿系统感染及结石等病。由于肝火内炽，损伤脬络，故尿血鲜红；若瘀热内结，则血色紫红；火热之邪下窜尿脬茎中，故茎中有热涩感；肝与胆相表里，肝火累及于胆，则胆热气逆而为口苦；肝气失舒，气机不畅，故胸胁满闷；肝火内盛，火性善动向上，清窍被扰，故头痛或眩晕；舌边红，脉弦数亦为肝火内炽的征象。

治法：清肝泻火，凉血止血。

方药：龙胆泻肝汤加牡丹皮、郁金。

龙胆泻肝汤具有清肝泻火，渗湿利尿作用；加牡丹皮以清热凉血，止血行瘀；郁金凉血行血，利气解郁。如血色紫黯或夹有血块，可加桃仁、牛膝活血化瘀。

（3）肾阴不足

症状：尿血反复不止，血色多为鲜红，兼有眩晕，耳鸣，腰酸膝软。舌质红，脉细数。

分析：此证型可见于慢性肾盂肾炎及肾结核等病。由于肾阴不足，虚火灼伤阴络，因而尿血反复不止、血色多为鲜红；肾亏肝旺，清窍失于滋养，则眩晕、耳鸣；肾精虚少，不能濡养腰膝，故腰酸膝软；肾阴亏耗，虚火内扰，故见舌红、脉细数。

治法：滋阴补肾，安络止血。

方药：六味阿胶饮。

六味阿胶饮（《类证治裁》）：熟地黄、山茱萸、山药、茯苓、泽泻、牡丹皮、阿胶、童便。

本方为六味地黄丸加阿胶、童便组成。取六味地黄丸以滋阴益肾，降火泄热；阿胶止血养血；童便活血祛瘀。

若肾精空虚，虚火甚者，可用大补阴丸加旱莲草、血余炭滋肾填精，降火止血。

（4）脾气虚弱

症状：尿血反复不止，血色多为淡红，兼有倦怠乏力，食欲减退，面色萎黄或㿠白。舌质淡，脉虚弱。

分析：此证型可见于慢性肾盂肾炎及肾结核等病。由于脾虚气陷，统摄血液无权，故尿血反复不止、血色多为淡红；脾胃亏损，运化不健，故食欲减退；气血虚少，不能外荣于色，内养脏腑，因而面色萎黄或㿠白、倦怠乏力、舌质淡、脉虚弱；其中气虚甚于血虚则面色㿠白，血虚甚于气虚则面色萎黄。

治法：补脾益气，宁络止血。

方药：补中益气汤加血余炭、仙鹤草。

补中益气汤具有补脾益气，举陷摄血作用；加配血余炭、仙鹤草以止血补气。

如兼肾虚者，可配合鹿角胶丸补肾填精，止血宁络。

鹿角胶丸（《证治汇补》）：鹿角胶、熟地黄、血余炭、茅根汁。

方中鹿角胶补肾填精；熟地黄滋肾益血；血余炭、茅根汁止血宁络。诸药合用，有补肾止血之功。对肾气不足，精血虚少，阴络损伤，尿血反复不止之症较为适宜。

表 9-6　尿血鉴别简表

分型		主症	兼症	舌脉	治法	主方
实证	心火亢盛	尿血鲜红，茎中觉热	心烦，口渴，失眠，口舌生疮	舌尖红，脉数	清心泻火，凉血止血	导赤散
	肝火内炽	尿血鲜红或紫红，茎中有热涩感	口苦，胸胁满闷，头痛或眩晕	舌边红，脉弦数	清肝泻火，凉血止血	龙胆泻肝汤加牡丹皮、郁金
虚证	肾阴不足	尿血反复不止，血色多为鲜红	眩晕耳鸣，腰酸膝软	舌质红，脉细数	滋阴补肾，安络止血	六味阿胶饮
	脾气虚弱	尿血反复不止，血色多为淡红	倦怠乏力，食欲减退，面色萎黄或㿠白	舌质淡，脉虚弱	补脾益气，宁络止血	补中益气汤加血余炭、仙鹤草

十｜睡眠失常类

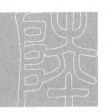

1. 不寐

不寐，俗称失眠，古代医籍亦有称为不得卧或不得眠，是指不易入睡，甚至整夜不能入睡而言。本症是临床常见的一种症状，可见于多种疾病。病位在心，但与脾、肾、肝、胃等脏腑有关。温病发热的不寐，则不属于主症，往往热退后，自能入睡，所以未列入本篇讨论。

【症因】

（1）心脾两虚：多由思虑太过，或失血过多，或久病血虚，损伤心脾，心伤则血液暗耗，神不守舍，脾伤则无以生化精微，不能上养心神，而成本症。

（2）心肾失交：由于体质不足，或久病体虚，或房事过度，致肾阴亏损，不能上济于心，则心阳独亢，遂成本症；亦有五志过极，心火内炽，不能下交于肾，使心肾不交，神失安宁，而发生本症。

（3）肝火扰心：由于情志失调，肝气郁结，气郁化火；或肝阴素虚，肝阳偏盛，上扰于心，引起本症。

（4）痰食阻胃：由于饮食失节，脾胃运化失常，积食生痰，痰食互阻，气机升降受阻，累及心神，发生本症。

【证治】

（1）心脾两虚

症状：不易入寐，经久不愈，兼有心悸，健忘，面色不华，体倦神疲。舌淡，脉细弱。

分析：此证型可见于贫血及神经衰弱等病。由于心脾两虚，血液不足，神不守舍，故不易入寐、经久不愈；心血虚少，心神不能依附，故心悸、健忘；血虚不能荣盈色脉，因而面色不华、舌淡、脉细弱；脾虚则精微来源匮乏，不能滋养脏腑、筋脉及肌肉，因而体倦神疲。

治法：补益心脾。

方药：归脾汤。

本方健脾养心，补气益血。对于心脾两虚，不易入寐，心悸，健忘，体倦神疲；以及气不摄血，脾失统血，崩中漏下等都可应用。

如脾阳不足，痰湿内阻，不寐甚者，可用养心汤补益心脾、温化痰湿。

（2）心肾失交

症状：不易入寐，反复不愈，兼有头晕，耳鸣，五心烦热，口干，咽燥，腰酸梦遗。舌红、苔光，脉细数。

分析：本证型多见于神经衰弱等病。由于肾水不足，心火独亢，心肾失于交济，故不易入寐、反复不愈；肾主骨，骨生髓，髓聚为脑，肾开窍于耳，肾阴不足，脑髓空虚，两耳失养，故头晕、耳鸣；阴虚则生内热，故五心烦热、口干、咽燥；腰为肾之府，肾虚则腰酸；肾虚火旺扰动精室而为梦遗；阴液不足，虚火内盛，故见舌红、苔光、脉象细数。

治法：滋阴降火，交通心肾。

方药：加味交泰丸。

亦可用朱砂安神丸滋阴清火，或用补心丹滋阴养血、平补心肾，三方交替使用。

加味交泰丸（作者拟方）：炒黄连、肉桂、生地黄、百合、麦冬、天冬、柏子仁、琥珀、珍珠母、孩儿参。

方中黄连清心降火，反佐肉桂之温以引火归原；生地黄、麦冬、天冬滋补心肾之阴；百合、柏子仁宁心安神；琥珀、珍珠母镇心定志；壮火食气，心火旺盛，易于耗伤心气，故用孩儿参补益心气。

（3）肝火扰心

症状：不易入寐，甚至整夜不寐，兼有心烦易怒，胸胁胀满，或头痛目红。舌尖边红，脉弦数。

分析：本证型可见于神经官能症及精神分裂症等病。由于肝火上扰于心，则心神失宁，故不易入寐、甚至整夜不寐、心烦易怒；情志失畅，肝气郁结，因而胸胁胀满；肝火上炎，扰及头目，故头痛、目红；肝火旺盛，则舌边红、脉弦；肝火上扰心神，致心火偏旺，则见舌尖红、脉数。

治法：清肝宁心。

方药：清肝宁心汤。

清肝宁心汤（作者拟方）：生赭石、青龙齿、莲子心、石菖蒲、合欢皮、柏子仁、琥珀、野百合、生地黄、麦冬、孩儿参、炙甘草。

方中代赭石镇肝降逆；龙齿镇心安神；莲子心清心宁神；石菖蒲通心气，清头目；合欢皮安神解郁；柏子仁养心益脾；琥珀安神定惊；百合、生地黄、麦冬滋肝清热，宁心安神；孩儿参、甘草补益心气。

若症势较缓者，可用酸枣仁汤滋肝益心。

酸枣仁汤（《金匮要略》）：酸枣仁、川芎、知母、茯苓、甘草。

本方滋肝养血，宁心安神。以酸枣仁为主，补肝养血，宁心安神；川芎疏肝散郁，行血中之气；知母滋阴降火，清肝益心；茯苓、甘草和脾养心。

（4）痰食阻胃

症状：不易入寐，病程短暂，兼有胸闷脘痞，腹中不舒，嗳腐吞酸，矢气恶臭。舌苔黄腻或白腻，脉滑。

分析：饮食停滞中宫，宿滞不化，积湿酿痰，气机升降不利，上干于心，故不易入寐；因系痰食内阻的实证，故病程短暂；脾胃受伤，气机被阻，因而胸闷脘痞、腹中不舒；饮食积滞，胃气失降，则嗳腐吞酸；脾气失运，则矢气恶臭；痰食阻滞中焦，故脉滑；如食积尚未化热则舌苔白腻，食积已化热则舌苔黄腻。

治法：消食祛痰。

方药：越鞠丸。

本方具有消食化痰，调气解郁的作用。前人称其能治气、血、痰、火、湿、食六种郁证。

如食积停滞不化，可用保和汤消导积滞；若食积已化而胃气未和，或痰阻胃中，气机失畅，可用加味半夏秫米汤和胃安神。

保和汤（《医学心悟》）：麦芽、山楂、莱菔子、厚朴、香附、甘草、连翘、陈皮。

本方为保和丸去半夏、六曲、茯苓，加厚朴、香附、甘草而成。方中麦芽、山楂、莱菔子均具有消食化滞作用，其中麦芽长于消谷食积、山楂长于消肉积、莱菔子并能祛痰利气；厚朴、香附调气破滞；陈皮化痰理气；连翘清热散结；甘草和中益脾，调和诸药。

加味半夏秫米汤（作者拟方）：制半夏、北秫米、白茯苓、化橘红、干菖蒲、炒黄连、陈胆星、合欢皮、生甘草。

方中半夏燥湿化痰，降逆止呕；北秫米、茯苓和脾宁心；化橘红、陈胆星祛痰利气，清胆和胃；黄连清心理胃，泻火燥湿；干菖蒲、合欢皮通心气，宁心神；甘草甘平和中，调和诸药。

表 10-1　不寐鉴别简表

分型	主症	兼症	舌脉	治法	主方
心脾两虚	不易入寐，经久不愈	心悸，健忘，面色不华，体倦神疲	舌淡，脉细弱	补益心脾	归脾汤
心肾失交	不易入寐，反复不愈	头晕耳鸣，五心烦热，口干咽燥，腰酸梦遗	舌红苔光，脉细数	滋阴降火，交通心肾	加味交泰丸
肝火扰心	不易入寐，甚至整夜不寐	心烦易怒，胸胁胀满，或头痛目红	舌尖边红，脉弦数	清肝宁心	清肝宁心汤
痰食阻胃	不易入寐，病程短暂	胸闷脘痞，腹中不舒，嗳腐吞酸，矢气恶臭	舌苔黄腻或白腻，脉多滑	消食祛痰	越鞠丸

2. 嗜睡

嗜睡，又称"多寐"或"嗜眠"，古代医籍亦有称为"嗜卧"或"多卧"，是指无论昼夜，时时欲睡，喊之即醒，醒后复睡。本症与热性病邪入心营而出现昏睡不醒不同。热性病的昏睡不醒，则属于昏迷范围，而本症则属于多寐范畴，喊之即醒，两者应予区别，不能混杂。本症多由寒湿之邪偏盛，阳气不足所引起。《灵枢·口问》说："阳气尽，阴气盛，则目瞑；阴气尽而阳气盛，则寤矣。"瞑，即闭眼欲睡的意思；寤，即睡醒或不易入睡的意思。《内经》中以阴阳二气相交来解释睡眠的病理状态，认为阴虚阳盛则不寐，阳虚阴盛则多寐。

【症因】

（1）湿邪困脾：由于平素过食肥甘厚味，或久居潮湿之地，致湿邪停留中焦，脾阳受困，清气不升，累及心窍，而成本症。

（2）中气不足：多因素体虚弱，脾气不足；或热病之后，脾胃之气受伤；或劳逸失调，损伤脾气，致中气不足，损及于心，发生本症。

（3）阳气虚弱：多由年老体衰，或久病虚弱，肾阳不足，不能温煦于脾，使脾肾阳气俱虚，阴寒偏胜，伤及心阳，形成本症。

【证治】

（1）湿邪困脾

症状：时时欲睡，喊之即醒，醒后复睡，多见于梅雨季节，兼有胸闷脘痞，身体沉重，四肢无力，不欲言语。舌苔白腻，脉象濡缓。

分析：湿邪内阻，脾阳受困，故时时欲睡、喊之即醒、醒后复睡；此证型多见于梅雨季节，是因梅雨时节湿邪尤甚之故；湿邪中阻，气机不利，因而胸闷脘痞；湿阻肌肉筋脉，肌筋弛缓，故身体沉重、四肢无力；不欲言语，为湿阻中焦，清气受困所致；舌苔白腻，脉濡缓，属湿邪困脾之征象。

治法：燥湿健脾。

方药：平胃散。

如兼浊邪中阻，恶心呕吐甚者，可用不换金正气散芳香化浊、健脾和中；若湿邪上蒙心窍，嗜睡甚者，可用太无神术散燥湿化浊、芳香开窍。

不换金正气散（《太平惠民和剂局方》）：陈皮、苍术、厚朴、藿香、半夏、甘草、生姜、大枣。

本方即平胃散加藿香、半夏组成。方中苍术燥湿健脾止泻；半夏燥化湿邪，和胃止呕；厚朴下气宽胸；陈皮利气和中；藿香芳香化浊，和胃止呕；甘草、姜、枣辛甘相合，调和脾胃，升发阳气，

太无神术散（《医方集解》罗太无方）：苍术、陈皮、藿香、厚朴、石菖蒲、甘草、生姜、大枣。

此方即之前不换金正气散去半夏，加石菖蒲而成。两方作用大致相同，而此方和胃止呕的效用不及不换金正气散，而其通心开窍的效果较优。

（2）中气不足

症状：时时思睡，食后尤甚，兼有倦怠乏力，或大便溏泄。舌苔薄净，脉象虚弱。

分析：中气不足，脾运无力，清阳失升，心气失充，故时时思睡、食后尤甚；脾气虚弱，无以化生精微，肌肉筋脉失于滋养，故倦怠乏力；脾气亏损，运化不健，因而大便溏泄；舌苔薄净、脉来虚弱，亦属中气不足的征象。

治法：补气健脾。

方药：六君子汤。

如兼中气下陷，腹重脱肛，可用补中益气汤补益中气、升举坠陷；若中气下陷而夹湿邪内阻，时时思睡，倦怠短气，小腹坠胀，胸闷脘痞，可用调中益气汤补益中气、燥化湿邪。

调中益气汤（《脾胃论》）：人参、黄芪、陈皮、甘草、升麻、柴胡、木香、苍术。

本方是补中益气汤去当归、白术，加木香、苍术组成。方中人参（可用党参）、黄芪、甘草补益中气；苍术燥湿健脾；陈皮化湿祛痰，调中和胃；木香行气醒脾；升麻、柴胡升发清阳。合用以奏补中益气，燥化湿邪之效。

（3）阳气虚弱

症状：嗜眠蜷卧，兼有精神衰疲，食少，懒言，畏寒，肢冷。舌质淡、苔薄白，脉沉细而弱。

分析：脾肾阳虚，阴寒偏盛，故嗜眠蜷卧；脾阳虚弱，运化无权，故饮食减少；肾

中元阳不足，脾气虚弱，因而精神衰疲、不欲言语；阳气不足，内不能温煦五脏，外不能敷布肌肤，故畏寒、肢冷；舌淡苔白、脉沉细弱亦属阳气不足，阴寒内盛的外候。

治法：温阳益气。

方药：附子理中丸。

本方具用温补脾肾，回阳救逆的作用。适用于脾肾阳虚，阴寒内停，嗜睡蜷卧，手足逆冷，精神衰疲之症。

如阳虚而兼阴血不足者，可用六味回阳饮温阳济阴、补益气血。

六味回阳饮（《景岳全书》）：人参、炮干姜、附子、甘草、熟地黄、当归身。

此方即四逆汤中干姜易炮姜，加人参、熟地黄、当归身组成。方中人参（可用别直参或红参或党参）补益元气；附子回阳救逆；炮姜温中散寒，兼能止血止泻；熟地黄、当归身滋养阴血。诸药合用，具有温补阳气、滋养阴血的作用，但以温补阳气为主，故命名为回阳饮。

表 10-2　嗜睡鉴别简表

分型	主症	兼症	舌脉	治法	主方
湿邪困脾	时时欲睡，喊之即醒，醒后复睡，多见于梅雨季节	胸闷脘痞，身体沉重，四肢无力，不欲言语	舌苔白腻，脉濡缓	燥湿健脾	平胃散
中气不足	时时思睡，食后尤甚	倦怠乏力，或大便溏泄	舌苔多净，脉虚弱	补气健脾	六君子汤
阳气虚弱	嗜眠蜷卧	精神衰疲，食少懒言，畏寒肢冷	舌淡苔白，脉沉细而弱	温阳益气	附子理中丸

3. 多梦

多梦，是指睡后乱梦纷纭，不能熟眠而言。本症在临床上较为常见，多由情志失调或脏腑虚损所引起。但亦有由于一时情志失调，或劳倦过度，或饮食失节所致，偶尔出现睡后梦扰；若情志舒畅，劳倦恢复，胃气得和，梦即消除，一般都不需要治疗。

【症因】

（1）肝火扰心：由于情志不畅，肝气郁结，气郁化火，上扰于心，神失守舍，因而发生本症。

（2）心胆气虚：多因素体不足，心气虚弱，胆气不壮；或暴受惊骇，情绪紧张，终日惕惕，致心胆之气受伤，故引起本症。

（3）心脾血虚：由于思虑劳倦，损伤心脾；或吐血、便血耗损血液，致心脾血虚，神失所主，故产生本症。

（4）心肺气虚：多因素体虚弱，心肺不足；或情志失调，喜悲太过，损伤心肺，致神失宁静，不能安宅，故发生本症。

（5）肾不济心：由于素体不足，肾阴已亏，不能上济于心；或房事过度，泄精频繁，耗伤肾阴，虚火妄动，上扰心神，故形成本症。

【证治】

（1）肝火扰心

症状：睡后乱梦纷纭，梦中多见野外草木，或大火燔灼，兼有神烦不安，头痛，目赤，或胸胁胀疼。舌尖边红，脉象弦数。

分析：此证型可见神经官能症及精神分裂症等病。由于肝中气火偏盛，上扰心神，故睡后乱梦纷纭、梦中所见，多为野外草木或大火燔灼；气火偏旺，神失宁静，故神烦不安；肝火上扰头目，因而头痛、目赤；肝气郁结，络脉被阻而为胸胁胀疼；舌边红、脉弦，为肝火旺盛之象；舌尖红、脉数，为心神被扰之征。

治法：清肝安神。

方药：清肝宁心汤。

本方清肝平逆，宁心安神。适用于肝火偏旺，上扰心神，不寐或眠后梦扰，心烦不安等症。如胸胁胀痛甚者，可加郁金、川楝子疏肝调气；大便秘结，目赤甚者，可加龙胆草、大黄泻火通便。

（2）心胆气虚

症状：闭目入睡即有梦扰，梦中所见多为惊险事物，睡时易于惊醒，兼有心悸不安，遇事善惊易恐。舌质淡，脉弦细无力。

分析：本证型多见于神经衰弱等病。由于心胆两虚，心虚则神摇不安，故闭目入睡即有梦扰、心悸不安；胆虚则好惊善恐，故梦中所见多为惊险事物，睡时易于惊醒，遇事善惊易恐；心胆气虚，无以荣舌充脉，故见舌淡、脉弦细无力。

治法：补心宁胆。

方药：十味温胆汤。

十味温胆汤（《证治准绳》）：半夏、枳实、陈皮、茯苓、酸枣仁、远志、五味子、熟地黄、人参、甘草、生姜、红枣（《医方集解》所载本方有竹茹，无五味子）。

本方即温胆汤去竹茹，加酸枣仁、远志、五味子、熟地黄、人参组成。方中半夏燥湿化痰，降逆止呕；陈皮、枳实理气调中，祛痰宽胸；茯苓健脾渗湿，宁心安神；人参（可用党参）、甘草补益心气；酸枣仁、远志、五味子、熟地黄补心安神，养血敛阴；生姜、红枣温胃止呕，和脾化湿。合用则有补心宁胆，定惊安神的作用。如加竹茹，去五味子，则对心胆虚弱而夹热者较为适宜。

（3）心脾血虚

症状：睡后梦扰，梦中所见多为往事遗迹，兼有心悸怔忡，遇事善忘，神疲乏力，面色少华。舌淡红，脉细弱。

分析：此证型多见于神经衰弱等病。由于心脾亏损，血少神不守舍，故睡后梦扰、梦中所见多为往事遗迹；血虚不能养心，心神无以依附，故心悸怔忡、遇事善忘；脾虚不能化生精微，肌肉筋脉失于濡养，因而神疲乏力；血虚不能荣盈色脉，故出现面色少华、舌淡红、脉细弱。

治法：补益心脾。

方药：十四友丸。

十四友丸（《证治准绳》）：柏子仁、远志、酸枣仁、紫石英、熟地黄、当归、茯苓、茯神、人参、黄芪、阿胶、肉桂、龙齿、朱砂。

本方即归脾汤去木香、龙眼肉、白术、甘草，加柏子仁、紫石英、龙齿、朱砂、熟地黄、阿胶、肉桂、茯苓组成。方中人参（可用党参）、黄芪补气益脾；当归、熟地黄、阿胶滋补阴血；柏子仁、酸枣仁、远志、茯神补心安神；茯苓渗湿健脾；朱砂、龙齿、紫石英镇惊安神；肉桂温肾散寒，与远志配合，具有交通心肾的作用。

（4）心肺气虚

症状：睡后梦扰，梦中所见多为悲惨事情，兼有面色㿠白，气短咳喘，心悸不安。舌淡嫩，脉虚弱。

分析：此证型多见于神经官能症等病。由于心肺两虚，肺虚则魄不定，心虚则神不宁，故睡后梦扰、梦中所见多为悲惨事情；气虚则血亦虚，不能荣色充脉，故面色㿠白、舌淡、脉虚弱；肺气虚弱，肃降之职失常，因而气短咳喘；心气不足，神不安宅而为心悸不安。

治法：补益心肺。

方药：安神定志丸合补肺汤。

安神定志丸具有宁心安神作用，补肺汤具有补益肺气功效。两方合用，共奏补益心肺、安神定志之作用。若肺气虚弱而兼心阳偏旺，心阴不足，心烦不安，舌尖红，脉数无力，可加百合、酸枣仁、珍珠母、麦冬之类以滋阴潜阳、宁心安神。

（5）肾不济心

症状：睡后梦扰，梦中所见多为水中事物，兼有心悸，易烦，头晕，目眩，两耳鸣响，或遗精。舌红，脉细数。

分析：本证型可见于神经衰弱、精神分裂症后期等病。由于肾阴不足，水不济火，心火内动，神志被扰，故睡后梦扰、梦中所见多为水中事物；肾阴亏损，心火亢盛，故致心悸、易烦；阴虚于下，阳盛于上，因而头晕、目眩、两耳鸣响；虚火扰动精室，故致遗精；肾阴亏损，心火偏旺，故见舌红、脉细数。

治法：补肾宁心。

方药：补心丹。

本方为常用的滋养肾阴，宁心安神之剂。对于肾阴不足，心火偏旺，多梦，心悸，头晕，耳鸣，健忘，遗精之症颇为合适。

若心火旺盛，不能下交于肾，形成心肾失交者，宜用加味交泰丸交通心肾。

表10-3　多梦鉴别简表

分型	主症	兼症	舌脉	治法	主方
肝火扰心	睡后乱梦纷纭，梦见多为野外草木，或大火燔灼	神烦不安，头痛目赤，或胸胁胀疼	舌尖边红，脉弦数	清肝安神	清肝宁心汤
心胆气虚	闭目入睡即有梦扰，梦见多为惊险事物，睡时易惊醒	心悸不安，遇事善惊易恐	舌质淡，脉弦细无力	补心宁胆	十味温胆汤
心脾血虚	睡后梦扰，梦见多为往事遗迹	心悸怔忡，遇事善忘，神疲乏力，面色少华	舌淡红，脉细弱	补益心脾	十四友丸
心肺气虚	睡后梦扰，梦见多为悲惨事情	面色㿠白，气短咳喘，心悸不安	舌淡嫩，脉虚弱	补益心肺	安神定志丸合补肺汤
肾不济心	睡后梦扰，梦见多为水中事物	心悸易烦，头晕目眩，两耳鸣响，或遗精	舌红，脉细数	补肾宁心	补心丹

4. 易醒

易醒，就是指睡眠反常，不能熟睡，时时欲醒而言。常与不寐、多梦互相联系，仅主次不同而已。在临床上不寐症以不易入睡，甚至整夜不能入睡为主；多梦症则以睡眠不深，乱梦纷纭为主；易醒症则以睡后时时欲醒，不能熟睡为主。

【症因】

（1）心肝血虚：由于素体虚弱，营血不足；或喜怒太过，思虑劳倦，耗伤阴血。心主血，肝藏血；心血不足，肝血虚少，则心神失于所养，肝魂不能安宁，因而形成本症。

（2）心胆气虚：多因素体柔弱，心气不足，胆气不壮；或精神过度紧张，损伤心胆之气，致神魂不能宁静，故引起本症。

【证治】

（1）心肝血虚

症状：睡眠不熟，时时醒来，兼有面色少华，心悸，健忘，头目眩晕。舌淡红，脉弦弱。

分析：本证型可见于贫血及神经衰弱等病。由于心虚神失所养，肝虚魂不安宁，故睡眠不熟、时时醒来；心血虚损，故心悸、健忘；肝血不足，不能上注头目，因而头目眩晕；心肝血虚，不能上荣面舌，充盈脉道，故面色少华、舌淡红、脉弦弱。

治法：滋肝补心，养血安神。

方药：酸枣仁汤。

本方养血安神，适用于心肝血虚，虚烦不眠，多梦易醒，心悸，眩晕之症。

如心肝血虚损及于脾，兼见气短，自汗，神疲，食少，可用黑归脾丸补血安神。

黑归脾丸（《中国医学大辞典》）：熟地黄、白术、茯神、当归、酸枣仁、人参、黄芪、龙眼肉、木香、甘草、远志、生姜、大枣。

本方即归脾汤加熟地黄组成。方中人参（可用党参）、黄芪、白术、甘草补气益脾；当归、熟地黄补益阴血；茯神、酸枣仁、龙眼肉、远志补心益肝，安神宁志；木香理气和中；生姜、大枣辛甘相合，调和脾胃。

（2）心胆气虚

症状：梦眠不安，易于惊醒，兼有心悸不宁，胆怯惊恐，甚则坐卧不安，饮食少思。舌淡、苔白，脉象弦虚。

分析：此证型可见于神经官能症及精神分裂症等。由于心虚则神不安宅，胆虚则魂不宁静，故梦眠不安、时易惊醒；心胆两虚，意志不定，故心悸不宁、胆怯惊恐或坐卧不安；虚怯不止，累及脾胃，致脾运不健，胃纳失常，因而饮食少思；心胆虚弱则见舌淡、脉象弦虚，气虚而夹有痰湿则苔白。

治法：补心安神，宁胆定惊。

方药：十味温胆汤。

如兼心血不足，胆气虚弱不甚，可用平补镇心丹补益气血、镇惊安神。

平补镇心丹（《太平惠民和剂局方》）：酸枣仁、五味子、天冬、麦冬、熟地黄、远志、人参、山药、肉桂、龙齿、朱砂、茯神、茯苓、车前子。

方中酸枣仁、远志、茯神宁心安神；天冬、麦冬、熟地黄滋阴养血；人参（可用党参）、山药补气益脾；五味子收敛心气；龙齿、朱砂镇惊安神；茯苓、车前子渗湿益肾，和脾宁心；肉桂温阳暖肾，与远志、茯神配合，能交通上下，水火得济。此方除上述适应证外，还可用于不寐、多梦、心悸等气血不足、心神不宁的证候。

表 10-4　易醒鉴别简表

分型	主症	兼症	舌脉	治法	主方
心肝血虚	睡眠不熟，时时醒来	面色少华，心悸健忘，头目眩晕	舌淡红，脉弦弱	滋肝补心，养血安神	酸枣仁汤
心胆气虚	梦眠不安，易于惊醒	心悸不宁，胆怯惊恐，甚则坐卧不安，饮食少思	舌淡苔白，脉弦虚	补心安神，宁胆定惊	十味温胆汤

十一 | 痛症类

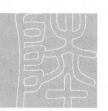

1. 头痛

头痛，是一个临床颇为常见的自觉症状，可见于多种急慢性疾病。头为诸阳之会，凡五脏精华之血、六腑清阳之气，都上会于头。因此，外感时邪，脏腑内伤，一旦发生病变，多能影响头部而产生头痛。在辨证时，除了详细问明症因外，还须问清头痛时间的久暂和部位。若急病头痛，痛势较剧，无有休止，多为外邪所致，其病位在表，多属实证；如久病头痛，痛势较缓，时作时止，多由内伤所致，其病位在里，多属虚证，但亦有虚中夹实之证。此外，还须注意其经络部位。如太阳经证，其痛多在脑后部，并牵引及项；阳明经证，其痛多在前额连及眉棱；少阳经证，其痛多在头之两侧连及耳部；厥阴经证，则痛在颠顶或连及目系。

【症因】

（1）风寒头痛：由于风寒侵袭，寒性凝滞，阻遏脉络，血郁于内，故发生本症。

（2）风热头痛：由于风热入侵，热性上炎，扰动清空，气血逆乱，壅阻脉络，故形成本症。

（3）风湿头痛：由于风湿侵袭，湿性重着黏腻，阻滞经络，清阳不升，清空蒙蔽，故引起本症。

（4）肝阳头痛：由于情志不疏，肝失条达，气郁化火，风火上扰，或因肝阴不足，风阳上亢，清空被扰，故发生本症。

（5）肾虚头痛：多由素体肾虚，精血不足，或房事太过，肾精亏耗，致髓海空虚，故引起本症。

（6）气虚头痛：由于脾气素虚，或劳逸失宜，充气不足，不能上养于脑，清空亏虚，故发生本症。

（7）血虚头痛：由于失血过多，或病后失调，致阴血不足，脑络空虚，故引起本症。

（8）痰浊头痛：多因平时饮食失节，损伤脾气，中运不健，痰浊内生，清阳不升，浊阴不降，清空被蒙，故形成本症。

（9）瘀血头痛：多由跌仆损伤，或久病入络，气滞血瘀，头部气血运行被阻，故发生本症。

【证治】

（1）风寒头痛

症状：头痛时作，痛连项背，吹风即发，以布帛包裹头部则觉轻快，兼有时恶风寒，骨节酸痛。舌苔薄白，脉象浮紧。

分析：本证型可见于急慢性鼻炎和副窦炎、三叉神经痛以及感冒等病。头为诸阳之会，风寒侵袭，循经上犯于头，因而头痛；由于风寒束表，故头痛吹风即发、布帛包裹头部则觉轻快；太阳经脉上行颠顶，循颈别下项背，邪随经脉至头及项，因而头痛连及项背；风寒袭表，卫阳被遏，所以时恶风寒；邪阻筋脉，骨骼不利，故骨骼酸痛；风寒外束，卫表之阳与邪相争，脉气鼓搏于外，因而脉浮紧；风寒外邪侵袭肌表，故舌苔薄白。

治法：疏风祛寒。

方药：川芎茶调散。

川芎茶调散（《太平惠民和剂局方》）：川芎、白芷、羌活、荆芥、防风、细辛、薄荷、甘草、茶叶或清茶调服。

本散系辛温发表之剂，为风寒头痛常用有效之方。方中川芎、白芷、羌活、细辛、防风、荆芥均具有疏风祛寒作用。其中川芎作用更为突出，能行血中之气，祛血中之风，上行于头目，既是此方主药，能止头痛；又为此方使药，能引诸药上行于头。薄荷辛凉，茶叶苦寒，是方中反佐之品，能清头目郁热。甘草益脾和中，使诸药之力迅速随脾气转输，到达病之所在。

（2）风热头痛

症状：头痛且胀，甚则疼痛如裂，兼有恶风，发热，面红，目赤，口渴欲饮水。舌苔薄黄，脉象浮数。

分析：此证型可见于鼻炎、副鼻窦炎、三叉神经痛以及某些急性热病，如流行性感冒、流行性脑脊髓膜炎等。由于风热侵袭，上扰清空，故头痛且胀；风性好动，热属阳邪，风热从火而化，上犯头目，因而头痛如裂、面红、目赤；邪客卫表，正邪相争，而为恶风发热；邪热渐炽，津液受伤，故口渴欲饮水；风热侵袭卫表，故见舌苔薄黄、脉象浮数。

治法：疏风清热。

方药：菊花散。

菊花散（《证治准绳》）：菊花、蔓荆子、羌活、防风、旋覆花、石膏、枳壳、甘草、生姜。

方中菊花、蔓荆子、羌活、防风、旋覆花疏散风邪；石膏清解郁热；枳壳调气畅中；甘草益脾和胃，调和诸药；生姜助羌活、防风散邪。如热邪甚者，可加黄芩、栀子清泄邪热；邪热伤津，舌干口燥，可加天花粉、知母生津养液；若兼大便秘结，口鼻生疮，可酌加大黄、芒硝泄热通便。

（3）风湿头痛

症状：头痛如裹，昏胀沉重，每遇阴雨天气更甚，兼有憎寒，骨楚，肢体困倦，胸闷，纳呆。舌苔白腻，脉象濡缓。

分析：本证型可见于鼻炎、副鼻窦炎以及感冒等某些疾病。湿为阴邪，其性黏腻沉重，风湿侵袭，上犯于头，蒙蔽清阳，故头痛如帛裹扎，昏胀沉重，每逢阴雨天气更甚；邪客肌表，卫阳郁阻，筋骨不利，因而憎寒、骨楚；脾主肌肉，又主四肢，湿邪浸淫于内，脾阳受困，故肢体困倦；胸为清旷之处，全赖阳气以舒展，湿邪内阻，胸阳失于宣畅，因而胸部窒闷；湿阻中焦，纳运之职失常，因而纳食呆滞；舌苔白腻、脉象濡缓则为风湿阻滞，湿邪甚于风邪之象。

治法：祛风胜湿。

方药：羌活胜湿汤。湿邪甚者，可加苍术、白芷燥化湿邪。

（4）肝阳头痛

症状：头痛且眩，兼有目酸畏光，恼怒心烦，睡眠不安。舌红，脉弦数。

分析：此证型可见于高血压病及神经官能症等。由于肝阳上亢，清空被扰，故头痛；肝阳偏亢，则肝阴不足，因而眩晕；肝开窍于目，阳旺阴亏，故目酸畏光；阳亢则肝火亦旺，故恼怒；肝阳扰动于心，神失宁静，因而心烦、睡眠不安；舌质红、脉象弦数，则为肝火风阳上亢之征。

治法：平肝潜阳。

方药：天麻钩藤饮。

天麻钩藤饮（《杂病证治新义》）：天麻、钩藤、生石决明、山栀、黄芩、牛膝、杜仲、益母草、桑寄生、夜交藤、朱茯神。

方中天麻、钩藤、石决明平肝息风；黄芩、山栀清泻肝火；桑寄生、杜仲滋补肝肾；牛膝、益母草引血下行，兼能活血和血；夜交藤、朱砂拌茯神定神安眠。如肝阳上亢甚者，加珍珠母息风平肝；头痛剧者，可加僵蚕、全蝎祛风止痛。

若肝火亢盛而见面红目赤者，可合龙胆泻肝汤清泻肝火。

（5）肾虚头痛

症状：头脑空痛，兼有眩晕，耳鸣，腰膝酸软无力，遗精带下。舌红少苔，脉沉细尺弱。

分析：本证型可见于神经衰弱及高血压病等病。肾主骨，骨生髓，髓聚为脑，兹因肾元虚惫，脑髓不足，故头脑空痛而兼眩晕；肾阴虚少，耳窍失于滋养，故两耳鸣响；腰为肾之外府，而又主骨干，今肾亏外府虚弱，骨干不坚，因而腰膝酸软无力；肾阴不足，虚火妄动，扰及精室，故出现遗精；下元亏损，带脉不束而为带下；肾阴亏耗，虚火内扰，故舌红少苔；肾中气阴不足，则脉沉细而尺弱。

治法：滋阴补肾。

方药：杞菊地黄丸。

杞菊地黄丸（《医级》）：熟地黄、山萸肉、山药、泽泻、茯苓、牡丹皮、枸杞子、菊花。

本方即六味地黄丸加枸杞子、菊花组成。适用于肾阴不足，或肝肾阴虚的证候。若加枸杞子、菊花以增强六味地黄丸滋补肾阴作用，并清脑息风。

如肾阴不足，损及肾阳，症见头痛、面色苍白、畏寒怯冷、手足不温、舌淡、脉沉，宜用肾气丸补阳济阴。

（6）气虚头痛

症状：头痛绵绵，早重暮轻，过劳则甚，常伴面色㿠白，倦怠乏力，饮食少思，畏寒，少气。舌质淡嫩，脉虚无力。

分析：本证型可见于贫血、病后体虚或神经衰弱等。由于脾气不足，不能上荣于脑，清空亏虚，故头痛绵绵不休；中气虚弱，清阳不能盛于上半日，故头痛则早重暮轻；劳倦过度，则气虚更甚，故劳累时头痛加剧；气虚则血亦虚，不能荣盈色脉，故面色㿠白、舌质淡嫩、脉虚无力；脾主肌肉，又主运化，脾虚则肌肉失养而见倦怠乏力，运化失健则饮食少思；气虚损及于阳，因而畏寒、少气。

治法：补气和中，升阳止痛。

方药：顺气和中汤。

顺气和中汤（《证治准绳》）：黄芪、人参、白术、当归、白芍、陈皮、甘草、柴胡、升麻、蔓荆子、川芎、细辛。

本方即补中益气汤加白芍、蔓荆子、川芎、细辛组成。取补中益气汤益气升阳；蔓荆子、川芎、细辛祛风止痛；白芍收敛阴气，使阴血不得耗散。诸药相合，补中寓散，散中寓敛，故适用于气虚头痛之证。

（7）血虚头痛

症状：头痛隐隐，终日不止，或晨起轻、午后加剧，兼有心悸，少寐，眩晕，目涩，面色少华。唇舌色淡，脉象细弱。

分析：此证型可见于贫血、神经衰弱或病后体虚等病。由于失血过多，或病后失调，阴血不足，脑络空虚，故终日头痛隐隐不止；阴血不足，虚火上逆，故晨轻而午后加剧；营血亏损，心失所养，神不安宁，则心悸、少寐；肝失所养，虚阳上亢，则眩晕、目涩；阴血虚少，内不能充盈脉道，外不能荣润面舌，故脉象细弱、面色少华、唇舌色淡。

治法：养血息风。

方药：加味四物汤。

加味四物汤（《金匮翼》）：生地黄、当归、白芍、川芎、蔓荆子、黄芩、菊花、甘草。

本方系四物汤加蔓荆子、菊花、黄芩、甘草组成。取四物汤养血和血；加蔓荆子、菊花祛风止痛，黄芩清泄里热，甘草甘缓和中、调和诸药。如兼肝阳上亢，可加牡蛎、珍珠母平肝潜阳；阴虚甚者，可加龟板、女贞子滋阴益精。

（8）痰浊头痛

症状：头痛时作，昏蒙沉重，兼有胸脘满闷，呕吐痰涎。舌苔白腻，脉缓滑或弦滑。

分析：本证型可见于高血压及神经官能症等病。由于痰浊中阻，清阳不升，浊阴不降，清空被蒙，故头痛时作、昏蒙沉重；痰浊内停，气机不畅，因而胸膈满闷；胃气失降，痰浊上泛，故出现呕吐痰涎；痰浊内阻，清阳失升，故舌苔白腻、脉见缓滑或弦滑。

治法：化痰蠲浊，健脾和中。

方药：半夏白术天麻汤。

半夏白术天麻汤（《医学心悟》）：半夏、白术、天麻、茯苓、橘红、甘草、生姜、大枣。

本方系二陈汤加白术、天麻等组成。取二陈汤化痰燥湿；配白术健脾化湿；天麻平息内风。如头痛剧者，可酌加蔓荆子、白芷疏风止痛；若兼脾气虚弱者，可加党参、黄芪补益脾气；如夹有寒邪者，可加干姜、细辛散寒缓痛。

（9）瘀血头痛

症状：头痛如刺，痛有定处，时好时作，经久不愈。舌质紫黯，脉沉弦或沉涩。

分析：本证型可见于脑震荡后遗症等。由于外伤跌仆或久病入络，气滞血瘀，头部经络被阻，故头痛如刺、痛有定处、经久不愈；因其脉道气血运行有时通顺，有时欠畅，故头痛时好时作；瘀血内阻，脉络之气不畅，故舌质紫黯、脉来沉弦或沉涩。

治法：活血通络。

方药：血府逐瘀汤。

血府逐瘀汤（《医林改错》）：当归、生地黄、桃仁、红花、枳壳、赤芍、柴胡、甘草、桔梗、川芎、牛膝。

此方为桃红四物汤合四逆散加桔梗、牛膝组成。以桃仁、红花、当归、川芎、赤芍活血逐瘀，疏通经络；柴胡升发清阳；桔梗引药上升至头部；牛膝导瘀以下行；枳壳理气破滞；生地黄滋阴益血，甘草益脾和中。诸药配合，以泻实为主，兼顾其虚；上行升清，兼导瘀下行。如头痛剧者，可加全蝎、蜈蚣搜风止痛；若兼寒邪内停，阻遏清阳，可加细辛、吴茱萸温经散寒。

表 11-1　头痛鉴别简表

分型		主症	兼症	舌脉	治法	主方
外感头痛	风寒头痛	头痛时作，痛连项背，吹风即发，以布帛裹头则觉轻快	时恶风寒，骨节酸痛	舌苔薄白，脉浮紧	疏风祛寒	川芎茶调散
	风热头痛	头痛且胀，甚则疼痛如裂	恶风发热，面红目赤，口渴欲饮水	舌苔薄黄，脉浮数	疏风清热	菊花散
	风湿头痛	头痛如裹，昏胀沉重，阴雨更甚	憎寒骨楚，肢体困倦，胸闷纳呆	舌苔白腻，脉濡缓	祛风胜湿	羌活胜湿汤
内伤头痛	肝阳头痛	头痛且眩	目酸畏光，恼怒心烦，睡眠不安	舌红，脉弦数	平肝潜阳	天麻钩藤饮
	肾虚头痛	头脑空痛	眩晕，耳鸣，腰膝酸软无力，遗精，带下	舌红少苔，脉沉细尺弱	滋阴补肾	杞菊地黄丸
	气虚头痛	头痛绵绵，早重暮轻，过劳则甚	面色㿠白，倦怠乏力，饮食少思，畏寒少气	舌质淡嫩，脉虚无力	补气和中，升阳止痛	顺气和中汤
	血虚头痛	头痛隐隐，终日不止，或晨起为轻，午后加剧	心悸少寐，眩晕目涩，面色少华，唇色淡白	舌淡红，脉细弱	养血息风	加味四物汤
	痰浊头痛	头痛时作，昏蒙沉重	胸脘满闷，呕吐痰涎	舌苔白腻，脉缓滑或弦滑	化痰蠲浊，健脾和中	半夏白术天麻汤
	瘀血头痛	头痛如刺，痛有定处，时好时作，经久不愈	一般无明显兼症	舌质紫黯，脉沉弦或沉涩	活血通络	血府逐瘀汤

2. 咽喉痛

咽喉痛，是指咽喉部作痛。咽与喉的部位虽然相接近，但它们的作用不一样，"喉以呼吸通于肺，咽以纳食通于胃"。本症常见于喉风、喉蛾、喉痛、白喉、喉痧、风热喉痹和阴虚喉痹等证候。至于因感冒等而出现的咽喉痛则属兼症，本篇不予讨论。

【症因】

（1）喉风：多由于素有肺胃积热，加之感受风热外邪，内热与外邪相搏于肺胃，上熏咽喉，遂成本症。

（2）喉蛾：多因肺胃郁热，再受风邪触动；或直接感受风热外邪，侵犯肺胃，上干咽喉，故发生本症。

（3）喉痈：由于素有肺胃痰火，加之外感风邪，痰火与风邪相搏；或风热外邪，直接侵犯肺胃，热灼津液为痰，痰与热互结，上蒸于咽喉，致咽喉气血壅滞，络脉被阻，遂成本症。

（4）白喉：由于疫疠毒邪，侵袭肺胃，化火化燥，疫毒燥火，上熏气道食管，咽喉受伤，而成本症。

（5）喉痧：多因疫疠病毒，先侵袭于肺胃，再由肺胃上传于咽喉，致咽喉受伤，遂成本症。

（6）风热喉痹：多因肺胃郁热，加之感受风热外邪，郁热与风邪相搏，上犯咽喉，发生本症。

（7）阴虚喉痹：多由肺肾素虚，阴液不足；或久病不愈，阴液亏耗，虚火上炎，损伤咽喉，而成本症。

【证治】

（1）喉风

症状：咽喉肿胀作痛，甚则蒂丁红肿下垂，伴有吞咽困难，恶寒，发热，或咳嗽，痰涎壅盛，声音嘶哑。舌质红，苔薄白，脉浮数或滑数。

分析：本症近似急性扁桃体炎及扁桃体周围脓肿。由于积热与风邪相搏肺胃，上熏咽喉，故咽喉肿痛、蒂丁红肿下垂、吞咽困难；恶寒、发热为邪犯肌表，正邪相争之象；咳嗽、痰涎壅盛、声音嘶哑为邪热壅阻于肺，肺气失于宣通所致；舌质红为内热炽盛，苔薄白为外感风邪未罢；脉浮数或滑数为邪热鼓动于脉，脉气过亢的表现。

如咽喉腐烂，则称为"烂喉风"；若同时还出现牙关紧闭，口噤难言，为"锁喉风"；若再加颈项前后漫肿，色红按之凹陷，则称为"缠喉风"。三者多由单纯性喉风发展而来，症势均较严重，但后者更为严重。

治法：散风清热，利咽化痰。

方药：内服清心利咽汤，外吹金锁匙和针刺少商、商阳出血，针合谷、天柱。

清心利咽汤（《杂病源流犀烛》）：防风、荆芥、薄荷、黄芩、黄连、桔梗、栀子、连翘、玄参、牛蒡子、大黄、朴硝、甘草。

本方为治疗喉风的常用有效之剂。方中荆芥、防风、薄荷、连翘散风泄热；黄芩、黄连、栀子泻火解毒；甘草、桔梗、玄参、牛蒡子宣肺利咽；朴硝、大黄荡涤里热。诸药配合，有表里双解、上热导下之效。如热毒甚者，可加金银花、板蓝根清解热毒。

金锁匙（《杂病源流犀烛》）：火硝、硼砂、僵蚕、冰片、雄黄。共研细末，吹入咽喉。

（2）喉蛾

症状：咽部一侧或两侧，红肿突起疼痛，状如乳头，甚则表面黄白，稠水如脓，易于抹去；伴有恶寒，发热，吞咽不利，颈部及颌下结核作痛。舌苔薄白或薄黄，脉浮数或滑数。

分析：本证又称"乳蛾"，一侧肿大称"单乳蛾"，两侧肿大称"双乳蛾"，类似急慢性扁桃体炎。由于肺胃郁热，再受风邪触动，上犯咽喉，故咽部红肿突起疼痛，甚则表面黄白、稠水如脓、吞咽不利；邪热阻于肌表，而为恶寒、发热；颈部及颌下为咽喉之外部，相隔甚近，咽喉邪热累及颈颌，故颈及颌下结核作痛；舌苔白、脉浮数，为风邪侵袭之征；舌苔黄、脉滑数，为郁热内盛之象。

治法：疏风清热。

方药：内服疏风清热汤，外吹冰硼散。

疏风清热汤（《中医临证备要》）：荆芥、防风、牛蒡子、甘草、金银花、连翘、桑白皮、赤芍、桔梗、当归尾、天花粉、玄参、川芎、白芷。

本方取荆芥、防风、白芷散风解表；金银花、连翘清热解毒；牛蒡子、玄参、甘草、桔梗宣肺利咽；桑白皮清泻肺火；天花粉清胃生津；当归、川芎、赤芍活血祛瘀，消除肿块。如热毒炽盛，红肿疼痛腐烂，吞咽困难，去荆芥、防风、白芷，加板蓝根、野菊花清热解毒、消肿利咽。

冰硼散（《外科正宗》）：冰片、朱砂、玄明粉、硼砂、胆矾、蒲黄。共研细末，吹搽患处。

（3）喉痈

症状：蒂丁旁一侧或两侧（但两侧很少见）高凸肿起，焮红疼痛，甚则痛掣头、耳，蒂丁红肿倾斜；兼有发热，憎寒，吞咽困难，颈部肿硬结块，牙关拘紧。舌苔薄黄，脉浮数或滑数。

分析：本证类似扁桃体周围脓肿。由于风热与痰火壅阻肺胃，上蒸于咽喉，致咽喉气血壅滞，故出现蒂丁旁高凸肿起、焮红疼痛，甚则痛掣头耳，蒂丁红肿倾斜，吞咽困难；风邪客于肌表，痰火内阻肺胃，故发热、憎寒；邪热壅盛，蔓延颈部，故出现颈部肿硬结块；邪阻经络，则牙关拘紧；舌苔薄黄、脉浮数或滑数为外有风邪，内有痰火之征。

治法：散风清热，利咽泻火。

方药：清心利咽汤配合六神丸吞服，冰硼散外吹患处和针刺少商穴出血。如脓已成熟，可用刀或喉枪刺破排脓，并改服清咽双和汤，外吹朱黄散。

清咽双和汤（《中医临证备要》）：桔梗、金银花、当归、赤芍、生地黄、玄参、赤苓、荆芥、牡丹皮、川贝母、甘草、葛根、前胡。

取玄参、甘草、桔梗、川贝母、前胡宣肺利咽；当归、赤芍活血养血；生地黄、牡丹皮、金银花凉血解毒；荆芥、葛根疏解外表余邪；赤苓清利湿热。合用以利咽宣肺，清热解毒，活血凉血，解表和里。

朱黄散（《中医临证备要》）：熟石膏、硼砂、腰黄、人中白、冰片。研细末，吹搽患处。

（4）白喉

症状：咽喉疼痛，白膜外盖（白膜表面光滑，边缘境界分明，不易剥落，如强加剥去，则可引起出血，露出一层红肿肉面），兼有发热，头痛，干咳，或声音嘶哑，气急痰喘。舌质鲜红，脉浮细数或细滑数。

分析：本症又称"疫喉"。由于疫疠毒邪，侵袭肺胃，化火化燥，上熏咽喉，故出现咽喉疼痛、盖罩白膜；疫毒与正气相争则发热，邪干头部则头痛；疫毒犯肺，肺气失宣则干咳、声音嘶哑；痰火壅阻气道，则气急痰喘，甚至可发生窒息死亡；舌质鲜红、脉浮细数或细滑数为疫毒内盛，损伤正气的征象。

治法：养阴清肺，凉血解毒。

方药：养阴清肺汤。

养阴清肺汤（《重楼玉钥》）：生地黄、麦冬、甘草、玄参、贝母、牡丹皮、薄荷、白芍。

方中生地黄、麦冬、玄参、白芍滋阴润燥；牡丹皮凉血清热；贝母散结润肺；甘草泻火解毒；薄荷透表达邪，利咽散壅。热毒甚者，可加板蓝根、土牛膝清热解毒。

若邪毒损心，气阴两伤，心悸，气短，面色苍白，自汗，四肢不温，烦躁不安，脉细数无力或迟弱，可用加减复脉汤加红参、黄芪滋阴益气。

加减复脉汤（《温病条辨》）：地黄、阿胶、麦冬、白芍、甘草、麻仁。

本方取炙甘草补气复脉，余药滋阴。六味相合，滋阴较强，补气稍逊，故加红参、黄芪增强补气作用。

（5）喉痧

症状：咽喉红肿疼痛或溃烂，兼有憎寒，发热，继而高热，不恶寒，颈项丹痧，渐延及胸背和四肢，甚至可蔓延全身，但口唇周围肤色苍白无痧点。舌红或尖红，苔薄白或薄黄，脉浮数或沉数或沉弦。

分析：此症又称"烂喉痧"或"烂喉丹痧"，类似猩红热。由于疫疠病毒，侵袭肺胃，上熏咽喉，故咽喉红肿疼痛或溃烂；疫毒郁于肌表，不得外泄，则出现憎寒、发热；若邪毒内炽，则为高热、不恶寒；疫毒外窜肌肤，则见丹痧；口唇为脾胃所属，胃受疫疠所侵，故口唇周围肤色苍白无痧点（此为喉痧的临床特征）；舌红或尖红、苔白或黄，脉浮数或沉数或沉弦，均为邪毒内外俱盛的表现。

治法：初起以疏透表邪为主，如里热炽盛，则以清气泄热、利咽解毒为主；后期以滋养阴液，兼清余热为主。

方药：偏于表证者，宜用清咽汤；里热炽盛者，宜用清心凉膈散；后期阴液耗伤，余邪未净，宜用清咽养营汤。

清咽汤（《疫喉浅论》）：荆芥、防风、桔梗、杏仁、甘草、枳壳、浮萍、前胡、牛蒡子、白僵蚕、橄榄、薄荷。

方中荆芥、防风、浮萍、薄荷疏透表邪；前胡、桔梗、杏仁、枳壳宣通肺气；僵蚕、牛蒡子、甘草、橄榄利咽解毒。如表热甚者，去荆芥、防风，加连翘、蝉蜕、金银花清透表热。

清心凉膈散（《温热经纬》）：连翘、黄芩、栀子、薄荷、石膏、桔梗、甘草。

本方重在清泄气分邪热，选药以辛凉清热为主。方中连翘、薄荷透表达邪；黄芩、栀子、石膏清泄里热；石膏与薄荷同用，有辛凉透热，达邪外出之效；桔梗、甘草宣通肺气，兼利咽喉。

清咽养营汤（《疫喉浅论》）：西洋参、生地黄、茯神、麦冬、白芍、天花粉、天冬、玄参、知母、甘草。

方中西洋参、天冬、麦冬、生地黄、知母、天花粉、玄参生津养液，清泄余热；白芍味酸，甘草味甘，酸甘化阴，以养营阴；茯神养心宁神，益气和脾。

（6）风热喉痹

症状：咽喉部一侧或两侧干燥红痛，或起红色小点如痱子样，妨碍咽饮，伴有恶寒、发热。舌尖红，苔薄黄，脉滑数。

分析：本证型可见于急性咽炎等。由于肺胃郁热，外感风邪诱发，上犯咽喉，故咽喉干燥红痛、或起红色小点；外邪阻于肌表与营卫之气相争，因而恶寒、发热；舌尖红、苔薄黄、脉滑数为外有风邪所侵，内有郁热熏蒸的征象。

治法：祛风清热，凉血解毒。

方药：清咽双和汤，患部外吹冰硼散。

（7）阴虚喉痹

症状：咽喉干痛，或微有红肿，或起红丝，或颗粒凸出，晨起痛缓，午后痛甚，反复不愈，伴有口干，手足心热。舌红而光，脉来细数。

分析：此证型可见于慢性咽炎等病。由于肺肾阴虚，虚火上炎，故咽喉干痛、或微有红肿、或起红丝、或颗粒凸出、晨起痛缓、午后痛甚、反复不愈；虚火内盛，灼伤津液，因而口干、舌光；阴虚于内，热蒸于外，故手足心热、舌红、脉细数。

治法：滋阴降火，润燥利咽。

方药：阴虚喉痹方。

阴虚喉痹方（作者拟方）：玄参、西青果、生地黄、麦冬、北沙参、知母、肉桂、桔梗、甘草、炼蜂蜜（冲）。

方中生地黄、知母滋肾清火；麦冬、沙参、蜂蜜益肺润燥；肾阴不足，常会累及肾阳，阳虚则无根之火浮越于上，故用肉桂引火下行以归其原；玄参清利咽喉，滋阴清火；桔梗清利咽喉，又可引诸药上行；甘草清喉和中。如肺阴虚甚，咳嗽少痰，音嘶不扬，去肉桂，加百合、凤凰衣补肺复音。

表 11-2　咽喉痛鉴别简表

分型	主症	兼症	舌脉	治法	主方
喉风	咽喉肿胀作痛，甚则蒂丁红肿下垂	吞咽困难，恶寒，发热，或咳嗽，痰涎壅盛，声音嘶哑	舌质红、苔薄白，脉浮数或滑数	散风清热，利咽化痰	清心利咽汤
喉蛾	咽部一侧或两侧，突起红肿疼痛，状如乳头，甚则表面有黄白稠水如脓，易于抹去	恶寒，发热，吞咽不利，颈部及颔下结核作痛	舌苔薄白或薄黄，脉浮数或滑数	疏风清热	疏风清热汤
喉痈	蒂丁旁一侧或两侧高凸肿起，红赤疼痛，甚则痛掣头耳，蒂丁红肿倾斜	发热，憎寒，吞咽困难，颈部肿硬结块，牙关拘紧	舌苔薄黄，脉浮数或滑数	散风清热，利咽泻火	内服清心利咽汤、六神丸，外搽冰硼散
白喉	咽喉疼痛，白膜外盖，不易剥落	发热，头痛，干咳，或声音嘶哑，气急痰喘	舌质鲜红，脉浮细数或细滑数	养阴清肺，凉血解毒	养阴清肺汤
喉痧	咽喉红肿疼痛或溃烂	憎寒，发热，继而高热，不恶寒，颈部丹痧，渐延及胸背和四肢，甚至可蔓延全身，但口唇周围肤色苍白无痧点	舌红或尖红、苔薄白或薄黄，脉浮数，或沉数或沉弦	初起以疏透表邪为主；里热炽盛，以清气泄热为主；后期以滋阴清热为主	偏于表证，用清咽汤；里热炽盛，用清心凉膈散；后期用清咽养营汤
风热喉痹	咽喉部一侧或两侧干燥红痛，或起红色小点如痱子样，妨碍咽饮	恶寒，发热	舌尖红、苔薄黄，脉滑数	祛风清热，凉血解毒	清咽双和汤

分型	主症	兼症	舌脉	治法	主方
阴虚喉痹	咽喉干痛，或微有红肿，或起红丝，或颗粒凸出，晨起痛缓，午后痛甚，反复不愈	口干，手足心热	舌红而光，脉来细数	滋阴降火，润燥利咽	阴虚喉痹方

3. 胸痛

胸痛，是指胸部疼痛而言，包括满胸痛、左胸痛、右胸痛、或胸臆痛。历代医书中所记载的，如真心痛、厥心痛、胸痹、结胸等均以本症为主要症状描述。胸属上焦，内藏心肺，有"清阳所聚之处"或"清旷之区"之称。如寒湿侵袭，或痰浊内阻，或气血阻滞，或心虚肺损都能引起本症。至于风温、秋燥等病所出现的胸痛，则系兼症，非属主症，故未列入本篇中讨论。

【症因】

（1）寒凝胸痛：多由素体阳气不足，遭致寒邪侵袭，寒性凝滞，上阻胸位，痹着脉络，胸阳不能伸展，因而发生本症。

（2）痰湿胸痛：多因素体痰湿内盛，壅遏清旷之区；或饮食失节，过食厚味，损伤脾胃，聚湿生痰，上阻于胸，引起本症。

（3）心虚胸痛：由于劳累过度，损害心气；或年老心气衰弱，致血液运行失畅，胸络被阻，引起本症。

（4）瘀血胸痛：多由久咳伤络，或努力屏气，或跌仆损伤，或因出血过用凉血止血药物，致离经之血，凝滞胸络，胸中清阳闭阻，故形成此症。

（5）肺痈胸痛：由于风热外邪，侵袭于肺，蓄热内蒸，肺失清肃之职，热壅血瘀化脓，成为肺痈，引起本症。

（6）肺痨胸痛：由于肺痨久咳，肺阴不足，虚火内灼，络脉受伤，故引起此症。

【证治】

（1）寒凝胸痛

症状：胸部疼痛，痛彻肩背，遇阴雨时则痛更剧，兼有咳唾喘息。舌苔白或白腻，脉象沉迟。

分析：此证型可见于渗出性胸膜炎或部分冠心病等病。诸阳受气于胸中而转行于背部，今阳气不振，不能转运，复感寒邪，阴寒乘于阳位，故胸痛彻背、遇阴雨则痛更剧；阴寒闭阻，胸阳不布，肺气升降失常，因而咳唾喘息；舌苔白或白腻、脉象沉迟，都属寒邪内阻之象。

治法：散寒通阳。

方药：瓜蒌薤白白酒汤合乌头赤石脂汤。

瓜蒌薤白白酒汤（《金匮要略》）：瓜蒌、薤白、白酒。

乌头赤石脂汤（《金匮要略》）：乌头、附子、蜀椒、干姜、赤石脂。

两方合用，取瓜蒌开胸散结；薤白通阳行气；白酒助药上行，畅达阳气；寒淫为病，治当辛温，故用乌头、附子、干姜、蜀椒温散寒邪，但辛热之品大散大开，有耗伤阳气之弊，故以赤石脂之固涩而收敛阳气。临床运用时，当随证增减。

（2）痰湿胸痛

症状：胸部疼痛，痛处多固定，兼有胸脘痞闷，咯吐痰沫，形体肥胖。舌苔白腻，脉缓滑或弦滑。

分析：本证型可见于肋软骨炎或部分冠心病等。由于素体湿盛，湿聚为痰，痰湿上遏胸阳，故胸部疼痛、痛处多固定；湿阻脾胃，气行不畅，则胸脘痞闷；痰湿内蕴，肺胃之气失降，则咯吐痰沫；其形体肥胖，为痰湿内盛，脾气不足之征；舌苔白腻、脉缓滑或弦滑，为痰湿气三者互结之象。

治法：化湿祛痰，宣通胸阳。

方药：二陈平胃汤加白芥子、薤白。

二陈平胃汤是临床常用的祛痰化湿之剂，加配白芥子、薤白能增强祛痰化湿，宣通胸阳之效。适用于胸痛固定不移，胸脘痞闷，咯吐痰沫等症。如兼心悸者，可加远志、石菖蒲通窍宁心；若饮食少思，食而不消，可加麦芽、山楂消食和胃。

（3）心虚胸痛

症状：满胸或左胸疼痛，常伴心悸，气短，失眠，意志不定。舌淡嫩，脉弱或结代。

分析：本证型可见于冠状动脉粥样硬化以及心肌硬化等病。由于心气不足，胸阳不能伸展，故胸痛；心气不足，损及肺气则气短；心虚则神不安宁，因而心悸、失眠、意志不定；舌淡嫩、脉象弱，属心中气血不足之外候；如脉见结代，则为心阳已虚之象。

治法：补益心气，安神定志。

方药：妙香散。

妙香散（《太平惠民和剂局方》）：茯苓、茯神、远志、人参、黄芪、山药、朱砂、麝香、木香、桔梗、甘草。

方中人参（可用党参）、黄芪、山药、甘草补益心气；远志、朱砂、茯苓、茯神宁心安神；麝香开窍活血；桔梗开肺利膈，引诸药上行；木香调气止痛。如失眠甚者，可加酸枣仁、柏子仁养心安神。

（4）瘀血胸痛

症状：胸部疼痛，痛如针刺，固定不移，兼有胸闷不舒。舌质紫黯，脉象多涩。

分析：此证型可见于心绞痛及胸部外伤等病。由于瘀血阻滞胸络，气血运行不畅，胸阳不能舒展，故胸痛如针刺、固定不移；血瘀气滞，胸中气机不利则胸闷不舒；舌质紫暗、脉涩，均为瘀血内阻的征象。

治法：祛瘀活血，理气通络。

方药：旋覆花汤。

旋覆花汤（《金匮要略》）：旋覆花、新绛、葱。

此为祛瘀通络，理气止痛之剂。方中旋覆花温肺降气，宽胸利膈；新绛具有祛瘀通络作用，因系用猩猩血染成，药源稀少，故近来常以红花或茜草根代替；葱能通阳利络，引药至胸。临床应用时，可酌加当归尾、桃仁、郁金、桂枝等活血通阳药以增强疗效。

（5）肺痈胸痛

症状：胸部疼痛。初期伴有咳嗽，呼吸不利，恶寒，发热；成痈期，常兼咳逆、上气、胸满、咯痰腥臭、身热、烦渴；溃脓期，常伴咳咯脓血、或咳咯如米粥、腥臭异常、喘满不得平卧、面赤、身热、烦渴引饮。

分析：肺痈，类似肺脓疡。其形成主要是由于风热外邪，侵犯于肺，蓄热内蒸，热壅血瘀，血败化脓所致。初期为肺受热邪蒸灼，肺气失于宣通，故胸痛、咳嗽、呼吸不利、恶寒、发热；成痈期为热毒内壅，瘀热交阻，肺气上逆，故出现胸痛、咳逆、上气、胸满、咯痰腥臭、身热、烦渴；溃脓期，为热壅血瘀，郁结成脓，内溃外泄，因而胸痛、咳咯脓血，或如米粥、腥臭异常、喘满不得平卧、面赤、身热、烦渴引饮。

治法：初期，以清泄肺热为主；成痈期与溃脓期，以清热解毒、化瘀排脓为主。

方药：初期用银翘散加杏仁、贝母；成痈期与溃脓期，用苇茎汤。

苇茎汤（《备急千金要方》）：苇茎、薏苡仁、瓜瓣、桃仁。

肺痈以痰热交阻为主要病理变化，故在治疗上着重清热祛痰，但痈肿又由瘀热形成，故又在清热祛痰药基础上常配合逐瘀活血之品，故成痈期与溃脓期均可以苇茎汤为主进行治疗。苇茎（芦根）清泄肺热；薏苡仁、瓜瓣（冬瓜仁）化痰排脓；桃仁逐瘀活血。如热毒壅盛者，可加金银花、败酱草、鱼腥草、蒲公英、桔梗、甘草清热解毒，排脓利肺；若瘀血内阻甚者，可加赤芍、丹参辅佐桃仁逐瘀活血；兼有肺阴损伤，形体消瘦，午后潮热，口燥咽干，可加沙参、麦冬、阿胶滋补肺阴；如日久气血两虚，可加黄芪、当归补益气血，托毒排脓。

（6）肺痨胸痛

症状：胸部疼痛或胸胁掣痛，兼有干咳无痰，或咳嗽少痰，咯血或痰中带血，骨蒸潮热，两颧发红，盗汗。舌光红，脉细数。

分析：肺痨，又称"痨瘵"，或称"肺损"，类似肺结核。本症虽以咳嗽、咯血、潮热、盗汗为主症，但胸痛亦属常见症状之一。肺为娇脏，不耐病邪侵袭，兹因痰热内阻，肺络不和，胸为肺之外区，故胸部疼痛；痰火灼肺，累及于肝，因而胸胁掣痛；肺阴不足，清肃之职失常，故见干咳无痰或咳嗽少痰；阴虚火旺，阳络受伤，血不循经，因而咯血或痰中带血；肺阴亏耗，不能下荫于肾，致肺肾两虚，阴不恋阳，而为潮热、颧红；阴虚阳亢，逼津外泄，而为盗汗；舌光红、脉细数，为阴虚火旺的征象。

治法：滋阴润肺，止咳安络。

方药：月华丸。

月华丸（《医学心悟》）：麦冬、天冬、生地黄、熟地黄、山药、百部、沙参、川贝、阿胶、茯苓、三七、獭肝、桑叶、菊花。

本方是治疗肺痨的常用之剂，具有滋补肺肾、止咳平喘、活血通络，兼能杀虫的作用。方中麦冬、天冬、生地黄、熟地黄、沙参滋补肺肾之阴；百部、獭肝润肺杀虫，止咳化痰；阿胶、三七止血活血；桑叶、菊花清肝泄热，兼能保肺；山药、茯苓培补脾胃，以资化源。如潮热、盗汗甚者，可加银柴胡、青蒿、地骨皮、鳖甲、稽豆衣退热止汗。

表 11-3　胸痛鉴别简表

分型	主症	兼症	舌脉	治法	主方
寒凝胸痛	胸部疼痛，痛彻肩背，遇寒则痛剧	咳唾喘息	舌苔白或白腻，脉沉迟	散寒通阳	瓜蒌薤白白酒汤合乌头赤石脂汤
痰湿胸痛	胸部疼痛，痛处多固定	胸脘痞闷，咯吐痰沫，形体肥胖	舌苔白腻，脉缓滑或弦滑	化湿祛痰，宣通胸阳	二陈平胃汤加白芥子、薤白
心虚胸痛	满胸或左胸疼痛	心悸，气短，失眠，意志不定	舌淡嫩，脉弱或结代	补益心气，安神定志	妙香散
瘀血胸痛	胸部疼痛，痛如针刺，固定不移	胸闷不舒	舌紫黯，脉涩	祛瘀活血，理气通络	旋覆花汤
肺痈胸痛	胸部疼痛	初期可见咳嗽，呼吸不利，恶寒发热；成痈期可见咳逆上气，胸满而喘，咯痰腥臭，身热烦渴；溃脓期可见咳咯脓血，或咳咯如米粥，腥臭异常，喘满不得平卧，面赤身热，烦渴引饮	舌苔多黄，脉多滑数	初期以清泄肺热为主；成痈期与溃脓期以清热解毒，化瘀排脓为主	初期宜用银翘散加杏仁、贝母；成痈期与溃脓期，宜用苇茎汤

分型	主症	兼症	舌脉	治法	主方
肺痨胸痛	胸部疼痛，或胸胁掣痛	干咳无痰或咳嗽少痰，咯血或痰中带血，潮热颧红，盗汗	舌光红，脉细数	滋阴润肺，止咳安络	月华丸

4. 背痛

背痛，是指背部或左、右单侧背疼痛。背部为足太阳经脉循行的部位，又为肺之分野，故背部发生疼痛时，与足太阳膀胱经和手太阴肺经有密切关系。属于足太阳经脉的，一般多伴有肩痛；属于手太阴经脉的，则常影响手臂。

【症因】

（1）寒湿侵袭：由于风冷寒淫或阴浊湿邪侵入背部，足太阳膀胱经脉受病，或损及手太阴肺经而成本症。

（2）气血凝滞：多因跌仆损伤，或久病入络，气滞血瘀或血阻气滞，致背部气血运行不畅，络脉被阻，故发生此症。

【证治】

（1）寒湿侵袭

症状：背部疼痛，甚则牵连后项和肩胛，阴雨疼痛加剧，或伴有恶寒，胸部满闷。舌苔白腻，脉浮缓或沉紧。

分析：《素问·脉要精微论》提到"背者，胸中之府，背曲肩随（指肩胛耸起无力有下垂感），府将坏矣"，说明背部与胸部、肩胛有相互联系。由于寒湿之邪侵袭背部，致背部气血运行不畅，络脉不和，故背部疼痛、或牵连后项及肩胛；天气阴雨时为寒湿所胜，故疼痛加剧；寒湿阻于肌表经络，营卫之气失于调和，故恶寒；寒邪阻于背部，累及胸阳，因而胸部满闷；舌苔白腻、脉象浮缓或沉紧，均为寒湿内阻的征象；而脉象浮缓往往反映病邪较浅较轻、疼痛多不甚剧、脉象沉紧，多为病邪较深较重，疼痛多较剧烈。

治法：散寒祛湿。

方药：桂枝羌活汤。

桂枝羌活汤（作者拟方）：桂枝、葛根、羌活、防风、苍术、白芷。

方中桂枝温经散寒，疏通经络；羌活、白芷祛风胜湿，散寒止痛；葛根解肌发表，舒畅背项；苍术祛寒燥湿。如疼痛牵引肩臂，可加片姜黄、桑枝行血通络，舒缓肩臂；背痛彻胸，可加薤白、瓜蒌通阳宽胸。

（2）气血凝滞

症状：背部疼痛或胀痛，反复不愈，卧床时则疼痛加剧，活动后疼痛减轻。舌质紫黯，脉沉弦或沉涩。

分析：由于久病入络，气血郁滞，背部络脉被阻；或陈伤血凝气滞，络脉失于通畅。若血凝甚于气滞，则背部以疼痛为主；若气滞甚于血凝，则背部胀痛；卧床休息不活动时，气血运行缓慢，因而疼痛加剧；活动后气血运行加快，故疼痛减轻；气血凝滞，络脉被阻，故舌质紫黯、脉沉弦或沉涩。若气滞重于血凝，则脉多见沉弦；血凝重于气滞，则脉多见沉涩。

治法：行气活血。

方药：行气活血汤。

行气活血汤（作者拟方）：当归、川芎、赤芍、香附、乳香、红花、虎杖根。

本方气血并治。以当归、赤芍活血和血；川芎、红花行血通络；香附理气活血；乳香、虎杖根活血定痛。若兼有风湿者，可加鬼箭羽、威灵仙祛风胜湿；若兼寒邪内阻，可加桂枝祛寒通阳。

表 11-4 背痛鉴别简表

分型	主症	兼症	舌脉	治法	主方
寒湿侵袭	背部疼痛，甚则牵引后项和肩胛，阴雨疼痛加剧	或有恶寒，胸部满闷	舌苔白腻，脉浮缓或沉紧	散寒祛湿	桂枝羌活汤
气血凝滞	背部疼痛或胀痛，反复不愈，卧床疼痛加剧，起床活动疼痛减轻	一般无明显兼症	舌质紫黯，脉沉弦或沉涩	行气活血	行气活血汤

5. 胁痛

胁痛，是指一侧或两侧胁肋疼痛。胁肋为肝之分野，所以本症的产生与肝的病变有密切关系。《灵枢·五邪》说："邪在肝，则两胁中痛。"《素问·脏气法时论》说："肝病者，两胁下痛引小腹。"肝位于胁内，其经脉布于两胁，主疏泄，与胆相表里，所以本症的形成亦与胆有关联。

【症因】

（1）肝胆湿热：多由寒湿外邪侵袭肝胆，蕴结于内，久郁化热，损伤肝络，遂成本症。

（2）肝气郁结：由于情志不畅，肝失条达，气机郁结，致肝络被阻，不通则痛，而成本症。

（3）瘀血停留：多因跌仆闪挫，瘀血停滞，或气滞日久，血行不畅，致瘀血停积，阻塞胁络，遂成本症。

（4）肝阴不足：由于久病体虚，导致肝阴不足，阴血不能濡养肝络，遂引起本症。

（5）悬饮流注：由于水饮停留胁间，胁为阴阳气机升降之道，饮邪壅塞胁络，气机升降失常，则发生本症。

【证治】

（1）肝胆湿热

症状：胁肋疼痛，或绞痛，兼有口苦，心烦，发热，大便秘结，小便色赤。舌苔黄腻，脉象弦实。

分析：此证型可见于急性胆囊炎、胆石症、胰腺炎等病。由于湿热阻于肝胆，热灼胁络，则胁肋疼痛；湿热化火，火邪伤络则绞痛；湿热内阻，熏蒸胆汁，致胆气上逆，故口苦；湿从火化，扰动心神，因而心烦；邪热内蒸，正邪交争，故发热；湿热下迫大肠，则大便秘结，累及小肠，则小便色赤；舌苔黄腻、脉象弦实，则属肝胆湿热的外候。

治法：疏肝利胆，清热祛湿。

方药：大柴胡汤。

大柴胡汤（《金匮要略》）：柴胡、黄芩、芍药、半夏、枳实、大黄、生姜、大枣。

方中柴胡、黄芩疏肝清胆；枳实、大黄攻泻热结；半夏燥湿和中；芍药缓急止痛；生姜、大枣调和营卫，益脾和胃。同时，芍药配大黄能治腹中实痛，配伍枳实能治疗气血不和，腹痛烦满。若大便秘结，可加玄明粉软坚通便；若兼胸闷脘痞，气行不畅，可加郁金、木香理气调中。

（2）肝气郁结

症状：一侧或两侧胁肋疼痛或胀痛，且以胀痛为多见，常因情志变动而增减，伴有胸脘痞闷，饮食不思。舌苔薄白，脉象多弦。

分析：此证型可见于无黄疸型肝炎、慢性胆囊炎及神经官能症等病。由于肝失条达，气机不畅，胁络不和，因而胁肋疼痛或胀痛；肝主疏泄，为情志所主，因而胁痛随着情志变化而增减；肝郁气滞，气行不畅，累及于肺，则胸闷；横逆犯胃，则脘痞；肝气乘犯脾胃，脾胃运化失常，故饮食少思；舌苔薄白、脉弦均为肝气郁结，疏泄之职失司的表现。

治法：疏肝理气。

方药：逍遥散。

逍遥散（《太平惠民和剂局方》）：柴胡、当归、白芍、白术、茯苓、甘草、煨姜、薄荷。

本方是疏肝解郁的常用之剂。方中柴胡疏肝解郁；配伍少量薄荷能增强疏泄条达作用；当归、白芍养血柔肝，使肝体较迅速地得以恢复；白术、茯苓、甘草健脾益气，化湿和中；煨姜和血暖中，配白芍有调和气血作用。如疼痛剧者，可加郁金、香附调气止痛。

若肝郁化火，胁肋掣痛，口干，心烦，二便不畅，舌红，脉弦数，宜用清肝汤清肝泻火。

清肝汤（《类证治裁》）：白芍、当归、川芎、山栀、牡丹皮、柴胡。

方中柴胡疏肝清热，配山栀、牡丹皮能直折肝火；白芍、当归、川芎养血和血，柔肝止痛。若肝火炽盛，烦热，口渴，大便秘结，可加大黄、芦荟泻火通便，荡涤热结。

（3）瘀血停留

症状：胁痛如刺，固定不移，按之痛剧，入夜加甚。舌质紫点，脉象沉涩。

分析：此证型可见于肋软骨炎、胸胁部外伤或慢性肝炎等。由于气郁日久，血行不畅，或因跌仆等瘀血停留胁间，故疼痛如刺、固定不移、按之痛剧；如跌仆新伤，局部皮肤还可见青紫伤痕；血属阴，因而入夜疼痛加甚；舌质有紫点、脉见沉涩，均为瘀血内停的征象。

治法：祛瘀活血。

方药：复元活血汤。

复元活血汤（《医学发明》）：柴胡、栝楼根、当归、红花、甘草、穿山甲、大黄、桃仁。

方中柴胡疏肝解郁，又能引诸药至胁肋；当归养血活血；红花、桃仁祛瘀生新；栝楼根（天花粉）润燥散血；穿山甲破瘀通络；大黄攻逐瘀血；甘草缓急止痛，调和诸药。如疼痛剧烈者，可加乳香、没药祛瘀活血、理气止痛；若久病气滞血瘀者，加香附、郁金调气理血。

（4）肝阴不足

症状：胁肋隐痛，反复不休，兼有口干，手足心热，头晕，目眩。舌质红，苔多光，脉弦数。

分析：本证型可见于慢性肝炎及肝硬化等。由于肝阴亏损，不能濡养肝络，故胁肋隐痛，反复不休；肝阴不足，虚火内扰，则见口干、手足心热；阴虚于下，阳亢于上，因而头目眩晕；舌红、苔光、脉弦数均属肝阴不足，虚火偏旺之征。

治法：滋阴养肝。

方药：一贯煎。

一贯煎（《柳州医话》）：北沙参、麦冬、当归身、生地黄、甘杞子、川楝子。

方中北沙参、冬麦、当归、生地黄、甘杞子滋阴养肝，川楝子疏肝调气。六药相合，使肝体得养而肝气条达，则痛自止。如兼口苦，可加栀子以清肝泻火；若大便干结，可加瓜蒌仁润肠通便；虚热内蒸，可加地骨皮清热退蒸；倘口干、苔光甚者，可加石斛以滋阴养液。

（5）悬饮流注

症状：胁肋疼痛，咳则痛剧，兼有咳嗽，气促，咯痰白沫。舌苔薄白，脉象沉弦。

分析：本证型可见于胸膜炎等病。由于两胁为阴阳气机升降之道，水饮流注胁间，络道阻滞，故胁肋疼痛；水饮上迫于肺，肺气失于肃降，因而咳嗽、气促、咯痰白沫；水邪内停，尚未化热，因而舌苔薄白、脉来沉弦。

治法：攻逐水饮。

方药：葶苈大枣泻肺汤合控涎丹。

葶苈大枣泻肺汤（《金匮要略》）：葶苈子、大枣。

控涎丹（《三因极一病证方论》）：甘遂、大戟、白芥子。

两方同用，葶苈子泻肺逐水，大枣益气和脾，甘遂、大戟攻逐水饮，白芥子祛皮里膜外之痰水，并有温肺利气之效。五药合用，具有攻逐水饮不伤正、益气和脾不碍邪的作用。控涎丹饮片煎服，疗效较差，多制成中成药吞服，其效果较饮片煎服显著。

表 11-5　胁痛鉴别简表

分型	主症	兼症	舌脉	治法	主方
肝胆湿热	胁肋疼痛或绞痛	口苦，心烦，发热，大便秘结，小便色赤	舌苔黄腻，脉弦实	疏肝利胆，清热祛湿	大柴胡汤
肝气郁结	一侧或两侧胁肋疼痛或胀痛，而以胀痛为多见，常因情志变动而增减	胸脘痞闷，饮食不思	舌苔薄白，脉多弦	疏肝理气	逍遥散
瘀血停留	胁痛如刺，固定不移，按之痛剧，入夜加甚	一般无明显兼症	舌质紫点，脉象沉涩	祛瘀活血	复元活血汤
肝阴不足	胁肋隐痛，反复不休	口干，手足心热，头晕，目眩	舌质红、苔多光，脉弦数	滋阴养肝	一贯煎
悬饮流注	胁肋疼痛，咳时加剧	咳嗽，气促，咯痰白沫	舌苔薄白，脉沉弦	攻逐水饮	葶苈大枣泻肺汤合控涎丹

6. 胃脘痛

胃脘痛，又称胃痛，是指胃脘部疼痛而言。胃与心相隔甚近，所以古代有些文献将胃痛称心痛，正如《医学正传》说："古方九种心痛，详其所由，皆在胃脘，而实不在于心。"至于心脏疾患引起的心痛，多称"真心痛"，《灵枢·厥病》说："真心痛，手足清至节，心痛甚，旦发夕死，夕发旦死。"因此，胃脘痛与真心痛，两者是有区别的。引起胃脘痛的原因，在古代文献中有气、血、冷、火、痰、食、虫、悸、疰九种。然此症初起，多由饮食不节，嗜食生冷，恣意饮酒；或忧思恼怒，气机不畅等所致。

【症因】

（1）寒痛：由于平素喜食生冷，或寒邪直中胃腑，致胃气被阻，不通则痛，而成本症。

（2）热痛：多由湿热中阻，或寒湿内停，久郁化热，熏蒸胃腑，致胃气不得和降，遂成本症。

（3）虚痛：由于素体亏虚，阳气衰弱，寒邪自生，或平素饥饱无常，脾胃虚损，中阳不足，故引起本症。

（4）气痛：由于情志不畅，忧思恼怒，肝气失于条达，横逆犯胃，胃气失于顺降，故发生本症。

（5）瘀痛：多因平日酗酒过度，胃中积热；或暴饮暴食，脾胃损伤，气机不利，络脉被阻，血行不畅；或气郁久痛，脉络受损，瘀血停滞，而成本症。

（6）食痛：由于饮食不节，骤然积滞，使胃气不得下降，脾气不能上升，运化失常，气机阻碍，故引起此症。

【证治】

（1）寒痛

症状：胃脘疼痛，绵绵不休，喜按及饮热汤，伴有呕泛清涎，畏寒，手足不温。舌苔白，脉沉紧或沉缓。

分析：此证型多见于胃炎等病。由于寒邪内停于胃，胃气阻滞，故胃脘疼痛、绵绵不休；寒为阴邪，易伤阳气，因而畏寒；中阳不振，故喜按压和饮热汤；寒邪中停，气机升降失常，浊阴上逆，因而呕泛清涎；脾与胃相表里，脾主四肢，脾阳受伤，不能外布四末，故手足不温；寒邪内停，则舌现白苔；其脉沉紧者，多为寒邪内盛，疼痛剧烈；脉沉缓者，则常系寒邪稍轻，疼痛轻缓之象。

治法：温中散寒。

方药：高良姜汤。

高良姜汤（《备急千金要方》）：高良姜、厚朴、当归、桂心、生姜。

方中高良姜、生姜温中散寒，暖胃止痛，配桂心则能增强散寒止痛之功；寒邪内停，气机必然不利，故用厚朴调气散满；寒凝气滞，血行不畅，故用当归甘温和血。诸药配合，以温中散寒为主，少佐调气和血，使寒邪外化，气血平和。

若寒邪甚者，可用大已寒丸散寒止痛。

大已寒丸（《太平惠民和剂局方》）：荜茇、肉桂、干姜、高良姜。

本方由二姜丸（干姜、良姜）加味组成，为温里散寒，直取寒邪之剂，所用四药，均属温燥之品，只宜暂用，不可久服，以免损伤胃阴。

（2）热痛

症状：胃脘疼痛，或作或休，伴有口干欲饮，溲黄，便秘。舌红，苔黄，脉象滑数。

分析：此证型可见于胃炎或胰腺炎等病。由于胃中热邪蕴结，气机失和，故胃脘疼痛、或作或休；邪热内扰，胃津受伤，因而口干欲饮水；胃与大小肠同属六腑，以管道相通，胃热下迫小肠，则小便色黄；累及大肠，则大便秘结；舌红、苔黄、脉象滑数，均为胃热炽盛的外候。

治法：清热和中。

方药：清中汤。

如服后疗效不显，可改用泻心汤加石膏、川楝子。

清中汤（《医学统旨》）：黄连、山栀子、陈皮、茯苓、半夏、甘草、草豆蔻。

本方以二陈汤加黄连、山栀、草豆蔻组成。取二陈汤燥湿和中，治证之本；黄连、山栀清热泻火，直折邪热；草豆蔻调气醒胃，以和中宫。

（3）虚痛

症状：胃脘疼痛，空腹时尤为明显，喜暖喜按，得食后疼痛缓解，兼有口吐清水，倦怠乏力。舌质淡，苔薄白，脉虚弱。

分析：此证型多见于十二指肠球部溃疡或慢性胃炎。胃主纳食，脾主运化，两者作用虽然不同，但又是相互为用的。因此，本症的病位虽在胃，但与脾有密切关系。由于脾胃虚弱，中阳不足，因而胃脘疼痛、空腹尤甚、喜暖喜按、得食后疼痛缓解、口吐清水；脾胃为气血生化之源，脾胃亏损，则气血不足，内不能充脉，外不能荣舌，故脉虚弱、舌质淡；中阳不振，寒邪内阻，因而舌苔白；脾气虚弱，精微来源缺乏，肌肉筋脉失于濡养，故倦怠乏力。

治法：温中补虚。

方药：黄芪建中汤。

黄芪建中汤（《金匮要略》）：黄芪、芍药、桂枝、甘草、生姜、大枣、饴糖。

本方以小建中汤加黄芪组成。方中桂枝辛温散寒，配合黄芪、饴糖温中补虚；芍药、甘草酸甘和阴，缓急止痛；生姜、大枣辛甘和阳，既能助桂枝温阳散寒，又能助黄芪、饴糖补虚。

若阴寒内盛，疼痛剧烈，可用大建中汤散寒止痛。

大建中汤（《金匮要略》）：蜀椒、干姜、人参、胶饴。

方中蜀椒、干姜温中散寒；胶饴（饴糖）补虚缓急；人参（可用党参）益气健脾。合而具有温中散寒，补虚止痛的作用。

（4）气痛

症状：胃脘胀痛，牵引胁肋，伴有嗳气，吞酸，饮食少思。舌苔薄白，脉象弦滑。

分析：本证型可见于胃神经官能症、慢性胃炎以及溃疡病等病。由于情志不疏，肝气郁结，横逆犯胃，故胃脘胀痛；两胁为肝经循行之处，兹因肝气郁结，疏泄之职失常，故胀痛连及胁肋；肝气犯胃，胃失和降，因而嗳气、吞酸、饮食少思；肝胃不和，气机失畅，因而出现舌苔薄白、脉弦滑。

治法：疏肝和胃。

方药：沉香降气散。

沉香降气散（《张氏医通》）：沉香、砂仁、甘草、香附、延胡索、川楝子。

方中沉香、砂仁调中理气；香附、延胡索、川楝子疏肝解郁；甘草益脾和胃。

若气郁化火，口干味苦，心烦易怒，呕吐酸水，舌边红，苔薄黄，脉弦数，宜用化肝煎合左金丸以疏肝泄热。

化肝煎（《景岳全书》）：青皮、陈皮、芍药、牡丹皮、栀子、泽泻、贝母。

两方合用，取化肝煎中的青皮、陈皮疏肝理气；牡丹皮、栀子清肝泻火；白芍敛阴柔肝；贝母泄热散结；泽泻利水渗湿，导热下行；配左金丸以清肝和胃。共奏疏肝和胃，清解郁火之功。

（5）瘀痛

症状：胃脘疼痛如刺，固定不移，食后痛势加甚，或兼呕血，大便色黑。舌多紫黯，脉象涩滞。

分析：此证型可见于溃疡病以及胃癌等。瘀血为有形之邪，今瘀血停滞，络脉被阻，故胃脘疼痛如针刺、固定不移、食后痛甚；胃络受伤，血不循经，离经之血从上而出则呕血，从下而出则便黑；瘀血内停，络脉阻滞，故舌见紫黯、脉象涩滞。

治法：破瘀活血，理气止痛。

方药：手拈散。

手拈散（《金匮翼》）：延胡索、五灵脂、草豆蔻、没药。

方中五灵脂、没药破瘀散血；延胡索活血行气；草豆蔻调中止痛。如呕血、便血不止，可加三七、紫珠草止血活血。若出血过多，气随血虚，面色㿠白，倦怠乏力，宜加红参、黄芪、白术、炮姜补益元气，温脾摄血。

（6）食痛

症状：胃脘疼痛，按之痛剧；伴有恶心呕吐，嗳腐如败卵，不思饮食，大便秽臭，舌苔黄腻或黄白相兼，脉象实滑。

分析：此证型可见于消化不良及急慢性胃炎等。由于食积停滞，脾胃受伤，运化失健，气行不畅，故胃脘疼痛、按之痛剧、不思饮食；食积化热，胃中蒸腐，因而恶心呕吐、嗳腐如败卵、大便秽臭；食积停滞，脾胃运化失常，故舌苔黄腻或黄白相兼、脉象实滑。

治法：消积和中。

方药：保和丸。

保和丸（《丹溪心法》）：山楂、半夏、陈皮、连翘、莱菔子、神曲、茯苓、麦芽。

方中山楂、神曲、麦芽消食化积，醒胃和脾；莱菔子化食祛痰，宽胸畅中；半夏、陈皮、茯苓化湿理气，和脾悦胃；连翘清热散结，兼有降逆之功。如脾气素虚，可加白术（《丹溪心法》大安丸）以增强健脾作用；若食积化热而热甚者，可加黄连、枳实清热导滞。

表 11-6　胃脘痛鉴别简表

分型	主症	兼症	舌脉	治法	主方
寒痛	胃脘疼痛，绵绵不休，喜按及饮热汤	呕泛清涎，畏寒，手足不温	舌苔白，脉沉紧或沉缓	温中散寒	高良姜汤
热痛	胃脘疼痛，或作或休	口干欲饮，小便色黄，大便秘结	舌红、苔黄，脉滑数	清热和中	清中汤
虚痛	胃脘疼痛，空腹时尤为明显，喜暖喜按，得食后疼痛缓解	口吐清水，倦怠乏力	舌质淡、苔薄白，脉虚弱	温中补虚	黄芪建中汤
气痛	胃脘胀痛，牵引胁肋	嗳气吞酸，饮食少思	舌苔薄白，脉弦滑	疏肝和胃	沉香降气散
瘀痛	胃脘疼痛如刺，固定不移，食后痛势加甚	或呕血，大便色黑	舌紫黯，脉涩滞	破瘀活血，理气止痛	手拈散
食痛	胃脘疼痛，按之痛剧	恶心呕吐，嗳腐如败卵，不思饮食，大便秽臭	舌苔黄腻或黄白相兼，脉实滑	消积和中	保和丸

7. 腰痛

腰痛，是指腰部一侧或双侧疼痛。腰为肾之府，腰痛与肾的关系最为密切。《素问·脉要精微论》说："腰者，肾之府，转摇不能，肾将惫矣。"本症的成因，虽有寒湿、湿热、瘀血、肾精亏损等方面，但肾亏为其主要因素。因病变部位属于肾区，而外邪侵袭经久不愈，亦能伤肾，故其本，多为肾虚。

【症因】

（1）寒湿侵袭：多由冒雨涉水，或水中作业，或久居潮湿之地，致寒湿停留，经脉被阻，气血运行失畅，而成本症。

（2）湿热内阻：多因夏季气候炎热，湿气弥漫，湿与热交蒸，侵袭人体，留滞经络，或寒湿蕴积，久郁化热，故引起本症。

（3）肾精亏损：多由素体不足，或久病体虚，或年老衰弱，致肾精空虚，腰府不坚，遂成本症。

（4）瘀血阻滞：多由强力举重，扭闪跌仆，血阻气滞，或久病着络，气血运行不利，致瘀血停滞，故形成本症。

【证治】

（1）寒湿侵袭

症状：腰部疼痛，或有冷重感，转侧不便，遇阴雨加剧，兼有身重困倦，或小便不利。舌苔白腻，脉沉紧或濡缓。

分析：此证型可见于肾下垂、肾炎及某些风湿病等病。由于寒湿侵袭，腰部经络被阻，气血运行不畅，故腰部疼痛、或有冷重感、转侧不利；如寒邪甚于湿邪，则腰部冷痛明显；湿邪甚于寒邪，则腰痛重着明显；天气阴雨时寒湿更盛，因而痛势增剧；寒湿内阻，邪淫肌肉筋脉，则身重困倦；累及膀胱则小便不利；寒湿内停，阳气被遏，则舌苔白腻；脉沉紧为寒邪内盛之征，脉濡缓为湿邪内盛之象。

治法：散寒祛湿。

方药：甘姜苓术汤。

甘姜苓术汤（《金匮要略》）：甘草、干姜、茯苓、白术。

本方又名肾着汤。方中干姜散寒暖腰；白术、茯苓行湿健脾，善治腰痛；甘草益气和中，合用成为散寒祛湿之剂。临床应用时可酌加杜仲、桑寄生、川续断、牛膝等一两味腰部引经药，以提高疗效。

若兼肝肾虚弱，气血不足，可用独活寄生汤散寒湿、补肝肾、益气血。

独活寄生汤（《备急千金要方》）：独活、桑寄生、秦艽、防风、细辛、当归、芍药、川芎、生地黄、杜仲、牛膝、人参、茯苓、甘草、桂心。

方中当归、芍药、川芎养血和血；人参（可用党参）、茯苓、甘草补气健脾；生地黄、杜仲、桑寄生、牛膝补益肝肾；桂心、细辛散寒温肾；独活、秦艽、防风祛风胜湿。

（2）湿热内阻

症状：腰部疼痛重着，或痛处有发热感，伴有小便短赤，两足酸软。舌苔黄腻，脉象濡数。

分析：此证型可见于肾盂肾炎及肾炎等病。由于湿热阻于腰部，筋脉弛缓，故腰痛而重着；湿热壅阻于腰，热蒸肌肤，因而痛处有发热感；湿热下迫膀胱则小便短赤；湿邪浸淫两足肌肉筋脉则两足酸软；舌苔黄腻、脉象濡数为湿热并重，筋脉受伤的征象。

治法：清热化湿，佐以通络和血。

方药：三妙丸加桑寄生、虎杖根、络石藤、泽泻。

三妙丸为临床常用的清理下焦湿热之剂，加桑寄生、虎杖根、络石藤、泽泻能增强清热化湿，兼以通络和血，适用于腰部疼痛重着、两足酸软、小便短赤等。若病久不愈，筋脉损伤者，可适加川续断、木瓜益肾强腰，濡养筋脉。

（3）肾精亏损

症状：腰部疼痛，绵绵不休，卧床休息后能逐渐减轻。兼有腿膝酸软，不耐远行久立；或面色苍白，手足不温，小便清利，舌质淡，脉沉细无力；或口干咽燥，面色潮红，手足心热，小便色黄，舌质红，脉细数。

分析：本证型可见于慢性肾炎及慢性肾盂肾炎等病。由于腰为肾之府，肾主骨髓，肾精亏损，则腰府空虚，骨髓失充，故腰痛绵绵不绝、卧床休息后能逐渐减轻；肾虚骨弱，故腿膝酸软，不耐远行久立。偏于肾阳虚者，由于阳气不足，不能外布，则手足不温、面色苍白；阳气虚弱，阴寒内盛，故小便清利；舌质淡、脉沉细无力，属于阳虚的外候。偏于肾阴虚者，由于阴液不足，虚火内扰，故出现口干咽燥、面色潮红、手足心热、小便色黄、舌红、脉细数等一派虚热症状。

治法：肾阳虚弱，以温补肾阳为主；肾阴不足，以滋阴益肾为主。

方药：肾阳虚弱，宜用右归丸；肾阴不足，宜用左归饮。

右归丸（《景岳全书》）：熟地黄、山药、山茱萸、枸杞子、杜仲、菟丝子、附子、肉桂、当归、鹿角胶。

本方是从《金匮要略》肾气丸演变而来，但肾气丸补中寓泻，而此方系纯补之剂。方中熟地黄、当归、鹿角胶填补精血；山茱萸、枸杞子补益肝肾；杜仲、菟丝子益肾强腰；附子、肉桂温肾益火；山药健脾益气。如大便溏泄、饮食减少，去当归、枸杞子，加肉豆蔻、干姜温中止泻；阳痿滑精，小便余沥，可加巴戟天、补骨脂强阳起痿，固精涩泄。

左归饮（《景岳全书》）：熟地黄、山药、枸杞子、茯苓、山茱萸、甘草。

本方类同于六味地黄丸，但为纯甘滋肾之剂，前人有"六味是壮水以制火，左归是育阴以涵阳"之说。方中熟地黄、山茱萸、枸杞子滋补肝肾之阴，使阴足以涵阳；山药、茯苓、甘草健脾补气，脾旺可以滋肾，并能驱除湿邪，不使滋腻之品影响脾胃。但腰痛实属肾府受伤，故临床上常加用桑寄生、川续断以强腰和络。

（4）瘀血阻滞

症状：腰部疼痛如刺，轻则俯仰不便，重则不能转侧，痛处固定不移，日轻夜重，并常伴大便色黑或秘结不通。舌多紫黯，脉多涩滞。

分析：此证型多见于腰部外伤性病变等病。由于瘀血阻于腰部，络脉被阻，故腰部刺痛、痛有定处、俯仰转侧不利；血属阴，夜晚阴甚，睡时气血运行不畅，因而腰痛日轻夜重；大便色黑或秘结不通、舌质紫黯、脉象涩滞，均为瘀血内阻的征象。初病时，舌质多不紫黯，脉象少见涩滞，因初病时还不能立即反映到脉舌上来，故当以局部症状为主。

治法：活血祛瘀。

方药：身痛逐瘀汤。

身痛逐瘀汤（《医林改错》）：牛膝、地龙、秦艽、羌活、川芎、当归、香附、甘草、桃仁、没药、五灵脂、红花。

方中当归、川芎、桃仁、红花活血祛瘀；香附、没药理气行血；五灵脂、地龙通络祛瘀；牛膝强壮筋骨，引药下行；瘀血阻滞，风湿往往乘血入侵经脉，故用秦艽、羌活祛风胜湿；甘草益脾和中，调和诸药。如大便秘结，可加大黄通便破瘀；若兼有肾虚，可加杜仲、川续断补肾强腰。

表 11-7　腰痛鉴别简表

分型	主症	兼症	舌脉	治法	主方
寒湿侵袭	腰部疼痛，或有冷重感，转侧不便，遇阴雨加剧	身重困倦，或小便不利	舌苔白腻，脉沉紧或濡缓	散寒祛湿	甘姜苓术汤
湿热内阻	腰部疼痛且有重着，或痛处有发热感	小便短赤，两足酸软	舌苔黄腻，脉濡数	清热化湿，佐以通络和血	三妙丸加桑寄生、虎杖根、络石藤、泽泻

分型	主症	兼症	舌脉	治法	主方
肾精亏损	腰部疼痛,绵绵不休,卧床休息渐能减轻	腿膝酸软,不耐远行久立。偏于肾阳虚者可见面色苍白,手足不温,小便清利;偏于肾阴虚者可见口干咽燥,面色潮红,手足心热,小便色黄	偏于肾阳虚可见舌质淡,脉沉细无力;偏于肾阴虚可见舌质红,脉细数	肾阳虚弱,以温补肾阳为主;肾阴不足,以滋阴益肾为主	肾阳虚弱宜用右归丸;肾阴不足宜用左归饮
瘀血阻滞	腰部疼痛如刺,轻则俯仰不便,重则不能转侧,痛处固定不移,日轻夜重	或大便色黑,或便秘不通	舌多紫黯,脉多涩滞	活血祛瘀	身痛逐瘀汤

8. 脐腹痛

脐腹痛,是指脐部周围疼痛。脐腹为少阴肾经循行之处,内藏大肠、小肠,脐腹痛与这些脏腑有密切关系。背属阳,腹属阴,故临床以寒证为多见,但有实寒、虚寒和气滞、虫积等之分。

【症因】

(1)寒冷积滞:多由寒邪侵袭脐腹,或过食生冷,中阳被遏,致寒冷积滞,气机阻塞,因而发生本症。

(2)脾肾虚寒:多因素体虚弱,肾阳不足,不能温煦于脾,致脾肾二阳俱虚,肾虚不能主水,脾虚不能主运,寒湿停聚于内,遂成本症。

(3)气机郁结:多因脾胃不调,肠道气机失常,气结于内,不通则痛,而成本症。

(4)虫积内扰:多由手指爪甲不洁或误食沾有虫卵的瓜果食物,进入胃肠而成虫积。虫性好动好窜,或聚而成团,阻塞肠道,故引起本症。

【证治】

(1)寒冷积滞

症状:脐腹突然疼痛,痛无休止,喜用手按,或兼饮食不思,肠鸣,大便泄泻或秘结。舌苔白,脉沉紧或沉缓。

分析:此证型可见于肠炎等病。由于寒邪骤然停滞,中阳受困,故脐腹部突然疼痛、痛无休止、喜用手按；寒邪中停，脾胃纳运失常，肠道转化失司，因而饮食不思、肠鸣、大便泄泻或秘结；舌苔白、脉沉为里寒冷积的征象，而脉紧为寒盛痛剧之征，脉缓为寒轻痛缓之象。

治法：温中散寒，调气止痛。

方药：天台乌药散。

天台乌药散（《医学发明》）：乌药、木香、茴香、青皮、高良姜、槟榔、川楝子（用巴豆和麸皮同炒变黑色；去巴豆和麸皮）。

方中高良姜温中散寒；乌药、木香、茴香、青皮调气散结；槟榔破气消滞；川楝子与巴豆、麸皮同炒，取川楝子行气达下，巴豆散寒攻积，麸皮调和脾胃。诸药合用，有散寒攻积、调气止痛的作用。如寒甚痛剧者，可加川椒、吴茱萸以增强散寒止痛的功效。

（2）脾肾虚寒

症状：脐腹疼痛，反复不愈，时轻时重，痛时喜按，空腹及劳倦时更甚，兼有神疲体倦，气短，怯寒，或大便不实。舌淡，苔白，脉细无力。

分析：此证型可见于某些胃肠道疾患，如肠炎、胃肠功能紊乱等。由于脾肾阳虚，阴寒凝结，故脐腹疼痛、反复不愈、时轻时重、痛时喜按；饥饿时胃肠空虚，寒邪更甚，因而空腹时疼痛更剧；疲劳过度，中阳更弱，故劳倦时疼痛加剧；脾肾阳虚，根本之气不足，故出现神疲体倦、气短、怯寒；脾虚肠寒，故大便不实；舌淡、苔白、脉沉细无力，均属虚寒里证的外候。

治法：温补脾肾，祛寒止痛。

方药：附子理中丸。如阴寒内盛，疼痛剧烈者，可加川椒、肉桂增强温阳散寒的作用。

（3）气机郁结

症状：脐腹胀痛，得矢气后痛减，兼有腹中气瘕攻动，饮食少思，食后不舒。舌苔薄白，脉多弦滑。

分析：此证型可见于胃肠功能紊乱等病。由于脾胃失调，肠道气机阻滞，故脐腹胀痛；得矢气后，肠道气机稍通，故疼痛稍减；胃肠气滞，影响肝之疏泄，因而腹中气瘕攻动；脾胃运化不健，因而饮食少思、食后不舒；舌苔薄白、脉象弦滑，均属气滞的现象。

治法：调气散结。

方药：五磨饮子。

五磨饮子（《医便》）：乌药、槟榔、沉香、木香、枳壳。

方中槟榔、枳壳下气破滞，木香、乌药顺气开结，沉香降逆利膈。五药均属疏理气机之品，破滞力专，适用于气滞实证。若非体壮气实者，则须慎用。若因气滞而致血瘀，疼痛如针刺，脉沉涩者，可加延胡索、五灵脂、桃仁、红花等以祛瘀活血。

（4）虫积内扰

症状：脐腹疼痛，时作时止，痛时剧烈，或腹中虫团攻起，痛罢饮食如常，兼有形瘦，面黄，睡眠龂齿，唇内有小点如粟粒，舌脉近似常人。

分析：此证型多见于肠道蛔虫等病。由于虫积内扰，肠中阻塞不通，故脐腹疼痛、痛时剧烈、腹中虫团攻起；虫静不动，肠中通畅，故痛罢饮食如常；虫积动静不定，动则痛作，静则痛止，故疼痛时作时止；虫居肠中，吮吸水谷精微，故致形瘦、面黄；肠中虫积，湿热内扰，循足阳明胃经至龈齿则龂齿，循手阳明大肠经至口唇则唇内起小点如粟粒。

治法：虫动时以安虫为主；虫静时以驱虫为主。

方药：虫动时宜用乌梅丸；虫静时宜用化虫丸。

乌梅丸（《伤寒论》）：乌梅、附子、细辛、桂枝、人参、黄柏、干姜、黄连、当归、川椒。

本方是安蛔止痛，温中和胃之剂。方中乌梅、川椒酸辛安蛔；黄连、黄柏苦寒清热，使蛔虫得苦则伏；干姜、细辛、附子、桂枝温中通阳，回厥缓急；人参（可用党参）、当归益气补血，使病去气血冲和。

化虫丸（《太平惠民和剂局方》）：胡粉、鹤虱、槟榔、苦楝根皮、枯矾。

本方为驱杀肠中诸虫之剂。方中诸药均有杀虫作用。但胡粉（铅粉）有毒，使用须谨慎。《医方集解》记载用此丸时加芜荑、使君子，能增强杀虫作用。

表 11-8　脐腹痛鉴别简表

分型	主症	兼症	舌脉	治法	主方
寒冷积滞	脐腹突然疼痛，痛无休止，喜用手按	或饮食不思，腹中肠鸣，大便泄泻或秘结	舌苔白，脉沉紧或沉缓	温中散寒，调气止痛	天台乌药散
脾肾虚寒	脐腹疼痛，反复不愈，时轻时重，痛时喜按，空腹及劳倦时更甚	神疲体倦，气短，怯寒	舌淡、苔白，脉沉细无力	温补脾肾，祛寒止痛	附子理中丸
气机郁结	脐腹胀痛，得矢气后痛减	腹中气瘕攻动，饮食少思，食后不舒	舌苔薄白，脉弦滑	调气散结	五磨饮子
虫积内扰	脐腹疼痛，时作时止，或腹中虫团攻起，痛罢饮食如常	形瘦，面黄，睡眠龂齿，唇内有小点如粟粒	舌脉近似常人，但痛剧时亦可出现沉紧脉或伏脉	虫动时以安虫为主，虫静时以驱虫为主	虫动时宜用乌梅丸，虫静时宜用化虫丸

9. 小腹痛

小腹痛，是指脐下腹部正中处疼痛。小腹内藏膀胱及子宫，且冲脉和任脉循行于此，故本症的产生与膀胱和冲任经脉病变有密切关系，临床常见于邪热结于膀胱和妇女月经不调的证候。

【症因】

（1）热结膀胱：多因湿邪侵袭，湿郁化热，热迫膀胱，或过食辛辣肥甘之味，聚湿生热，下注膀胱，致膀胱结热，气行不畅，而成本症。

（2）冲任失调：冲、任二脉是奇经八脉中的主要经脉，与妇女的月经、胎孕、产育等有密切联系，"冲为血海，任主胞宫"，两脉功能正常则无经、孕、产等疾患。如肝郁气滞，冲任失调，胞宫气血运行不畅，经血内阻；或寒湿客于胞宫，经血停滞；或气血不足，血海空虚，胞失所养；或肝肾亏损，精血虚少，冲任不足，均可发生本症。

【证治】

（1）热结膀胱

症状：小腹疼痛，按之痛剧，兼有小便不利、滞涩作痛，或小便频数、时有尿意。舌苔薄黄，脉沉滑或沉弦。

分析：此证型可见于膀胱炎等病。由于湿热内阻，下迫膀胱，致膀胱气机阻塞，故出现小腹疼痛、按之痛剧；膀胱为州都之府，主宰水液，邪热内结，水液分利失常，而为小便不利、滞涩作痛，或小便频数、时有尿意；其舌苔薄黄，脉沉滑或沉弦，为内有邪热，气行不畅的征象。

治法：清热利尿，调气止痛。

方药：沉香散。

沉香散（《金匮翼》）：沉香、石韦、滑石、当归、橘皮、白芍、冬葵子、甘草、王不留行。

方中石韦、滑石、冬葵子清热利尿；沉香、橘皮理气止痛；热结膀胱，则气血运行不畅，故用当归、王不留行和血益血；邪热内结膀中，阴液被劫，所以用白芍、甘草酸甘敛阴，缓急定痛。如疼痛剧者，可加乌药、木香增强调气止痛；若小便滴漓或频数甚者，亦可加瞿麦、萹蓄、鸭跖草、蓄草之类清热利尿；兼有瘀血内阻，小便尚利，大便秘结，可加桃仁、大黄祛瘀活血，泻火导下。

（2）冲任失调

症状：小腹疼痛作胀，常见于经前期或经期，经量较少，淋漓不畅，血色紫黑，夹有血块，兼有胁肋作胀。舌质紫点，脉象沉弦。

分析：本证型可见于月经不调等病。由于肝气不疏，血随气滞，冲任失调，经血阻于胞宫，故小腹疼痛作胀，常见于经前或经期、经量较少、淋漓不畅；胁肋为肝之分野，肝气郁结，故胁肋作胀；经来血色紫黑、夹有血块、舌有紫点、脉象沉弦是为气机不畅，瘀血停滞胞宫之象；一般舌有紫点者，多见于久病，新病则无。

治法：祛瘀活血，行气定痛。

方药：红花桃仁煎。

红花桃仁煎（《素庵医要》）：红花、桃仁、当归、香附、延胡索、赤芍、川芎、丹参、青皮、生地黄。

本方为桃红四物汤加味组成。方中当归、川芎、赤芍、生地黄养血活血；桃仁、红花、丹参行血祛瘀；香附、延胡索、青皮行气和血止痛。诸药相合，既有气分药，又有血分药，治实兼顾虚，补虚不碍邪，重点突出调气祛瘀，少佐滋养阴血以顾其正。

如寒湿客于胞宫，经血被阻，小腹冷痛，按之痛剧，经血量少，色泽不鲜如黑豆汁，舌边紫黯，苔白腻，脉象沉紧，可用温经汤加吴茱萸、苍术、茯苓、乌药温经散寒、燥湿调气、活血行瘀。

温经汤（《妇人大全良方》）：人参、牛膝、当归、川芎、芍药、桂心、莪术、牡丹皮、甘草。

方中桂心温经散寒；当归、芍药养血和血；川芎、牛膝、莪术、牡丹皮活血行瘀；人参（可用党参）益气扶正。若加吴茱萸可增强桂心温经散寒的作用；加苍术、茯苓可化湿健脾；加乌药可理气止痛。

如气血不足，血海空虚，小腹绵绵作痛（一般多在经后或经期），按之痛减，经量较少，色质清淡，兼有面色少华，神疲乏力，舌淡嫩，脉虚弱。可用三才大补丸益气养血，填补血海。

三才大补丸（《素庵医要》）：人参、白术、杜仲、熟地黄、当归、川芎、香附、黄芪、艾叶、补骨脂、阿胶、山药。

方中人参（可用党参）、黄芪、白术、山药补气健脾；当归、熟地黄、阿胶滋补阴血；川芎、香附活血调气；补骨脂、杜仲、艾叶暖下助阳。

如肝肾亏损，冲任不足，小腹隐痛（一般多在经后），经来量少色淡，兼有腰酸，腿软，头晕，耳鸣，舌淡红，脉沉。可用调肝汤调养肝肾，补益冲任。

调肝汤（《傅青主女科》）：山药、阿胶、当归、白芍、山茱萸、巴戟天、甘草。

方中山茱萸补益肝肾，收涩精气；巴戟天温补肾阳，兼益冲任；阿胶、当归、白芍滋阴养血；山药、甘草补益脾气。若兼气滞者，可酌加乌药、香附以调和气机。

表 11-9　小腹痛鉴别简表

分型	主症	兼症	舌脉	治法	主方
热结膀胱	小腹疼痛，按之痛剧	小便不利，滞涩作痛，或小便频数，时有尿意	舌苔薄黄，脉沉滑或沉弦	清热利尿，调气止痛	沉香散
冲任失调	小腹疼痛，且发胀，常见于月经前期或经期，经量较少，淋漓不畅，血色紫黑夹有血块	胁肋作胀	舌质紫点，脉沉弦	祛瘀活血，行气定痛	红花桃仁煎

10. 少腹痛

少腹痛，是指下腹部的两侧（也就是小腹的左侧和右侧）或一侧疼痛。在古代文献中，小腹与少腹往往不加区分，故有"小腹即少腹"之称，但在脏腑部位和经络循行方面，两者是有区分的。少腹为厥阴肝经循行之区，内藏部分大肠。临床时，须与小腹内藏膀胱、冲任二脉循行，加以区分，便于进行辨证施治。

【症因】

（1）肝郁气滞：多由情志不疏，肝气郁结，疏泄之职失常，经气运行被阻，遂成本症。

（2）肝经湿热：多由湿热内蕴或湿邪停滞，久郁化热，浸淫于肝，厥阴经脉之气转运不畅，而成本症。

（3）热结大肠：多因泄泻或痢疾之后，大肠湿热未清，传化之职失常，气机运行不畅，故形成本症。

（4）瘀阻阑门：多因饮食失节，寒温不适，损伤肠胃，致阑门气血凝滞，或急暴奔走，跌仆损伤肠络，瘀血阻于阑门而成肠痈，故发生本症。

【证治】

（1）肝郁气滞

症状：少腹一侧或两侧疼痛或胀痛，得矢气后则痛轻减，或伴有胁肋作痛。舌苔薄白，脉多弦。

分析：本证型可见于胃肠功能紊乱及疝气等。由于肝气郁结，络脉被阻，气行不畅，故少腹疼痛或胀痛；如气滞轻者，常为一侧疼痛；气滞重者，多为两侧疼痛；矢气排出能通畅肠道气机，故得矢气后疼痛轻减；两胁亦为肝经循行之处，肝气郁结，则疏泄之职失常，因而胁肋作痛；舌苔薄白、脉弦，是属肝郁气滞的征象。

治法：疏肝理气。

方药：疏肝理气法（汤）。

疏肝理气法（汤）（《谦斋医学讲稿》）：川楝子、延胡索、香附、青皮、当归、白芍。

本方以金铃子散加当归、白芍、香附、青皮组成。取川楝子、延胡索行气止痛；香附、青皮增强疏肝调气，破滞止痛；当归、白芍养血敛阴，柔肝缓急。如兼寒邪停滞肝经，可酌加肉桂、吴茱萸温肝散寒；若少腹疼痛牵引睾丸，或睾丸肿痛，称为疝气，可加橘核、茴香、乌药等调气治疝。

（2）肝经湿热

症状：少腹一侧或两侧疼痛，按之痛剧，或兼腰部酸痛，白带浓稠秽臭。舌苔薄黄，脉象弦滑。

分析：本证型常见于急慢性盆腔炎等病。由于湿热浸淫于肝，肝络不和，气行不畅，故少腹疼痛、按之则痛剧；带脉起于胁下，绕腰一周而主带下，湿热淫肝，累及带脉，故出现腰部酸痛、白带浓稠秽臭；舌苔薄黄、脉象弦滑，亦属湿热浸淫肝经的征象。

治法：清热利湿，疏肝调气。

方药：龙胆泻肝汤合金铃子散。

金铃子散（《太平圣惠方》）：川楝子、延胡索。

以龙胆泻肝汤清泄肝经湿热；金铃子散行气理血，清泄肝热；两方合用，共奏泄肝热而利湿，调气血以止痛。

（3）热结大肠

症状：少腹疼痛，以左侧为多见，按之痛甚，或有燥屎触及，并伴大便失常，或便结成粒，或便溏如水，或粪形变小。舌苔黄腻，脉象濡滑。

分析：此证型可见于结肠炎等病。由于肠中热邪停滞，传送变化失常，气机运行不畅，故少腹疼痛、按之尤甚、或有燥屎触及、大便或溏或结、或粪形变小；左侧大肠下接直肠，与肛门很近，邪热欲出不去，最易结滞于此，故以左侧少腹痛为多见；舌苔黄腻、脉来濡滑，是属湿热蕴结肠中的征象。

治法：理肠清热。

方药：枳实导滞丸加地锦草、铁苋菜、乌药。

枳实导滞丸具有清热化湿，疏理肠道的作用。配伍地锦草、铁苋菜是为了增强清热理肠的作用，加乌药以疏调肠中气机，通则不痛，为理气止痛而用。

（4）瘀阻阑门

症状：少腹右侧疼痛，手不能按，腹皮拘急，或兼发热恶寒，恶心呕吐，大便秘结。舌苔黄，脉实数。

分析：此证型常见于急慢性阑尾炎。右少腹为阑门所在，为肠痈好发之处。少腹右侧疼痛，手不能按，腹皮拘急，为瘀热阻于阑门，络脉被阻，酿成肠痈。但肠痈初起时，疼痛往往先在胃脘、脐腹部，逐渐转移至右少腹；发热恶寒为瘀热内阻，营卫失和所致；瘀热阻于肠道，胃气不降，则恶心呕吐；传化之职失常，则大便秘结；舌苔黄、脉实数，亦为瘀热内阻的征象。

治法：破瘀活血，清热通便。

方药：大黄牡丹汤。

大黄牡丹汤（《金匮要略》）：大黄、牡丹皮、桃仁、瓜子、芒硝。

方中大黄、芒硝泄热通便，荡涤肠中瘀热；桃仁破瘀消肿；牡丹皮凉血泄热；冬瓜子去瘀散结。桃仁配大黄，能增强破瘀消肿作用；牡丹皮配大黄，可提高凉血泄热效用。五药配合，共奏清热解毒、泻火逐瘀、散结消肿之功。

若疼痛剧烈，右少腹触及肿块，为痈脓已成（此时攻下之药必须慎用，以防肠道破裂，产生不良后果）。宜用薏苡仁汤加蒲公英、筋骨草、金银花、红藤散瘀排脓，清热解毒。

薏苡仁汤（《医宗金鉴》）：薏苡仁、瓜蒌、牡丹皮、桃仁、赤芍。

方中薏苡仁、瓜蒌排脓消痈；牡丹皮、桃仁、赤芍活血祛瘀；酌加蒲公英、筋骨草、金银花、红藤清热解毒。红藤为治肠痈要药，不论脓未成或脓已成，均可选用。

表 11–10　少腹痛鉴别简表

分型	主症	兼症	舌脉	治法	主方
肝郁气滞	少腹一侧或两侧疼痛或胀痛，得矢气则痛轻减	或胁肋作痛	舌苔薄白，脉多弦	疏肝理气	疏肝理气法（汤）
肝经湿热	少腹一侧或两侧疼痛，按之痛剧	或腰部酸痛，白带浓稠秽臭	舌苔薄黄，脉弦滑	清热利湿，疏肝调气	龙胆泻肝汤合金铃子散
热结大肠	少腹疼痛，左侧为多见，按之痛甚，或有燥屎触及	大便失常，或便结成粒，或便溏如水，或粪形变小	舌苔黄腻，脉濡滑	理肠清热	枳实导滞丸加地锦草、铁苋菜、乌药
瘀阻阑门	少腹右侧疼痛，手不能按，腹皮拘急	或发热恶寒，恶心呕吐，大便秘结	舌苔黄，脉实数	破瘀活血，清热通便	大黄牡丹汤

11. 骨骱痛

骨骱，又称关节或骨节，是骨与骨相接之处。骨骱痛，是指一个或数个骨骱，甚至全身骨骱疼痛而言。本症是临床常见的一种症状，多因感受风寒湿邪入侵经络、痹阻骨骱所致，可见于痹证疾患。

【症因】

（1）风痛：痹痛多由风寒湿三气杂感所致，但三邪中有多寡不同。风痛者，多由风寒湿三邪侵袭人体，风邪胜于寒湿，伤及经络骨骱所引起。

（2）寒痛：多因感受风寒湿之邪，寒邪胜于风湿，或素体阴盛阳虚，复感风寒湿之邪，伤及经络骨骱，而成本症。

（3）湿痛：多由外感风寒湿之邪，湿邪胜于风寒，或素体湿盛，复感风寒湿外邪，伤及经络骨骱，遂成本症。

（4）热痛：由于感受风寒湿之邪，停留不去，久郁化热，或素体阳气偏盛，阴分不足，再感受风寒湿外邪，邪从热化，而成本症。

【证治】

（1）风痛

症状：肢体骨骱酸痛，游走不定而以四肢为多见，或兼恶寒发热。舌苔薄白，脉浮。

分析：此证型可见于风湿性关节炎等病。由于风寒湿三邪杂感，风邪甚于寒湿，故见骨骱酸痛；风性好动，善走四肢，故游走不定，多见于四肢骨骱；如风寒湿邪客于肌表经络，营卫之气失于调和，则兼恶寒发热；舌苔薄白、脉浮亦属风寒湿邪侵袭肌表经络的征象。

治法：以祛风为主，佐以散寒胜湿。

方药：防风汤。

防风汤（《宣明论方》）：防风、当归、赤苓、杏仁、黄芩、秦艽、葛根、麻黄、甘草。

方中防风、秦艽疏散风邪，兼能祛寒胜湿；配葛根、麻黄以增强疏散风寒作用；配伍赤苓能加强利湿之功；风寒湿邪痹着骨骱，血液运行不畅，"治风先治血，血行风自灭"，故用当归行血通络；风为阳邪，善从热化，故用黄芩苦寒泄热；甘草调和诸药，兼益脾气。如四肢骨骱疼痛剧烈者，可加桂枝、桑枝、油松节以增强祛风散寒、通络缓痛作用。

（2）寒痛

症状：骨骱疼痛，痛势剧烈，似同针刺，固定不移，遇寒冷则痛势增剧，得热则痛势稍缓。舌苔白，脉弦紧。

分析：本证型可见于慢性风湿性关节炎等病。由于寒邪偏胜，寒性凝滞，因而骨骱疼痛，固定不移；寒凝血滞，经脉之气被阻，故疼痛剧烈、似同针刺；遇寒冷则血液更为滞涩，故痛势增剧；得温热则血液运行舒畅，故疼痛减轻；舌苔白、脉弦紧，系属寒邪内阻的征象。

治法：以散寒为主，佐以祛风胜湿。

方药：乌头汤。

乌头汤（《金匮要略》）：川乌、麻黄、芍药、黄芪、甘草、蜂蜜。

本方以乌头为主，逐寒止痛；配麻黄以增强祛寒之功；寒邪停滞，易伤气血，故用黄芪补气，芍药益血，又能制止川乌、麻黄温燥之性；甘草、蜂蜜甘以缓急，又能缓解乌头之毒。乌头系大辛大热有毒之品，只能短期服用，不宜久投；用时应先煎沸半小时至 1 个小时，以减少其烈性和毒性。

（3）湿痛

症状：骨骱疼痛且有重着酸麻感，或兼身体困倦，手足沉重。舌苔白腻，脉象濡缓。

分析：本证型可见于慢性风湿性关节炎等病。由于湿淫于内，骨节不利，故骨骱疼痛且有重着酸麻感；湿邪内阻，肌肉经脉弛缓，因而身体困倦、手足沉重；舌苔白腻、脉象濡缓，则均属湿邪内阻的明证。

治法：以祛湿为主，佐以疏风散寒。

方药：薏苡仁汤。

薏苡仁汤（《类证治裁》）：薏苡仁、川芎、当归、麻黄、桂枝、羌活、独活、防风、川乌、苍术、甘草、生姜。

本方为祛湿兼散风寒之剂。以薏苡仁、羌活、独活、苍术为主，祛湿止痛；佐以麻黄、川乌、桂枝、防风、生姜疏风散寒；当归、川芎养血活血，促使血液畅行；甘草调和诸药，兼以益脾。

（4）热痛

症状：骨骱疼痛，灼热红肿，痛不可近，得冷则舒，兼有发热，恶风，口渴，心烦。舌苔黄糙，脉来滑数。

分析：此证型可见于急性风湿性关节炎及类风湿性关节炎急性期等病。由于风寒湿之邪，久郁化热；或素体阳盛阴虚，复感外邪，邪从热化，热邪壅结于骨骱，故骨骱疼痛、灼热红肿、痛不可近、得冷则舒；其发热、心烦、脉滑数则为邪热内盛，正邪交争所致；恶风为风邪客表未罢，营卫不和之象；口渴、舌苔黄糙为邪热内炽，损伤津液的征象。

治法：以清热为主，佐以祛风利湿。

方药：白虎加桂枝汤。

白虎加桂枝汤（《金匮要略》）：石膏、知母、粳米、甘草、桂枝。

方中石膏清热除烦，桂枝解肌疏表，两药合用，能治骨骱热痛；知母清热生津；甘草、粳米益胃和脾。热邪甚者，可加忍冬藤、络石藤、桑枝清热解毒，疏通经络；若邪热化火，火逼营血，宜加生地黄、牡丹皮、栀子泄热泻火，清营凉血。

此外，骨骱疼痛，经久不愈，则损伤气血和肝肾；或久痛入络，瘀血停滞。属气血不足者，可用黄芪桂枝五物汤合四物汤补气养血、利骱止痛。属肝肾虚弱者，可用独活寄生汤补肾益肝、祛风胜湿。属瘀血停滞者，可用桃红饮破瘀活血、利湿祛风。

黄芪桂枝五物汤（《金匮要略》）：黄芪、桂枝、芍药、生姜、大枣。

四物汤（《太平惠民和剂局方》）：地黄、芍药、当归、川芎。

两方配合，取黄芪补气，当归、地黄养血，桂枝通阳，川芎活血，芍药敛阴，生姜、大枣调和营卫。两方合用，以奏补气养血、活血利骱之功。

桃红饮（《类证治裁》）：桃仁、红花、川芎、当归尾、威灵仙。

方中桃仁、红花、川芎、当归破瘀活血，疏通经络；威灵仙祛风胜湿，利骱止痛。如疼痛反复不止，骨骱肿大，活动不利，可适当加用全蝎、乌梢蛇、地龙等虫类药物，搜剔骨骱之风。

表 11-11　骨骱痛鉴别简表

分型	主症	兼症	舌脉	治法	主方
风痛	骨骱酸痛，游走不定，而以四肢骨骱为多见	恶寒发热	舌苔薄白，脉多浮	以祛风为主，佐以散寒胜湿	防风汤
寒痛	骨骱疼痛，痛势剧烈，似同针刺，固定不移，遇寒则痛甚，得热可缓解	一般无明显兼症	舌苔白，脉弦紧	以散寒为主，佐以祛风胜湿	乌头汤
湿痛	骨骱疼痛，并有重着酸麻感	或身体困倦，手足沉重	舌苔白腻，脉濡缓	以祛湿为主，佐以疏风散寒	薏苡仁汤
热痛	骨骱疼痛，灼热红肿，痛不可近，得冷则舒	发热恶风，口渴，心烦	舌苔黄糙，脉滑数	以清热为主，佐以祛风利湿	白虎加桂枝汤

12. 足跟痛

足跟痛，是指足的跟部疼痛，不红不肿，不能久立多走，甚则立地艰难而言。本症是一种常见的自觉症状，由肝肾虚弱，或风湿留着，或脾气不足所致。临床以肝肾虚弱为多见，脾气不足较少见。

【症因】

（1）肝肾虚弱：多由肝肾素虚，阴血不足，或久病不愈，精血耗伤，以致肝肾亏虚，足跟筋骨失于濡养，而成本症。

（2）风湿痹着：多因久居潮湿之地，或冒雨涉水，湿邪下注，停滞足跟，经络受阻，气血运行不畅，遂成本症；如风湿停留过久，累及足跟骨骼，致局部骨质变形增大而成多骨症。

（3）脾气不足：脾主肌肉、四末，脾气虚弱，水谷精微来源不足，四末肌肉失于濡养，故发生本症。

【证治】

（1）肝肾虚弱

症状：足跟疼痛，或牵引及足心，不红不肿，不能久立多行，甚则不能立地，或伴有头晕，目眩，耳鸣，腰酸。舌苔净或光，脉尺弱。

分析：肝主筋，肾主骨，肝血不足，肾精亏损，足跟筋骨失于滋养，故足跟疼痛或牵引足心、不红不肿、不能久立多行；"诸风掉眩，皆属于肝"，肝血不足，肝风内动，上犯头目，因而头晕、目眩；"肾开窍于耳""腰为肾之府"，肾精不足，耳窍不利，腰府不坚，而为耳鸣、腰酸；舌净苔光、脉尺弱，是属肝肾亏损的征象。

治法：补益肝肾，强健足跟。

方药：左归丸。

左归丸（《景岳全书》）：熟地黄、山药、枸杞子、山茱萸、牛膝、菟丝子、鹿角胶、龟板胶。

此为补益肝肾精血的常用方剂。方中以熟地黄、枸杞子、山茱萸、菟丝子为主，补益肝肾；"精不足者，补之以味"，故用龟板胶、鹿角胶填补精血；牛膝强壮筋骨，引诸药下行；脏腑精血，都赖于脾胃化生，故用山药补益脾胃，资生精血之源。如兼肾阳不足，四肢不温，精神疲惫，可加肉桂、附子温肾壮阳，但不可滥用温散通络、搜风祛邪之品，以免耗散精血。

（2）风湿痹着

症状：足跟疼痛或酸痛，遇阴雨天加剧，或兼四肢骨骱酸痛。舌苔薄白或白腻，脉缓滑或濡滑。

分析：风湿痹着于足跟，致气血运行被阻，故足跟疼痛或酸痛；阴雨天气，湿邪尤甚，故每遇阴雨之时，疼痛加剧；风性善动，湿邪随风淫走窜四肢关节，故出现四肢骨骱酸痛；舌苔薄白或白腻、脉象缓滑或濡滑，均属风湿内阻的征象。

治法：祛风胜湿，通络止痛。

方药：桑枝虎杖汤合三妙丸。

桑枝虎杖汤（《中医方剂手册》经验方）：桑枝、虎杖根、金雀根、臭梧桐根、红枣。

三妙丸（《医学正传》）：苍术、牛膝、黄柏。

两方合用，取桑枝、虎杖根、金雀根、臭梧桐根祛风胜湿，通络止痛而走四肢；同时虎杖根兼能活血，金雀根且能补气；红枣益脾和胃；苍术燥湿健脾；牛膝强筋健足；黄柏清热利湿。诸药配合，以祛风胜湿为主，兼顾活血补气、健脾和中。如兼足跟变形增大，疼痛剧烈，不能立地，可加威仙灵、桃仁、红花、白芥子、穿山甲、蛴螬虫以化瘀活血软骨。

（3）脾气不足

症状：足跟疼痛，遇劳加剧，伴有气短，少言，动则汗出，面色㿠白。舌质胖嫩，苔薄白，脉虚。

分析：脾气虚弱，水谷精微来源不足，足跟失于滋养，故足跟疼痛；劳倦过度，则脾气更伤，因而遇劳则疼痛加剧；脾虚及肺，故出现气短、少言、动则汗出；气血互生，气虚则血亦虚，不能荣色充脉，因而面色㿠白、舌胖嫩、脉虚；气虚则阳有所不足，寒邪内阻，因而苔白。

治法：补中益气，佐以温阳散寒。

方药：补中益气汤加附子。

如气虚损及于血，致气血两虚，可用十全大补汤补益气血。

表 11-12　足跟痛鉴别简表

分型	主症	兼症	舌脉	治法	主方
肝肾虚弱	足跟疼痛，或牵引足心，不红不肿，不能久立多行，甚则立地艰难	头晕目眩，耳鸣腰酸	舌苔净或光，脉尺弱	补益肝肾，强健足跟	左归丸
风湿痹着	足跟疼痛或酸痛，阴雨加剧	四肢骨骱酸痛	舌苔薄白或白腻，脉缓滑或濡滑	祛风胜湿，通络止痛	桑枝虎杖汤合三妙丸
脾气不足	足跟疼痛，遇劳加剧	气短，少言，动则汗出，面色㿠白	舌苔薄白，舌胖嫩，脉虚	补中益气，佐以温阳散寒	补中益气汤加附子

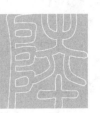

十二｜呕恶气逆症类

1. 恶心

恶心，是指胸中泛恶，欲吐不吐而言。本症是临床常见的一种症状，可见于各种急慢性疾病并以胃气失常为主要病变。因胃司纳食且主通降，若胃气上逆，通降失职，即可出现恶心。

此外，肝阳上升的眩晕，亦能引起恶心，但非主症，往往在眩晕止后，恶心亦随之消失。

妇女怀孕时，常见厌进饮食，喜择酸咸食物，恶心时作。此系受胎气的影响，称为恶阻。可参阅妇科专著，这里不做介绍。

【症因】

（1）风热干胃：由于外感风邪，邪从热化，热灼肺胃，通降失常，故形成本症。

（2）寒邪袭胃：多由寒邪侵袭于胃，或过食生冷之物，致胃腑受病，通降之职失常，因而形成本症。

（3）湿痰阻胃：多由于外感湿邪，停留中焦，酿成痰湿，阻于胃腑，致气失和降，故发生本症。

（4）暑湿犯胃：夏季炎热，感受暑邪，暑必夹湿，暑湿中阻，胃气失于和降，故引起本症。

（5）饮食停滞：多因饮食不节，或暴饮暴食，或嗜食油腻，停滞胃中，不得下降，故发生本症。

（6）胃阳虚弱或胃阴不足：由于平素体质虚弱，胃阳不振，寒凝中宫；或热病之后，阴液受伤，胃失濡养，均可引起胃失和降，而成本症。

【证治】

（1）风热干胃

症状：恶心时作，兼有胸中痞闷，口干，咽痛，发热，微恶风寒。舌尖红，苔薄黄，脉浮数或滑数。

分析：此证型可见于各种急性热病初期阶段。由于风热病邪侵犯于肺，肺热干胃，胃失和降，故恶心时作；肺属上焦，位于胸内，食道下连于胃，上通于口，纵过胸中，今肺胃俱热，气机不利，因而胸中痞闷；肺胃热盛，津液受伤，因而口干、咽痛；肺主气，外合皮毛，风邪从皮毛入肺，正邪交争，因而发热、微恶风寒，但风性属于阳热，故发热多于恶风寒；舌尖属心肺，肺热则舌尖红；苔薄黄，为肺胃俱热的征象；脉浮数为表热甚于里热之征，脉滑数为里热甚于表热之象。

治法：清热和胃。

方药：竹茹芦根汤。

竹茹芦根汤（作者拟方）：炒竹茹、芦根、炒栀子、天花粉、枇杷叶。

方中竹茹味甘性微寒，能清肺胃之热；配芦根之清热生津，故能治肺胃俱热之恶心；天花粉生津止渴；炒栀子清气分之邪热；枇杷叶和胃降逆，清热润肺。如兼咳嗽，可加牛蒡子、冬瓜仁止咳化痰；邪热甚者，可加黄芩、知母清解热邪。

（2）寒邪袭胃

症状：恶心时作，兼有胃脘痞痛，或口溢清涎，或恶寒。舌苔薄白，脉缓或紧。

分析：此证型可见于急慢性胃炎等病。由于感受寒冷之邪，阻于胃腑，通降之职失司，故恶心时作；寒为阴邪，易伤阳气，胃阳受伤，阴寒内盛，因而胃脘痞痛、口溢清涎；寒束肌表，卫阳被遏，故见恶寒；寒邪内停胃腑则舌苔薄白，浸淫脉道则脉缓或紧，其寒邪较轻为脉缓，寒邪较重为脉紧。

治法：温胃散寒。

方药：姜香汤。

姜香汤（作者拟方）：生姜、干姜、高良姜、公丁香、炙甘草。

方中干姜、高良姜温胃祛寒，振奋胃阳；生姜、公丁香温中降逆以止恶心，生姜并用能辛散肌表寒邪、兼祛恶寒；甘草甘缓和中，协调诸药。如兼夹食滞者，可加六曲、麦芽、山楂之类以消食积；表邪甚者，可加紫苏、荆芥疏散表寒。

（3）湿痰阻胃

症状：恶心时作，反复不愈，兼有胸脘痞闷，饮食不思，或咯吐痰涎。舌苔白腻，脉象濡滑。

分析：此证型可见于胃炎及胃肠功能紊乱等病。由于外感湿邪，停留中焦，湿为黏腻之邪，易入难出，湿聚日久，酿痰阻胃，气失和降，因而恶心时作、反复不愈、或咯吐痰涎；湿阻气滞，纳运失常，故胸脘痞闷、饮食不思；舌苔白腻、脉象濡滑，均为湿痰内阻的外候。

治法：化湿祛痰，降逆和胃。

方药：二陈汤。

如兼夹食滞，可加莱菔子、麦芽消食化痰；若寒湿交阻，痰滞中焦，可加干姜、砂仁（即《罗氏会约医镜》姜砂二陈汤）化湿祛痰、散寒调气。

（4）暑湿犯胃

症状：恶心时作，见于夏季，兼有发热，畏风寒，头胀且重，胸闷脘痞，不思饮食。舌苔薄白腻，脉多濡。

分析：此证型可见于夏令时节的急慢性胃炎等病。夏季炎热，地域潮湿，暑湿弥漫，今感受暑湿，中阻于胃，胃气不得下行，故恶心时作、胸闷脘痞、不思饮食；暑邪客于肌表，营卫失和，因而发热而畏风寒；邪干于头，清阳被阻，故见头胀且重；舌苔薄白腻、脉濡，则为暑湿内阻的征象。

治法：祛暑化湿，调气和胃。

方药：藿香正气散。

藿香正气散（《太平惠民和剂局方》）：藿香、大腹皮、紫苏、茯苓、白芷、半夏曲、陈皮、厚朴、白术、桔梗、甘草、生姜、大枣。

方以藿香为主，既能疏散肌表暑邪，又能芳化胃肠暑湿；紫苏、白芷、桔梗、生姜解表祛暑，宣肺宽胸；厚朴、大腹皮破气燥湿；半夏、陈皮和胃降逆；白术、茯苓、甘草、大枣健脾和中。

如湿邪较重，气机不和甚者，可用调气平胃散燥湿祛暑、理气和中；若暑热内盛，口渴，心烦，可用竹叶石膏汤清暑泄热、利气止呕。

调气平胃散（《罗氏会约医镜》）：厚朴、陈皮、苍术、甘草、白豆蔻、砂仁、檀香、藿香、生姜。

本方由平胃散去大枣，加白豆蔻、砂仁、檀香、藿香组成。取平胃散燥湿和中，藿香祛暑化湿；白豆蔻、砂仁理气畅中；檀香行气开窍，辟秽化浊。

竹叶石膏汤（《罗氏会约医镜》）：石膏、淡竹叶、桔梗、薄荷、木通、甘草。

方中石膏、竹叶清暑泄热，止渴除烦；桔梗宽胸利气；薄荷疏解肌表暑热；川木通清热利尿，导热下行；生甘草和中泻火。

（5）饮食停滞

症状：恶心时作，兼有嗳酸腐气，饮食不思，脘腹胀满，大便或溏或结。舌苔厚腻，脉象滑实。

分析：此证型可见于胃炎等病。由于饮食不节，停滞于胃，胃气不得和降，故恶心时作；食积蒸腐，浊气上逆，因而嗳酸腐气；脾胃运化失常，气机运行被阻，而为饮食不思、脘腹胀满、大便失常；舌苔厚腻、脉象滑实，均为饮食停滞的外候。

治法：消积和胃。

方药：保和丸。

如食积尚未化热，寒邪偏盛，可去连翘，加干姜、公丁香温中散寒；若食积化热，可加黄连、黄芩清热和胃；如大便秘结，腹满胀痛，可加大黄、厚朴、槟榔导滞通腑、顺和胃气。

（6）胃阳虚弱

症状：恶心时作时止，经久不愈，兼有面色㿠白，倦怠乏力，食欲减退，口淡无味，四肢不温。舌淡苔白，脉沉细无力。

分析：此证型可见于慢性胃炎等病。由于胃阳不足，寒邪内停，浊气上逆，故恶心时作时止、经久不愈；胃阳不伸，寒邪偏盛时，则恶心发作；胃阳得伸，寒邪轻减时，则恶心停止；胃为水谷之海，胃虚不能承受水谷，气血来源不足，因而面色㿠白、倦怠乏力；胃主纳食，脾主运化，胃虚则脾亦弱，纳运不健，因而食欲减退、口淡无味；脾与胃相表里，脾主四肢，今因胃阳不足，脾阳亦虚，阳不敷布，故四肢不温；舌淡、苔白、脉沉细无力均为胃阳虚弱，寒邪停滞的征象。

治法：温胃振阳，祛寒降逆。

方药：吴茱萸汤。

如寒邪甚者，可加公丁香、干姜温中散寒、降逆止呕；若恶心频作，大便干结，可加半夏、白蜜降逆和胃、润肠通便；大便溏泄，或下利清谷，可加白术、炮姜健脾暖胃、理肠止泻。

（7）胃阴不足

症状：恶心时作，兼有口燥，咽干，嘈杂似饥。舌光红、少津，脉象细数。

分析：此证型可见于急性热病后期及萎缩性胃炎等病。由于胃热伤阴，气失和降，故恶心时作；胃阴亏耗，津液不得上承，因而口燥、咽干，舌光红少津；胃中虚火内扰，而为嘈杂似饥；阴虚火旺，脉气加速，故脉细数。

治法：滋阴养胃。

方药：益胃汤加竹茹、枇杷叶。

益胃汤（《温病条辨》）：沙参、麦冬、生地黄、玉竹、冰糖。

方以沙参、麦冬、生地黄为主，滋阴养胃；玉竹、冰糖生津润燥；加竹茹、枇杷叶清热和胃，降逆止呕；亦可再加石斛、天花粉等，以增强生津养液作用。

若胃中嘈杂剧者，可配用栀子豉汤清热泻火、和胃除嘈。

栀子豉汤（《伤寒论》）：栀子、豆豉。

方中栀子性味苦寒，能泻三焦之火；豆豉辛甘微寒，宣泄胸胃之郁热。两药配合，故有和胃降逆、清热除嘈的作用。

表 12-1 恶心鉴别简表

分型		主症	兼症	舌脉	治法	主方
实证	风热干胃	恶心时作	胸中痞闷，口干咽痛，发热微恶风寒	舌尖红、苔薄黄，脉浮数或滑数	清热相胃	竹茹芦根汤
	寒邪袭胃	恶心时作	胃脘痞痛，或口溢清涎，或恶寒	舌苔薄白，脉缓或紧	温胃散寒	姜香汤
	湿痰阻胃	恶心时作，反复不愈	胸脘痞闷，饮食不思，或咯吐痰涎	舌苔白腻，脉濡滑	化湿祛痰，降逆和胃	二陈汤
	暑湿犯胃	恶心时作，见于夏季	发热畏寒，头胀且重，胸闷脘痞，不思饮食	舌苔薄白腻，脉多濡	祛暑化湿，调气和胃	藿香正气散
	饮食停滞	恶心时作	嗳酸腐气，饮食不思，脘腹胀满，大便或溏或结	舌苔厚腻，脉滑实	消积和胃	保和丸
虚证	胃阳虚弱	恶心时作时止，经久不愈	面色㿠白，倦怠乏力，食欲减退，口淡无味，四肢不温	舌淡苔白，脉沉细无力	温胃振阳，祛寒降逆	吴茱萸汤
	胃阴不足	恶心时作	口燥咽干，嘈杂似饥	舌光红少津，脉细数	滋阴养胃	益胃汤加竹茹、枇杷叶

2. 呕吐

呕吐，是临床颇为常见的一种症状。前人以有声有物谓之呕，有物无声谓之吐，有声无物谓之哕，哕即干呕。实际上，三者往往联系在一起，很难截然区分。有的先干呕，随后呕吐有物；有的先倾吐积物，随后干呕无物，故统称为呕吐。其证有实有虚，实证多属初起，治疗较易；虚证多系久病之后，往往一时难获速效，宜缓缓图治，切莫急于求效，妄投峻猛之剂，再度伤正。同时，还有虚实夹杂之证，则治疗较为复杂，必须根据疾病的标本缓急，分别给予扶正或祛邪为主，或先或后，或相互配合，随症变化而灵活运用。

【症因】

（1）寒邪干胃：多因平素体寒，又值天气寒冷，外寒侵袭于胃，损伤胃腑，致气失和降，胃中水谷随气上逆，因而发生本症。

（2）暑湿阻胃：由于夏季天气闷热潮湿，暑湿弥漫，侵袭人体，伤及胃腑，致胃气不能下降，故发生本症。

（3）饮食失节：多由暴饮暴食，或过食生冷油腻之物，损伤中气，不能运化，停食成积，使胃气不得下降，不降则逆，而成本症。

（4）痰饮伏胃：多因脾胃虚弱，不主健运，水谷不归正化，酿成痰饮，停伏于胃，影响胃气顺降，而成本症。

（5）胆热扰胃：胆为"中清之府"，湿邪侵犯于胆，则气机久郁，郁阻生热，侵扰胃腑，致使胃失通降而上逆，故形成本症。

（6）肝气犯胃：多由情志不畅，肝气郁结，横逆犯胃，胃气上逆，而成此症。

（7）胃阳衰弱：多由胃阳素虚，阴寒内盛，不能及时腐熟谷物，反而上逆，故发生本症。

（8）胃阴耗伤：由于热病之后，胃中阴液受伤，虚热内扰，胃气不得顺降，而成本症。

【证治】

（1）寒邪干胃

症状：呕吐多为清水或不消化食物，吐出物无酸腐气味，兼有恶寒，微发热，头痛，骨节酸楚。舌苔薄白，脉浮缓或沉滑。

分析：此证型可见于胃炎等病。由于寒邪干胃，胃气被阻，津液不能转输，故呕吐清水；寒停胃中，胃阳被遏，不能腐熟水谷，故所吐出食物还未消化、无酸腐气味；邪客肌表，营卫不和，因而恶寒、微发热、头痛、骨节酸楚；舌苔薄白、脉浮缓或沉滑，均为寒邪阻滞的征象，但浮脉则为表寒尚重，沉脉则为里寒已盛。

治法：温胃散寒。

方药：姜香汤。

如寒邪内盛与食积交阻，脘腹疼痛，呕吐不爽，或欲吐不吐，可先饮盐汤催吐，以排除胃中寒凝食滞，再以药物调理。

（2）暑湿阻胃

症状：呕吐多为黄水或不消化食物，常见于夏季湿盛时令，兼有头部重胀，微恶风寒，或发热，胸闷脘痞，纳呆，困倦。舌苔薄白腻，脉象濡滑。

分析：本证型多见于急性胃炎等病。由于暑湿内阻，胃气不得下行，浊气相反上逆，因暑邪所伤则呕吐黄水，因湿邪所伤则呕吐不消化食物；邪束肌表，营卫不和，因而恶风寒或发热；邪阻脾胃，气机不畅则胸闷脘痞，纳运不健则纳呆少食；湿淫于内，阳气被遏，因而头部重胀、困倦不展；舌苔薄白而腻、脉象濡滑是属暑湿内阻，气机不畅的外候。

治法：祛暑化湿，和胃止吐。

方药：藿香正气散合玉枢丹。

藿香正气散祛暑化湿；玉枢丹化浊开窍。两方同用，对暑湿内阻、气机不畅的呕吐有较好疗效；但遇暑热内盛，胃中津液受伤，则须慎用，以防辛燥劫津。

（3）饮食失节

症状：呕吐多为不消化食物，气味酸腐如败卵，兼有胸闷脘痞，厌食嗳气，大便或结或溏。舌苔白厚或黄厚，脉象滑实。

分析：本证型可见于急性胃炎或胃肠炎等。由于饮食停滞中焦，胃气不得下降，故呕吐多为不消化食物，气味酸腐如败卵（此为食积呕吐的特征）；食积伤中，纳运失常，气机不和，因而胸闷脘痞，厌食嗳气，大便失常；其舌苔白厚或黄厚，脉象滑实，为饮食积滞、胃气不和的现象，而白苔则为食积尚未化热之征，黄苔则为食积已化热之象。

治法：消积和中。

方药：保和丸。

若食积停滞不化，腹满便秘，可配合小承气汤导滞通腑；如食积热化较甚，心烦不安，口气恶臭，可配合泻心汤清热泻火、和胃止呕。

泻心汤（《金匮要略》）：大黄、黄芩、黄连。

本方虽名"泻心"，而实属泻一切实火之剂。方中黄连泻心胃之火，黄芩清肺胃之热，大黄荡涤胃肠实热。三药配合，能治一切热积的病证。

（4）痰饮伏胃

症状：呕吐多为清稀痰涎或清水，反复发作，兼有胃脘痞闷，不思饮食，头目眩晕，或心悸。舌苔白腻，脉滑。

分析：此证型可见于慢性胃炎及内耳性眩晕等病。由于脾运不健，水谷不归正化，酿成痰饮，停伏胃中，故呕吐多为清稀痰涎或清水；饮为阴邪，不能一时倾吐而完，因而呕吐反复发作；痰饮中停，气机不和，纳运之职失常，故胃脘痞满、不思饮食；水饮内伏，清阳不升，故头目眩晕；邪凌于心，则心悸；舌苔白腻、脉滑亦属痰饮内停的征象。

治法：温胃化饮。

方药：小半夏加茯苓汤。

小半夏加茯苓汤（《金匮要略》）：半夏、生姜、茯苓。

此为治疗饮邪留伏于胃的常用方剂。取半夏味辛性燥，散结蠲饮；生姜既可制半夏之毒，又能散胃中水气；茯苓既可宁心气而定悸动，又能泄肾中水邪而利小便。三药配合，具有温化痰饮、和胃降逆的作用。如所吐纯系清水，可加桂枝、白术通阳化水，健脾燥湿；若纯系痰涎者，可加陈皮、厚朴祛痰化湿，理气和中；兼见口苦、苔黄为痰郁化热，可酌加黄连、枳实清热和胃。

治疗好转后，可常服香砂六君子汤健脾益胃、化痰蠲饮，以巩固疗效。

（5）胆热扰胃

症状：呕吐多为苦水，或黄水，或绿水，或夹食物残渣，兼有上腹部疼痛，寒热往来，口苦，胸闷。舌苔黄腻，脉弦数。

分析：本证型可见于胃炎、胆囊炎以及胰腺炎等病。此症多为湿热蕴结胆经，复感外邪或暴饮暴食而诱发。由于胆经湿热扰胃，使胃气不得下降，故呕吐多为苦水、或黄水、或绿水、或夹食物残渣；胆失疏泄，气机阻滞，因而上腹部疼痛；邪居胆经，欲达不出，则为寒热往来；胆热上犯胸中，则胸闷；上泛口中，则口苦；胆热扰胃，气机不和，故见舌苔黄腻、脉弦数。

治法：清胆和胃。

方药：柴胡清胆汤。

柴胡清胆汤（作者拟方）：炒柴胡、枳实、黄连、制半夏、酒炒黄芩、制大黄、金钱草、马蹄金、广木香、延胡索。

本方以《金匮要略》大柴胡汤加减而成。方中柴胡、黄芩、金钱草、马蹄金清热利胆；黄连、半夏泻火燥湿，和胃止呕；枳实、大黄破气导滞，荡涤胆胃实热；木香、延胡索理气缓痛。如兼见黄疸，可加茵陈、栀子利胆退黄；大便秘结，可加芒硝冲服，通便导热。

（6）肝气犯胃

症状：呕吐多为酸水，呕声高亢，兼有嗳气频作，胸胁隐痛，或胸闷胁胀，心烦易怒。舌边红，脉多弦。

分析：本证型可见于慢性胃炎、胆囊炎及胃神经官能症等病。由于肝气郁结，横逆犯胃，故呕吐多为酸水，呕声高亢，嗳气频作；肝脉循行胁肋，肝气不舒，因而胸胁隐痛、或胸闷胁胀；肝气郁滞，气郁化火，肝火扰动心神，因而心烦易怒；舌边红、脉象弦，系属肝经气火的征象。

治法：疏肝和胃。

方药：左金丸合四七汤。

四七汤（《三因极一病证方论》）：苏叶、半夏、厚朴、茯苓、生姜、大枣。

此方从《金匮要略》半夏厚朴汤演变而来，为临床常用的调气开郁方。取苏叶宽中散郁，半夏化痰和胃，厚朴下气除满，茯苓渗湿和脾，姜、枣调和脾胃。本方合用，清泻肝火的左金丸则疏肝解郁、和胃止呕的作用更为显著。如兼口苦、便秘、腹满不舒，可加大黄、枳实以泻火泄热，降浊通便。

如治疗好转后，可常服逍遥散疏肝解郁、健脾和胃，以巩固疗效。

（7）胃阳衰弱

症状：呕吐多为清水，或饮食稍多即吐，兼有面色㿠白或萎黄，神怠乏力，纳少，口淡，四肢不温。舌质淡嫩，脉沉细无力。

分析：此证型可见于慢性胃炎及溃疡病等病。由于胃阳衰弱，寒湿内阻，故呕吐多为清水；中阳不足，不能承受水谷，因而饮食稍多即吐；胃虚则脾亦弱，气血生化来源不足，因而面色㿠白或萎黄、神怠乏力；脾胃阳虚，运化无权，故纳少、口淡；阳气不足，不能敷布于外，故四肢不温；脾胃虚弱，气血不足，无以荣舌充脉，故舌淡嫩、脉沉细无力。

治法：温阳暖胃，降逆止吐。

方药：吴茱萸汤。

如大便溏泄，可配合附子理中丸温阳理中；若大便干结，可配合大半夏汤降逆和胃，润肠通便；如脾胃俱虚，清浊混淆，呕吐反复不止，泄泻时作，可用丁香安胃汤安胃健脾。

丁香安胃汤（《罗氏会约医镜》）：丁香、黄芪、人参、甘草、当归、苍术、吴茱萸、草豆蔻、陈皮、柴胡、升麻、黄柏，酌加生姜。

方中丁香、吴茱萸、草豆蔻、生姜温胃散寒，降逆止呕；黄芪、人参、甘草补益脾胃，鼓舞中气；柴胡、升麻升举脾气；苍术燥湿健脾；陈皮理气和中；气血互生，气虚则血亦虚，故用当归养血和血；湿邪久郁则易化热，故用黄柏清热燥湿。

（8）胃阴耗伤

症状：呕吐少物，或时作干呕，兼有口燥，咽干，入暮为甚，或胃中似饥非饥，嘈杂不舒。舌体瘦小，质红少津，脉象细数。

分析：此证型可见于慢性胃炎或热性病后期等病。由于胃阴不足，胃气失于顺降，故呕吐少物或时作干呕；胃阴耗伤，津液不能上承，因而口燥、咽干入暮为甚；胃中虚热内扰，故似饥非饥、嘈杂不舒；舌体瘦小、质红少津、脉象细数，则为阴虚津伤的外候。

治法：滋阴养胃，清热止吐。

方药：益胃汤加石斛、枇杷叶、竹茹、谷芽。

如胃阴耗伤较轻者，可用麦门冬汤生津养胃。

麦门冬汤（《金匮要略》）：麦冬、半夏、人参、甘草、粳米、大枣。

本方常用于肺阴不足或胃阴耗伤的证候。方中麦冬、人参（可用北沙参或党参）生津养胃，兼能益气；半夏降逆和胃，兼能化痰；甘草、粳米、大枣和脾养胃，脾旺胃强，津液自复。

表 12-2 呕吐鉴别简表

分型		主症	兼症	舌脉	治法	主方
实证	寒邪干胃	呕吐多为清水或不消化食物，吐出物无酸腐气味	恶寒，微发热，头痛，骨节酸楚	舌苔薄白，脉浮缓或沉滑	温胃散寒	姜香汤
	暑湿阻胃	呕吐多为黄水或不消化食物，常见于夏季湿盛时令	头部重胀，微恶风寒，或发热，胸闷脘痞，纳呆困倦	舌苔薄白腻，脉濡滑	祛暑化湿，和胃止吐	藿香正气散合玉枢丹
	饮食失节	呕吐多为不消化食物，气味酸腐如败卵	胸闷脘痞，厌食嗳气，大便或结或溏	舌苔白厚或黄厚，脉滑实	消积和中	保和丸
	痰饮伏胃	呕吐多为清稀痰涎或清水，反复发作	胃脘痞闷，不思饮食，头目眩晕，或心悸	舌苔白腻，脉滑	温胃化饮	小半夏加茯苓汤
	胆热扰胃	呕吐多为苦水，或黄水，或绿水，或夹食物残渣	上腹部疼痛，寒热往来，口苦，胸闷	舌苔黄腻，脉弦数	清胆和胃	柴胡清胆汤
	肝气犯胃	呕吐多为酸水，呕声高亢	嗳气频作，胸胁隐痛，或胸闷胁胀，心烦易怒	舌边红，脉弦	疏肝和胃	左金丸合四七汤
虚证	胃阳衰弱	呕吐多为清水，或饮食稍多即吐	面色㿠白或萎黄，神怠乏力，纳少，口淡，四肢不温	舌质淡嫩，脉沉细无力	温阳暖胃，降逆止吐	吴茱萸汤
	胃阴耗伤	呕吐少物，或时作干呕	口燥，咽干，入暮为甚，或胃中似饥非饥，嘈杂不舒	舌体瘦小、质红少津，脉细数	滋阴养胃，清热止吐	益胃汤加石斛、枇杷叶、竹茹、谷芽

3. 吞酸

吞酸与吐酸有所不同。吞酸是指胃中及食道内时时有酸味，咯之不得上，咽之不得下，且有烧灼感，吐酸则为口中吐出酸水。吞酸的病位虽在胃与食道，但发生因素与肝有密切关系，《四明心法》说："凡吞酸尽属肝木，曲直作酸也。"

【症因】

（1）肝气郁结：多由情志失调，致使肝气郁结，气郁化火，横逆犯胃，胃中津液被灼，遂成本症。

（2）寒湿内阻：由于脾运不健，寒湿阻滞，气行不畅，津液转输失常，水液停留于胃，郁而化热，而成本症。

（3）饮食积滞：由于食积内停，胃脘填塞，气失和降，累及于肝，形成本症。

【证治】

（1）肝气郁结

症状：吞酸时作，胸中有烧灼感，兼有胸胁不舒，口苦，咽干，心烦易怒。舌苔薄黄，脉象弦数。

分析：此证型可见于食道炎及胃炎等病。由于肝气郁结，横逆犯胃，气火内扰，故吞酸时作、胸中有烧灼感；肝失条达，气机不畅，因而胸胁不舒；肝郁化火，气火上灼口咽，故口苦、咽干；肝火扰动于心，神志不能安宁，因而心烦易怒；肝气郁结，气郁化火，故舌苔薄黄；其脉弦为肝郁之征，脉数为肝火之象。

治法：清肝和胃。

方药：左金丸加栀子、瓦楞子。

左金丸具有疏肝和胃，泻火制酸之功；加栀子清肝泄热，使肝火平息；瓦楞子制酸和胃，使胃中酸水不再上泛。

如兼湿邪内阻，可用茱连丸疏肝泻火、燥湿理气。

茱连丸（《证治汇补》）：黄连、黄芩、陈皮、吴茱萸、苍术、神曲糊丸。

本方由左金丸加味组成。方中黄连、黄芩泻火清热，降逆和胃；吴茱萸、陈皮疏肝解郁，理气调中；苍术、神曲燥湿健脾，消积和胃。

（2）寒湿内阻

症状：吞酸时作时止，胸中烧灼感较轻，兼有胸闷脘痞，饮食少思。舌苔薄白，脉弦滑或弦缓。

分析：此证型可见于慢性胃炎或食道炎等病。由于寒湿内阻，气行不畅，郁而化热，因而吞酸时作时止、胸中有轻微烧灼感；湿阻气滞，脾胃纳运不健，则胸闷脘痞、饮食少思；舌苔薄白、脉弦滑或弦缓为寒湿内阻，气机不畅所致。

治法：健脾疏肝，散寒燥湿，佐以清热。

方药：香砂六君子汤加吴茱萸、栀子。

香砂六君子汤（《医方集解》）：人参、半夏、白术、茯苓、甘草、陈皮、砂仁、木香。

本方为六君子汤去姜、枣，加砂仁、木香组成。人参（可用党参）补中益气；白术健脾燥湿；甘草辅助人参补益中气；茯苓辅佐白术健脾化湿；陈皮、砂仁、木香理气和中；半夏燥湿降逆。酌加吴茱萸散寒解郁；山栀子清热泻火。

如脾胃虚寒而又夹有热邪者，可用连理汤理脾散寒、和胃清热。

连理汤（《症因脉治》）：人参、干姜、白术、甘草、黄连。

方中干姜温中散寒；白术健脾化湿；人参补气益脾；黄连清热泻火，兼能燥湿；甘草调和诸药，且能助人参补益中气。

（3）饮食积滞

症状：吞酸时作，胸中烧灼感或轻或重，兼有嗳臭腐气，脘痞，厌食。舌苔黄腻，脉弦实而滑。

分析：此证型可见于胃炎等病。由于食积停滞于胃，食与气互结化热，胃中蒸腐，故吞酸时作；胸中有烧灼感，其烧灼感重者，为食积化热已盛，轻者为食积化热不盛；食积蒸腐，胃气被阻，累及于肝，致肝胃不和，浊邪上逆而为嗳臭腐气；脾胃受伤，气机不畅，纳运失常，故胃脘痞闷、厌恶饮食；舌苔黄腻、脉弦实而滑均属饮食积滞，胃气壅阻的征象。

治法：消积和中。

方药：曲麦枳术丸。

曲麦枳术丸（《医学正传》）：枳实、神曲、麦芽、白术。

本方由枳术丸加神曲、麦芽组成。方中枳实破滞消痞，使痞消气行；神曲、麦芽消食化积，使积消醒胃；白术健脾化湿，使脾旺食自化。诸药相合，寓消于补，消而不伤正，补而不滞塞。如兼热邪甚者，可加黄连清热理胃；若兼寒邪甚者，可加干姜散寒温胃；兼夹湿邪内阻，可加半夏、陈皮化湿理气；肉积停滞，可加山楂消肉积，理肠胃；大便秘结、腹满而胀，可加大黄、厚朴通便泄热，调气宽中。

若食、气、热、湿之邪互结，可用越鞠丸调气消食、清热化湿。

越鞠丸（《丹溪心法》）：苍术、川芎、香附、神曲、栀子。

方中苍术燥湿健脾；香附舒气散郁；神曲消食和中；栀子清热泻火；川芎活血行气。五味配合，为治郁常用方剂。对因气、食、热、湿等所致的吞酸、嗳气、胸脘痞闷、消化不良等具有良好的疗效。

表 12-3　吞酸鉴别简表

分型	主症	兼症	舌脉	治法	主方
肝气郁结	吞酸时作，胸中有烧灼感，反复发作	胸胁不舒，口苦，咽干，心烦易怒	舌苔薄黄，脉弦数	清肝和胃	左金丸加栀子、瓦楞子
寒湿内阻	吞酸时作时止，胸中烧灼感较轻，少反复发作	胸闷脘痞，饮食少思	舌苔薄白，脉弦滑或弦缓	健脾疏肝，散寒燥湿，佐以清热	香砂六君子汤加吴茱萸、栀子

分型	主症	兼症	舌脉	治法	主方
饮食积滞	吞酸时作，胸中烧灼感或轻或重，无反复发作	嗳臭腐气，脘痞，厌食	舌苔黄腻，脉弦实而滑	消积和中	曲麦枳术丸

4. 嘈杂

嘈杂，俗称心嘈，是指胃中似饥非饥、似痛非痛、有热辣不适的感觉，或作或止的一种症状。本症在临床上较为常见，可见于胃热、肝郁、胃虚、血虚等多种疾患。一般以实证为多，虚证较少。

【症因】

（1）胆胃痰热：多由湿痰内阻胆胃，久郁化热，痰热内扰，而成本症。

（2）肝气郁结：多因情志不畅，气结于内，横逆犯胃，致肝胃不和，气失顺降，遂成本症。

（3）脾胃虚弱：多由脾胃素虚，或吐下之后，脾胃受伤，寒湿停留，气机不和，而成本症。

（4）营血不足：多因思虑太过，劳伤心脾，或出血之后，阴血耗伤，不能濡养于胃，故形成此症。

【证治】

（1）胆胃痰热

症状：嘈杂或作或休，食后即饥，饥而不能多食，得食即饱，兼有胸中懊憹，味苦口腻。舌苔薄黄而腻，脉滑数。

分析：此证型可见于慢性胃炎及热性病后期等病。由于痰热阻于胆胃，气机不舒，故嘈杂或作或休；食后即饥，为胃气尚盛，邪热欲消谷之象；饥而不能多食，得食即饱，为胃腑壅实，不能承受水谷的表现；胸中懊憹为邪热内阻，胆失清宁，胃失和降之故；味苦口腻为痰热内扰，随胃气上逆所致；舌苔薄黄而腻、脉来滑数，亦为痰热停滞胆胃的征象。

治法：清胆和胃，祛痰利湿。

方药：清胆和胃汤。

清胆和胃汤（作者拟方）：化橘红、制半夏、枳实、竹茹、胆南星、黄连、栀子、茯苓、生甘草。

本方即温胆汤去生姜、大枣，加胆南星、黄连、栀子组成。取温胆汤化痰利湿，清胆除烦；胆南星化痰开窍，除烦定惊；黄连清胃泻火，兼能燥湿；炒栀子利胆泄热，兼以除烦。如兼梦眠不宁，可加北秫米、远志和胃祛痰，宁神安眠。

（2）肝气郁结

症状：嘈杂或作或止，常随情志变化而改变，兼有胸胁不舒，烦躁不安，嗳气常作。舌苔薄白，脉象弦滑。

分析：此证型可见于慢性胃炎及胃神经官能症等病。由于肝气郁结，气机不畅，横逆犯胃，则嘈杂或发作或停止，随着情志变化而改变。在情志失调时，气机郁结即作，情志舒畅时，气机条达则止，此是肝气郁结所致嘈杂的特征；胁肋为肝之分野，肝郁气滞，因而胸胁不舒；气郁化火，扰动心神，因而烦躁不安；肝气犯胃，胃失和降，则嗳气频作；舌苔薄白、脉来弦滑，为肝气郁结的外候。

治法：疏肝理气。

方药：气郁汤。

气郁汤（《证治准绳》）：香附、苍术、橘红、半夏、贝母、茯苓、川芎、苏叶、栀子、甘草、木香、槟榔。

本方由四七汤、二陈汤、越鞠丸加减组成。取香附、苏叶调气开郁；橘红、半夏燥湿祛痰；苍术燥湿健脾；贝母降气宽胸；川芎活血理气；栀子清热泻火；木香、槟榔行气破滞；茯苓渗湿和脾，兼能宁心安神；甘草和中，并能调和诸药。

如气郁化火较甚者，可配用左金丸泻火平肝、和胃除嘈。

（3）脾胃虚弱

症状：嘈杂不甚，或作或止，空腹易作，饥而能食，食后即舒，兼有口淡无味，神疲乏力，大便不实。舌质淡、苔薄白，脉象虚弱。

分析：本证型可见于慢性胃炎或慢性胃肠炎及溃疡病等病。由于脾胃虚弱，运化不健，寒湿内停，气机不和，故嘈杂不甚、或作或止、空腹易作、饥而能食、食后即舒；寒湿伤阳，中阳不振，因而口淡无味；脾虚湿胜，运化无权，故大便不实；水谷精微来源不足，不能濡养脏腑、肌肉、筋脉，故神疲乏力；脉虚弱是脾胃亏损，寒湿内停的表现；舌淡为脾胃气虚之象，苔白为寒湿停滞之征。

治法：补脾益胃。

方药：六神散。

如寒邪甚者，可加干姜温散寒邪；气滞甚者，可加木香、砂仁调气和中；若兼湿郁化热，可酌加黄连清热化湿。

（4）营血不足

症状：嘈杂，空腹为甚，食后即舒，兼有面色少华，口唇淡白，心悸，头晕。舌淡红，脉细弱。

分析：本证型可见于溃疡病或慢性胃炎等病。由于心脾血虚，营阴不足，胃失濡养，故嘈杂以空腹为甚、食后即舒；血虚不能外荣唇面，因而面色少华、口唇淡白；血虚不能滋养心神，因而心悸；血虚不能濡养清空，故出现头晕；舌淡红、脉细弱为营血不足所致，而脉弱又为血虚损及于气的现象。

治法：滋养营血，补益心脾。

方药：归脾汤。

如兼阴液不足，舌光少津，咽喉觉干，可加麦冬、沙参、生地黄滋阴养液；若兼心火内亢，舌尖红，心烦不安，可酌加黄连、栀子以泻心火。

表 12-4　嘈杂鉴别简表

分型		主症	兼症	舌脉	治法	主方
实证	胆胃痰热	嘈杂或作或休，食后即饥，饥而不能多食，得食即饱	胸中懊恼，味苦口腻	舌苔薄黄腻，脉滑数	清胆和胃，祛痰利湿	清胆和胃汤
	肝气郁结	嘈杂或作或止，常随着情志变化而改变	胸胁不舒，烦躁不安，嗳气常作	舌苔薄白，脉弦滑	疏肝理气	气郁汤
虚证	脾胃虚弱	嘈杂不甚，或作或止，空腹易作，饥而能食，食后即舒	口淡无味，神疲乏力，大便不实	舌质淡、苔薄白，脉虚弱	补脾益胃	六神散
	营血不足	嘈杂以空腹为甚，食后即舒	面色少华，口唇淡白，心悸，头晕	舌淡红，脉细弱	滋养营血，补益心脾	归脾汤

5. 嗳气

嗳气，古代称之为"噫"，是指中焦有病，嗳气声响从上焦出，频频而作，或偶然发作。嗳气偶然发作，往往是属于胃气一度失降，不需治疗，待其胃气自然顺和即愈；如果反复发作，或嗳气频繁，则宜及时治疗。

【症因】

（1）食积停胃：由于饮食不节，积滞于胃，或气候失常，寒温不调，寒邪侵袭中焦，与饮食互结，皆能导致胃气不降，遂成本症。

（2）湿痰阻胃：由于久居潮湿之地，或冒雨涉水，或水中作业，聚湿酿痰，停滞中焦，胃气不和，故发生本症。

（3）肝气犯胃：多因忧思恼怒，肝气失疏，横逆犯胃，胃气不得顺降，故形成本症。

（4）脾胃虚弱：由于素体不足或病后，脾胃虚亏，运化无力，寒湿中停，胃气不和，故引起此症。

【证治】

（1）食积停胃

症状：嗳气有酸腐臭味，嗳声闷浊，不连续发作，兼有胸脘痞满，不思饮食，或恶心。舌苔厚腻，脉滑实。

分析：此证型可见于胃炎等病。由于饮食不节，停滞胃中，胃气不得和降，故嗳气有酸腐臭味、嗳声闷浊、或恶心；食滞内停，胃腑实邪，还未受肝气相乘，故嗳气不连续发作；食阻中焦，气行不畅，因而胸脘痞满；胃中积滞，纳运失常，所以不思饮食；舌苔厚腻、脉象滑实，均属饮食停滞胃中的征象。

治法：消积和中。

方药：保和丸。

如兼寒邪内阻，可去连翘，加干姜、生姜辛温散寒；若兼湿邪停滞，可加苍术、厚朴燥湿和中；如食积化热，可加黄连、黄芩、枳实清热化滞；若兼有胃脘疼痛较剧者，可加高良姜、延胡索温中祛寒、调气止痛。

（2）湿痰阻胃

症状：嗳气断续，嗳声不甚响亮，兼有食欲减退，或呕吐痰涎。舌苔白腻，脉濡滑。

分析：本证型可见于慢性胃炎等病。由于湿痰阻滞中焦，运化不健，胃气不和，因而嗳气断续、嗳声不甚响亮；湿痰中阻，胃不能主纳，脾不能主运，所以食欲减退；痰湿留伏于胃，随胃气上逆，故呕吐痰涎；苔腻、脉濡，为湿邪内阻之征；苔白、脉滑，为痰阻于内之象。

治法：化湿祛痰，和胃止嗳。

方药：和胃二陈煎。

和胃二陈煎（《类证治裁》）：半夏、陈皮、茯苓、甘草、炮干姜、砂仁、大枣。

本方是二陈汤去乌梅，生姜易炮姜，加砂仁、大枣组成。方中二陈汤燥湿化痰，理气和中；砂仁调气宽中，悦脾醒胃；大枣和胃益脾。如嗳气甚者，可加香橼皮、白蔻仁理气和中；若湿邪盛者，可加苍术、藿香燥湿化浊，健脾和胃。

（3）肝气犯胃

症状：嗳气频繁，嗳声响亮，兼有胸胁不舒，或胁肋隐痛。舌苔薄白，脉弦滑。

分析：本证型可见于胃神经官能症及慢性胃炎等病。由于情志不畅，肝气郁结，横逆犯胃，气失和降，故嗳气频繁、嗳声响亮；肝失疏泄，气机不畅，因而胸胁不舒；肝郁气滞，络脉被阻，故胁肋隐痛；舌苔薄白、脉弦滑，均属肝气不舒的现象。

治法：疏肝和胃。

方药：娑罗子汤。

娑罗子汤（作者拟方）：娑罗子、佛手柑、九香虫、甘松、八月札、生麦芽。

方中娑罗子、九香虫、八月札疏肝理气；佛手柑、甘松快脾醒胃；生麦芽散结消食。如气郁化火，心烦易怒，可加黄连、栀子泻火泄热；胁肋疼痛剧者，可加郁金、香附理气活血，舒络缓痛。

（4）脾胃虚弱

症状：嗳气断续，嗳声低弱，兼有面色㿠白或萎黄，神疲乏力，不思饮食，或呕泛清水。舌质淡，苔薄白，脉虚弱。

分析：本证型可见于慢性胃炎及溃疡病等。由于脾胃虚弱，运化无权，寒湿内阻，胃气不得和降，故嗳气断续、嗳声低弱；脾胃虚弱，气血生化之源不足，因而面色㿠白或萎黄、神疲乏力；脾运无权，胃纳失常，所以不思饮食；寒湿停留中焦，随胃气上逆，因而呕泛清水；舌质淡、脉虚弱系属脾胃虚弱之征，而舌苔薄白则为寒湿内阻之象。

治法：补脾益胃。

方药：健脾散。

健脾散（《类证治裁》）：人参、白术、丁香、藿香、砂仁、肉豆蔻、神曲、甘草、生姜、大枣。

方中人参（可用党参）补益中气；白术健脾化湿；丁香、砂仁、肉豆蔻温中调气，悦脾醒胃；藿香祛暑化浊；神曲消食和中；甘草、大枣辅助人参、白术补益脾胃；生姜协助丁香温散寒邪；生姜、大枣同用还能调和脾胃，使脾气得升，胃气得降。

如仅因胃气虚弱，痰湿内停，可用旋覆代赭汤补益胃气、降逆止嗳。

旋覆代赭汤（《伤寒论》）：旋覆花、代赭石、半夏、人参、生姜、甘草、大枣。

方中旋覆花下气消痰；代赭石重镇降逆；人参（可用党参）、甘草、大枣补气理虚；半夏燥湿祛痰；生姜温胃止呕。

表 12-5　嗳气鉴别简表

分型	主症	兼症	舌脉	治法	主方
食积停胃	嗳气有酸腐臭味，嗳声闷浊，不连续发作	胸脘痞满，不思饮食，或恶心	舌苔厚腻，脉滑实	消积和中	保和丸
湿痰阻胃	嗳气断续，嗳声不甚响亮	食欲减退，或呕吐痰涎	舌苔白腻，脉濡滑	化湿祛痰，和胃止嗳	和胃二陈煎

分型	主症	兼症	舌脉	治法	主方
肝气犯胃	嗳气频繁，嗳声响亮	胸胁不舒，或胁肋隐痛	舌苔薄白，脉弦滑	疏肝和胃	娑罗子汤
脾胃虚弱	嗳气断续，嗳声低弱	面色㿠白或萎黄，神疲乏力，饮食不思，或呕泛清水	舌质淡、苔薄白，脉虚弱	补脾益胃	健脾散

6. 呃逆

呃逆，也叫打嗝，古代亦有称为"哕"的，是指气逆上冲、呃呃作声、声短而频、不能自制之症。此症如偶然发作，症势较轻，大都不需治疗，可以自愈；若呃声持续不断，必须进行治疗，才能平息。如因进食过急或饮冷过多，突然出现呃逆，往往可取嚏法或转移注意力，即能获效。若在急慢性疾病过程中，特别是老年人和久病虚弱者出现呃逆，则常属于病势转向严重的预兆，必须引起注意。

【症因】

（1）胃中积寒：多由饮食失节，过食寒冷之物，停滞于胃，胃阳被遏，顺降之职失常，遂成本症。

（2）胃火内盛：多因嗜食辛辣之物，胃腑积热；或情志不畅，气郁化火，肝火犯胃；或痰聚于胃，化热生火，气机不得顺行，而成本症。

（3）脾肾阳虚：多因素体不足，或年老体弱，或久泻久痢，导致脾肾阳气虚弱，胃气衰败，故形成本症。

（4）胃阴不足：多由热病耗伤胃阴，或汗吐下太过，损伤胃津，致胃中阴液不足，虚火上逆，气失和降，故引起此症。

【证治】

（1）胃中积寒

症状：呃声沉缓有力，兼有胃脘痞满，喜饮热汤，厌食冷物，口味淡腻。舌苔白，脉多缓。

分析：寒邪内阻，胃阳被遏，通降之职失常，故呃声沉缓有力；阳遏气阻，中焦堵塞，因而胃脘痞满；寒邪停滞，得热始可阳伸，故喜饮热汤、厌食冷物；脾气通于口，邪随脾胃之气上至于口，所以口味淡腻；寒邪停滞于胃，中阳不振，故舌苔白、脉缓。

治法：温中散寒，降气平呃。

方药：丁香散。

丁香散（《古今医统大全》）：丁香、柿蒂、良姜、甘草。

方中丁香辛温散寒，行气化滞；柿蒂苦温降逆，顺气止呃；高良姜温中祛寒；甘草调和诸药，兼能和中。如寒邪甚者，可加吴茱萸、干姜、肉桂之类，以温阳散寒、降逆平呃；若夹食滞痰浊，胸膈不舒，嗳腐呕恶，可加厚朴、莱菔子、半夏、陈皮消食化痰、行气畅中。

（2）胃火内盛

症状：呃声响亮有力，兼有胸闷，心烦，口渴欲饮水，口中有臭气味，大便秘结，小便短赤。舌苔黄或黄糙，脉滑数。

分析：热邪内蕴于胃，热从火化，胃火上逆，因而呃声响亮有力；火邪上蒸胸膈，心神被扰，故胸闷、心烦；胃火炽盛，津液消烁，因而口渴欲饮水；邪热蕴结中宫，浊气上泛，因而口中有臭气味；大、小肠与胃以管道相通，同属六腑，胃热累及大肠则大便秘结，影响小肠则小便短赤；舌苔黄或黄糙、脉滑数均属胃中邪热壅盛所致，而舌苔黄糙则为胃津受伤的表现。

治法：清热和胃，降逆止呃。

方药：清呃汤。

清呃汤（作者拟方）：生石膏、黄连、柿蒂、橘皮、竹茹、炒栀子。

方中石膏、黄连清胃泻火，柿蒂降逆止呃，橘皮理气和中，竹茹清热和胃，栀子清热泻火。其中，柿蒂虽属性温，但味涩酸收，故温而不燥，又有石膏、黄连制止温性，所以本方重点为清热止呃。

大便秘结者，可配合调胃承气汤通便泄热。

调胃承气汤（《伤寒论》）：大黄、芒硝、甘草。

方中大黄苦寒导积，荡涤实热；芒硝咸寒润燥，软坚通便；甘草和胃缓中。诸药合用，为软坚通便、清热泻火之剂。

（3）脾肾阳虚

症状：呃声低弱而不接续，兼有面色苍白，四肢不温，精神衰疲，饮食少进，腰膝酸软。舌质淡嫩，脉象沉细无力。

分析：脾肾阳虚，胃气衰败，纳降之职无权，故呃声低弱而不接续、饮食少进；肾为先天之本，脾为后天之本，脾肾阳气俱虚，内不能温养脏腑，外不能敷布肌肤，因而面色苍白、精神衰疲、四肢不温、腰膝酸软；舌质淡嫩、脉象沉细无力，均为脾肾阳气衰弱的征象。

治法：温补脾肾，降逆镇呃。

方药：温呃汤。

温呃汤（作者拟方）：党参（症势重者用红参）、熟附子、干姜、炒白术、公丁香、刀豆子、代赭石、韭菜子。

本方为温补脾肾、降逆镇呃之剂，适用于脾肾阳虚所致的呃逆。方中党参（或红参）补益元气；附子、干姜温阳祛寒；白术健脾和中；韭菜子温肾助阳；公丁香、刀豆子温中止呃；代赭石降逆和胃。

（4）胃阴不足

症状：呃声急促而不连续，兼有口干咽燥，大便干结。舌质红绛或光剥，脉象细数。

分析：胃中阴液不足，气机不得顺降，故呃声急促而不连续；津液亏耗，上不能润口养咽则口干、咽燥，下不能滑润大肠则大便干结；舌红绛或光剥、脉象细数均为阴液耗伤，不能滋舌充脉的征象。

治法：生津养胃，降气除呃。

方药：益胃汤加石斛、竹茹、枇杷叶、柿蒂。

本方取益胃汤生津养液；加石斛以增强生津养液之功；竹茹、枇杷叶、柿蒂清热和胃，降气止呃。

如胃中气阴两伤，宜用橘皮竹茹汤加麦冬、玉竹益气生津、和胃降逆；若气阴两伤，而胃中邪热未清，宜用竹叶石膏汤生津益气、清热和胃。

橘皮竹茹汤（《金匮要略》）：人参、橘皮、竹茹、甘草、生姜、大枣。

方中人参（可用党参或北沙参）、甘草、大枣补益胃气，兼能生津；橘皮调气和胃；竹茹清热安胃；生姜和胃降逆；若加配麦冬、玉竹以生津养液。

竹叶石膏汤（《伤寒论》）：竹叶、石膏、人参、麦冬、半夏、甘草、粳米。

方中竹叶、石膏清胃除烦；人参（可用生晒参、太子参或北沙参）益气生津；麦冬生津养液；甘草、粳米和脾益胃；半夏降逆和中。

表 12-6　呃逆鉴别简表

分型	主症	兼症	舌脉	治法	主方
胃中积寒	呃声沉缓有力	胃脘痞满，喜饮热汤，厌食冷物，口味淡腻	舌苔白，脉缓	温中散寒，降气平呃	丁香散
胃火内盛	呃声响亮有力	胸闷心烦，口渴欲饮水，口中有臭气味，大便秘结，小便短赤	舌苔黄或黄糙，脉滑数	清热和胃，降逆止呃	清呃汤
脾肾阳虚	呃声低弱而不接续	面色苍白，四肢不温，精神衰疲，饮食少进，腰膝酸软	舌淡嫩，脉沉细无力	温补脾肾，降逆镇呃	温呃汤
胃阴不足	呃声急促而不连续	口干，咽燥，大便干结	舌红绛或光剥，脉细数	生津养胃，降气除呃	益胃汤加石斛、竹茹、枇杷叶、柿蒂

7. 吞咽障碍

吞咽障碍，是指进食时吞咽不利，或胸膈阻塞，食后吐出，甚则饮食不下，属于噎膈范畴。噎与膈古代有所区分：吞咽梗阻难下，称为噎；胸膈阻塞，饮食不下，称为膈。但两者往往互见，而噎常为膈的前驱症状，《千金方衍义》说："噎之与膈，本同一气，膈证之始，靡不由噎而成。"总之，两者均属于吞咽障碍。由于本症吞咽困难，服药时，药量宜少，次数宜多。并须注意饮食，即治疗以后，病情好转，亦应切勿乱进生硬食物，以饮用牛乳之类为宜。

【症因】

（1）气郁痰凝：多由情志不畅，忧思伤脾，脾气郁结则津液不能输布，聚津酿痰，痰阻食道，致饮食难于下行入胃，精微无从化生，津液干涸，阳结于上，阴结于下，上下不得流通，遂成本症。

（2）瘀血内结：多因恼怒伤肝，肝气郁滞则血液运行不畅，血凝成瘀，或饮酒过度，或过食辛辣之物，积热内扰，则津伤血燥，瘀热停留，阻于食道，而成本症。

（3）脾胃衰败：由于气、血、痰三者互结于食道，病久津血渐涸，由实转虚，损及阳气，致脾胃阳虚，脾败胃衰，形成本症。

【证治】

（1）气郁痰凝

症状：吞咽梗阻，胸膈痞满，兼有大便艰涩，口干，咽燥，形体日渐消瘦。舌红而光或苔黄，脉象弦细。

分析：此证型可见于食道癌或其他食道疾患。由于气结于上，咽喉受阻，故吞咽梗阻；痰气互结，闭塞胸膈，因而胸膈痞满；脾气郁滞，津液不能上承口咽，故口干、咽燥；津液不能下输大肠，则大便艰涩；饮食少进，无以化生精微，肌肉筋脉失于充养，则形体日渐消瘦；肝郁化火，津液受灼，故舌红而光、脉象弦细；若肝火虽盛，津液尚未大伤，则舌见黄苔。

治法：开郁润燥，利咽畅膈。

方药：启膈散。

启膈散（《医学心悟》）：沙参、丹参、川贝母、茯苓、郁金、砂仁壳、荷叶蒂、杵头糠。

方中沙参生津养液，润燥益胃；川贝母解郁化痰，降气和胃；郁金调气开郁，散结畅膈；茯苓益脾和中；砂仁壳理气和胃；荷叶蒂宣和胃气；杵头糠益胃开膈；丹参活血行瘀。亦可加用麦冬、玄参、天花粉、白蜜之类，以增强生津润燥作用。

如津液不足甚者，可配合五汁安中饮呷服或噎膈膏冲服，以生津增液、开郁散结；

若大便不通，可配合四顺饮益血润燥、苦降通便。

五汁安中饮（《汤头歌诀》）：韭菜汁、牛乳、生姜汁、梨汁、藕汁。

方中韭菜汁和胃降逆，能除噎膈；牛乳、梨汁、藕汁生津养液，益胃调中；生姜汁和胃止呕，化痰畅膈。

噎膈膏（《类证治裁》缪仲淳方）：人参、牛乳、蔗汁、梨汁、芦根汁、桂圆肉汁、姜汁、人乳，熬膏蜜收。

方中人参益气生津；牛乳、蔗汁、梨汁、芦根汁、人乳、蜂蜜生津润燥，养胃清热；桂圆肉汁益脾补血；姜汁和胃化痰。

四顺饮（《症因脉治》）：当归、白芍、大黄、甘草。

本方由《金匮要略》大黄甘草汤加当归、白芍组成。取大黄、甘草苦甘润下；当归、白芍养血益阴，润肠通便。四药相合攻补兼施，泻不伤正。但大黄终属苦寒之品，易于损正，故只宜暂服，以免损伤津液。

（2）瘀血内结

症状：吞咽梗阻、胸膈疼痛，或饮食不下、食后即复吐出，兼有身体羸瘦，肌肤干燥而色灰黯，或吐下物如赤豆汁，或大便艰难、坚如羊屎。舌质红或带紫黯，脉象细涩。

分析：本证型多见于食道癌等病。由于瘀血结于食道或胃中，气机不利，故出现吞咽梗阻、胸膈疼痛，或饮食不下，食后即复吐出；饮食不进，阴血无以化生，脏腑、肌肉、皮肤失于滋养润泽，故身体羸瘦、肌肤干燥而色灰黯；瘀血内结日久，络脉受伤，血液渗出脉外，因而吐下物如赤豆汁；阴液大伤，大肠干燥，所以大便艰难、坚如羊屎；其舌质红或带紫黯，脉象细涩，均为阴血大亏，瘀热内结的征象。

治法：祛瘀破结，滋阴养血。

方药：通幽汤。

通幽汤（《兰室秘藏》）：生地黄、熟地黄、桃仁、红花、当归、甘草、升麻。

方中生地黄、熟地黄滋阴益血；当归养血和血；桃仁、红花祛瘀破结；甘草益脾和中；清阳不升则浊阴不降，故用升麻升清以降浊；亦可酌加三七、刘寄奴、丹参、五灵脂以增强祛瘀破结作用；兼有痰滞者，可加浮海石、瓜蒌、贝母、昆布等软坚化痰。

如兼痰热内阻，可吞服六神丸，每次五至十丸，以清热化痰；如服药即吐，不能入胃，可先服玉枢丹少许止吐，或用烟斗盛药，燃点吸入，以开膈降逆，随后再服煎药，但必须少量多次给药，以免服药量多而致吐出。

六神丸（《雷允上诵芬堂方》）：珍珠、牛黄、麝香、雄黄、蟾酥、冰片。

本方为清热化痰，解毒消肿之剂。方中牛黄、珍珠清热化痰；麝香、冰片畅膈开窍；雄黄、蟾酥解毒散结，消肿止痛。

玉枢丹（《片玉心书》）：山慈菇、五倍子、大戟、麝香、续随子、雄黄、朱砂。

玉枢丹又名紫金锭。方中山慈菇清热消肿；大戟、续随子导滞散结；麝香开窍畅膈；朱砂、雄黄解毒辟秽；五倍子酸收涩肠，止血生津，并能制止大戟、续随子等药之烈性。

（3）脾胃衰败

症状：吞咽梗阻，饮食不下，兼有面浮，足肿，面色㿠白，怯寒，气短，神惫乏力，呕泛清涎。舌质淡，苔薄白，脉沉细无力。

分析：此证型多见于食道癌后期等。由于脾败胃衰，浊气上逆，故吞咽梗阻、饮食不下；脾胃衰弱，阳气不足，故面浮、足肿、面色㿠白、怯寒、气短、神惫乏力；中焦虚寒，水湿内停，因而呕泛清涎；舌质淡、苔薄白，脉沉细无力，均属脾胃衰败，阳气虚弱，寒湿停滞的征象。

治法：扶脾益胃。

方药：补气运脾汤合四逆汤。

补气运脾汤（《医学统旨》）：人参、白术、茯苓、甘草、黄芪、陈皮、砂仁、半夏曲、生姜、大枣。

四逆汤（《伤寒论》）：附子、干姜、甘草。

两方合用，以人参（可用红参或党参）、白术、黄芪、甘草、大枣补气运脾；茯苓渗湿和中；陈皮、砂仁理气调中；半夏、生姜和胃降逆；干姜温中散寒；附子回阳救逆。

表 12-7　吞咽障碍鉴别简表

分型	主症	兼症	舌脉	治法	主方
气郁痰凝	吞咽梗阻，胸膈痞满	大便艰涩，口干，咽燥，形体日渐消瘦	舌红而光或苔黄，脉弦细	开郁润燥，利咽畅膈	启膈散
瘀血内结	吞咽梗阻，胸膈疼痛，或饮食不下，食后即复吐出	身体羸瘦，肌肤干燥而色灰黯，或吐下物如赤豆汁，或大便艰难，坚如羊屎	舌质红或带紫黯，脉细涩	祛瘀破结，滋阴养血	通幽汤
脾胃衰败	吞咽梗阻，饮食不下	面浮，足肿，面色㿠白，怯寒，气短，神惫乏力，呕泛清涎	舌质淡、苔薄白，脉沉细无力	扶脾益胃	补气运脾汤合四逆汤

8. 定时回食

定时回食，是指饮食之后，停留胃中，经过几小时或十几小时的较固定时间，再复吐出，其吐出物又多不消化而言。此症属于反胃范围，也称胃反。《金匮要略》说："朝食暮吐，暮食朝吐，宿谷不化，名曰胃反。"定时回食、呕吐、吞咽障碍三者临床表现均以吐为特征，但呕吐一般多见于新病，偶然而作，时间不固定；吞咽障碍和定时回食，多见于久病，反复发作；前者食后即吐，本症则在食后较长久，并在固定的时间，即经过几小时至十几小时仍然完谷未化尽皆吐出。

【症因】

（1）脾胃虚寒：多由饮食不当，或思虑过度，损伤脾胃阳气，胃伤则无腐熟水谷之能，脾伤则无运化之权，谷物不能消磨，停留胃中，故形成本症。

（2）脾肾阳虚：多因脾胃素虚，损及肾阳，下焦火衰，釜底无薪，不能蒸腐水谷，故引起本症。

【证治】

（1）脾胃虚寒

症状：朝食暮吐，暮食朝吐，吐出物又多不消化，吐后感觉舒适，兼有胃脘胀满，倦怠乏力，面色少华。舌质淡，苔薄白，脉缓无力。

分析：此证型可见于慢性胃炎及胃癌等病。由于脾胃虚寒，纳腐无权，谷物停留胃中不化，故朝食暮吐、暮食朝吐、吐出物又多不消化；胃腑以通为顺，故吐后感觉舒适；阳虚寒胜，气机不畅，因而胃脘胀满；谷物不消，精微无从化生，气血来源不足，故倦怠乏力、面色少华；舌淡、脉无力为正虚的表现，苔薄白、脉缓为寒阻的现象。

治法：温中散寒，健脾和胃。

方药：丁香透膈散。

丁香透膈散（《太平惠民和剂局方》）：白术、香附、人参、砂仁、丁香、麦芽、木香、白蔻、神曲、甘草。

方中人参（可用党参）、白术、甘草补脾益气；白蔻、砂仁、木香、丁香、香附温中散寒，调气和胃；麦芽、神曲消食化积，健脾醒胃。

如仅为胃气虚弱，痰浊内停，反胃作吐，可用旋覆代赭汤益胃和中、化痰降逆；若反吐日久，气虚及阴，口干，唇燥，大便秘结，可用大半夏汤益气生津、降逆和胃。

大半夏汤（《金匮要略》）：半夏、人参、白蜜。

方中半夏降逆止呕；人参（可用党参或红参）补脾养胃，益气生津；蜂蜜甘缓和中，润肠通便。

（2）脾肾阳虚

症状：朝食暮吐，暮食朝吐，反复不止，吐出物多不消化，伴有面色苍白，手足清冷，精神衰疲。舌淡嫩，脉沉细无力。

分析：此证型可见于胃癌后期等病。由于肾阳不足，命门火衰，不能温煦脾胃，故朝食暮吐、暮食朝吐、反复不止、吐出物多不消化；脾肾阳气虚弱，不能敷布于外，因而面色苍白、手足清冷；肾阳虚弱，脾气不足，故精神衰疲；舌淡嫩、脉沉细无力为脾肾虚弱，阳气不足的征象。

治法：温肾益火，暖中运脾。

方药：附子理中丸加公丁香、肉桂。

本方温补脾肾，加公丁香以暖中止呕，肉桂温肾散寒。如形体消瘦，反胃不止，脉沉迟而弱，可酌加红参以补益元气。

若胃阳虚弱明显，且又寒饮中停，反胃吐食，呕泛清水，胃脘疼痛，可配合吴茱萸汤温胃散寒、振奋胃阳。

吴茱萸汤（《伤寒论》）：吴茱萸、生姜、人参、大枣。

方中吴茱萸辛温大热，温中祛寒，下气开郁；生姜温胃化饮，降逆止呕；人参、大枣补脾益胃，扶助正气。

表 12-8　定时回食鉴别简表

分型	主症	兼症	舌脉	治法	主方
脾胃虚寒	朝食暮吐，暮食朝吐，吐出物多不消化，吐后感觉舒适	胃脘胀满，倦怠乏力，面色少华	舌质淡、苔薄白，脉缓无力	温中散寒，健脾和胃	丁香透膈散
脾肾阳虚	朝食暮吐，暮食朝吐，反复不止，吐出物多不消化	面色苍白，手足清冷，精神衰疲	舌淡嫩，脉沉细无力	温肾益火，暖中运脾	附子理中丸加公丁香、肉桂

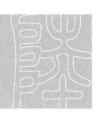

十三｜痞满症类

1. 胸闷

胸闷，又称胸痞，是指自觉胸中堵塞、呼吸不畅而言。本症是临床常见的一种症状，外感时病和内伤杂病都可见。本症外感时病多因湿阻气滞，内伤杂病多因体弱气虚。总之，不外乎气的太过和不及。

【症因】

（1）湿热扰胸：由于感受湿热外邪，或平素脾胃虚弱，聚湿化热，湿热上扰于胸，胸中之气壅塞，因而发生本症。

（2）痰湿内阻：多由饮食不节，过食肥甘厚味，酿湿生痰，或素质体虚脾弱，脾运不健，湿邪内停，湿聚为痰，上扰胸膈，气机不利，遂成本症。

（3）心气不足：多由劳逸失调，损伤心气，或素体阳虚，心气衰弱，胸中之气不足，发生本症。

（4）肺气虚弱：多因咳嗽长久，损伤肺气，或素体虚弱，肺气不足，胸中之气衰少，故产生此症。

【证治】

（1）湿热扰胸

症状：胸中痞闷，兼有不思饮食，时有恶心，或发热，肢酸，身重倦怠。舌苔薄白腻或薄黄腻，脉象濡数。

分析：此证型可见于胃炎或部分热性病的初期阶段等。由于湿热内阻，扰及于胸，胸中之气不利，故胸中痞闷；邪犯于胃，胃气失降，则出现恶心、不思饮食；湿郁肌表，卫气不和，因而发热；湿性重着，湿邪浸淫肌肉筋脉，因而身重倦怠、四肢酸楚；舌苔薄白腻或薄黄腻、脉象濡数均为湿热内阻，气机不畅的征象。

治法：清热利湿，芳香舒气。

方药：藿朴夏苓汤。

藿朴夏苓汤（《医原》）：藿香、厚朴、半夏、赤苓、杏仁、薏苡仁、白蔻仁、猪苓、泽泻、淡豆豉。

方中藿香、豆豉芳化宣透，既能祛表湿，又能化里浊；厚朴、蔻仁、半夏理气燥湿，以和气机；肺主一身之气，气行则湿自化，故用杏仁通降肺气，促使湿邪自去；赤苓、猪苓、泽泻淡渗利湿，导邪从小便而出；薏苡仁利湿和脾，外祛肌表之湿，内渗脾胃之邪。

如热邪甚于湿邪，胸闷而烦，呕恶，腹胀，小便色赤，可用甘露消毒丹清化湿热、芳香化浊。

甘露消毒丹（《温热经纬》叶桂方）：滑石、茵陈、黄芩、石菖蒲、川贝母、木通、藿香、射干、连翘、薄荷、白蔻仁、神曲。

方中滑石、茵陈、川木通清热利湿；黄芩、连翘清热泻火，兼能解毒；川贝母、射干宣肺解郁，清咽化痰；藿香、薄荷解表化湿；石菖蒲芳香开窍；白蔻仁、神曲理气化湿，消积和中。此方清热而不碍湿，渗湿而不伤阴，为湿热并治之剂。

（2）痰湿内阻

症状：胸膈痞闷，呼气则舒，兼有脘痞，纳呆，恶心，呕吐，或咳嗽，咯痰白黏。舌苔白腻，脉象濡滑。

分析：此证型可见于某些胃炎或某些气管炎等病。由于痰湿内生聚而为患，上贮于胸，肺居胸内，肺气壅阻，通降之职失常，故胸膈痞闷、呼气则舒；湿淫于内，脾运失健，胃失顺降，故脘痞、纳呆、恶心、呕吐；痰湿贮肺，肺气不利，故咳嗽痰白黏腻；胃主舌苔，痰湿内停，中阳被遏，故舌苔白腻；湿阻于脾则脉濡，痰贮于肺则脉滑。

治法：化湿祛痰。

方药：二陈汤。

本方为治疗痰湿内阻，肺气不利，胃气不和的常用之剂。适用于痰湿内停，胸中痞闷，脘腹胀满，咳嗽多痰之症。

如痰浊壅阻于肺，胸膈不利，胸中满闷，咳喘痰多，可配合三子养亲汤祛痰利肺；若痰阻气结，血行不畅，致痰瘀互滞，胸闷较剧，或有胸痛，舌质紫黯，脉来带涩，可用新加瓜蒌薤白汤化痰开郁、活血祛瘀。

新加瓜蒌薤白汤（《简明中医内科学》）：瓜蒌仁、桃仁、薤白、苍术、香附、牡丹皮、藏红花、韭汁、姜汁、控涎丹。

方中薤白、韭汁通阳散结；瓜蒌宽胸祛痰；桃仁、牡丹皮、红花活血祛瘀；苍术、香附燥湿调气；姜汁和胃止呕；控涎丹祛痰逐水。诸药合用，有祛痰化湿、理气祛瘀的作用。

（3）心气不足

症状：胸闷，时作时止，反复不愈，兼有心悸，气短，神疲乏力。舌淡红或紫黯，苔多净或薄白，脉弱。

分析：本证型可见于心血管疾患等病。由于心气不足，胸中阳气不振，故胸闷、时作时止、反复不愈、时有气短；心虚则神不守舍，故心悸不宁；心气虚弱，鼓动无力，因而神疲乏力、脉象弱；舌为心之苗，心气不足，则心血亦虚，故舌质淡红；若气衰血涩，则舌质紫黯；苔多净或薄白，亦属气虚寒象。

治法：补益心气。

方药：补心煎。

补心煎（作者拟方）：炒党参（症势重者用红参）、炙甘草、薤白、炙桂枝、三七、制远志。

本方重用党参、甘草以补益心气；薤白、桂枝温经通阳，散寒畅胸；三七活血益气，能和心中血液；远志通心气，安心神。如兼见心阳虚弱症状，如怯寒、四肢厥冷、脉迟或沉细无力，宜加制附子、干姜温阳散寒；若气衰血涩，瘀血停滞，胸闷且痛，宜加桃仁、红花、延胡索活血化瘀。

（4）肺气虚弱

症状：胸闷时作，吸气为快，兼有气短，自汗，动则尤甚，或咳嗽，或平时易于感冒。舌质淡、苔薄白，脉虚弱。

分析：本证型多见于肺气肿等病。由于肺气虚弱，宗气不足，因而出现胸闷时作、吸气为快；肺虚则呼吸无力，故气短；腠理不密，卫表不固，故自汗和易患感冒；气虚不能支撑动作，故活动时气短、自汗更甚；肺气亏虚，通降之职失常，故咳嗽；气虚则血亦虚，不能荣舌充脉，故舌质淡、脉虚弱；气虚则阳亦不足，阴寒乘阳不足停留于内，故苔薄白。

治法：补益肺气。

方药：补肺汤。

本方补益肺气，适用于气短、胸闷、自汗、神疲、易于感冒。如兼痰湿阻肺，咳嗽痰白，可加苏子、橘红等祛痰化湿；若肺中气阴两虚，胸闷，气短，自汗，神倦，咳嗽少痰，咽喉干燥，可加麦冬、天冬、羊乳润肺祛痰；自汗多者，亦可加牡蛎、麻黄根、浮小麦以收敛汗液。

治疗后病情好转，可再用芪味丸补肺敛气，以巩固疗效。

表 13-1　胸闷鉴别简表

分型		主症	兼症	舌脉	治法	主方
实证	湿热扰胸	胸中痞闷	不思饮食，时有恶心，或发热，肢酸，身重倦怠	舌苔薄白腻或薄黄腻，脉濡数	清热利湿，芳香舒气	藿朴夏苓汤
	痰湿内阻	胸膈痞闷，呼气则舒	脘痞，纳呆，恶心，呕吐，或咳嗽，咯痰白黏	舌苔白腻，脉濡滑	化湿祛痰	二陈汤
虚证	心气不足	胸闷，时作时止，反复不愈	心悸气短，神疲乏力	舌淡红或紫黯、苔多净或薄白，脉细弱	补益心气	补心煎
	肺气虚弱	胸闷时作，吸气为快	气短自汗，动则尤甚，或咳嗽，或平时易于感冒	舌质淡、苔薄白，脉虚弱	补益肺气	补肺汤

2. 脘痞

脘痞，是指胃中气机阻塞，胃脘部满闷不舒。本症满而不痛，不伴有胃痛和胃部硬满压痛，如同时出现胃痛则脘痞不作主症；若胃部硬满有形，按之疼痛，则属结胸。

【症因】

（1）饮食伤胃：由于饮食不慎，饥饱无常，或嗜食生冷油腻，胃受损伤，使胃气不行，气结胃中，遂成本症。

（2）湿痰停胃：多由脾胃运化不健，水谷不归正化，酿成湿痰，留伏于胃，致胃气停滞，而成本症。

（3）热邪犯胃：多因感受风寒外邪，郁滞肌表，误用下法，使病邪内陷中焦，壅阻于胃，形成本症。

（4）脾胃虚弱：由于脾胃素虚，或病后中气不足，或吐下后，脾胃损伤，致中阳不振，运化无权，发生本症。

【证治】

（1）饮食伤胃

症状：胃脘痞闷，兼有嗳腐吞酸，恶心呕吐，不思饮食。舌苔白腻或黄腻，脉滑。

分析：此证型多见于胃炎等病。由于饮食伤胃，胃气壅塞，腐熟水谷之职失常，气食互结，故胃脘痞闷、嗳腐吞酸、恶心呕吐、不思饮食；脉滑属饮食停滞，胃气壅塞的征象；舌苔白腻为气与食互滞，还未热化之征；如舌苔黄腻，则为邪从热化之象。

治法：化食和中。

方药：大和中饮。

大和中饮（《类证治裁》）：山楂、厚朴、枳实、半夏、陈皮、干姜、木香、泽泻、麦芽、砂仁。

本方由保和丸加减而成。方中木香、砂仁调气和中；厚朴、枳实消痞破滞；半夏、陈皮燥湿理气，和中止呕；山楂、麦芽消食化积；干姜温中散寒；泽泻渗湿利水。

如胃气素虚，饮食阻滞，郁而化热，胃脘痞满，干噫食臭，口苦，肠鸣，下利，可用生姜泻心汤调中和胃、泄热消痞。

生姜泻心汤（《伤寒论》）：生姜、甘草、人参、干姜、半夏、大枣、黄连、黄芩。

本方为半夏泻心汤加生姜组成。方中生姜、干姜、半夏温胃降逆；黄连、黄芩泄热散痞；人参（可用党参）、大枣、甘草补益脾胃。

（2）湿痰停胃

症状：胃脘痞闷，兼有恶心呕吐，吐出物多为痰涎或清水，肢体酸软无力。舌苔白腻，脉象缓滑。

分析：本证型可见于慢性胃炎等病。由于脾运失健，湿痰内停于胃，胃气不降，故胃脘痞闷、恶心呕吐、吐出物多为痰涎或清水；脾胃运化不健，水谷精微来源不足，肌肉、筋脉失于濡养，因而肢体酸软无力；舌苔白腻、脉象缓滑为湿痰阻于中焦，胃气壅塞的征象。

治法：燥湿化痰。

方药：二陈平胃汤。

二陈平胃汤燥湿化痰，对于湿痰停留中焦，脾运失健，胃气不和，胃脘痞闷，恶心呕吐，不思饮食，苔腻，脉滑颇为适合。

如痰饮内停，胃脘痞闷，呕吐水涎，头晕，心悸，可用小半夏加茯苓汤合五苓散温化痰饮和胃降逆；若湿痰化热，湿热互结，脾胃气机升降失常，胃脘痞满，胸腹满胀，口中苦腻，食欲不振，食后难消，神疲乏力，可用枳实消痞丸消痞除满、健脾和胃。

枳实消痞丸（《兰室秘藏》）：干姜、甘草、麦芽曲、茯苓、白术、半夏曲、人参、厚朴、枳实、黄连。

本方是常用的消痞剂。方中枳实、厚朴破滞气，消痞满；半夏祛痰降逆；麦芽消积和中；黄连苦寒，干姜辛温，寒温相合，能调和胃中寒热以消痞满；人参（可用党参）、白术、茯苓、甘草健脾益胃，资助中州。

（3）热邪犯胃

症状：胃脘痞满，兼有恶心欲吐，肠鸣，下利。舌苔薄黄，脉象滑。

分析：此证型可见于急性胃肠炎等病。由于表邪误下入里，壅聚于胃；或胃气素虚，外邪乘虚入内，致胃气阻滞，故胃脘痞满；邪干于中，气逆于上，则恶心欲吐；脾与胃相表里，胃中受邪，必致脾运失常，大肠传化失司，因而肠鸣、下利；舌苔薄黄、脉象滑是邪热犯胃，累及于脾，脾气受伤的征象。

治法：和胃降逆，开结除痞。

方药：半夏泻心汤。

半夏泻心汤（《伤寒论》）：半夏、黄芩、干姜、人参、甘草、黄连、大枣。

方中半夏、干姜辛开散结，以消痞满；黄芩、黄连苦寒泄热，以除胃中邪热；人参（可用党参）、甘草、大枣补脾益气。

如胃有热邪，肠有寒邪，胸脘痞闷，腹痛，下利，或呕吐，或身热，微恶寒，可用黄连汤寒热平调，和胃理肠。

黄连汤（《伤寒论》）：黄连、半夏、甘草、干姜、桂枝、人参、大枣。

本方立法以寒热并调，中下兼治。方中黄连苦寒泄热以清胃中之热邪；干姜、桂枝辛温散寒，以祛肠中之寒邪，与黄连相合，能平调胃肠寒热；半夏和胃降逆，以止呕吐；人参（可用党参）、甘草、大枣补益脾胃以扶正气，协助干姜、桂枝、黄连、半夏达邪外出。

上述两方，虽所用药物变化不大，但由于配伍不同，其主治亦随之各异。前方以和胃降逆、开结消痞为主，主治胃气不和、心下痞满，病位以胃部为重点；后方以清胃温肠、寒热平调为主，主治中热下寒、胸脘痞闷、腹中疼痛，病位以脘部、腹部为重点。

（4）脾胃虚弱

症状：胃脘痞满，病程较长，兼有食少，神疲，面色萎黄或㿠白，大便溏薄。舌质淡，苔薄白，脉弱。

分析：此证型可见于慢性胃炎及慢性胃肠炎等病。由于脾胃虚弱，运化无权，故胃脘痞满、食少、便溏；人以胃气为本，胃虚纳减，气血生化之源不足，内不能濡养脏腑、筋脉则神疲乏力，外不能荣润肤色则面色萎黄或㿠白；舌淡、脉弱为脾胃亏弱，气血不足的征象；苔薄白则是脾胃虚弱，寒湿内阻的征象。

治法：健脾益胃。

方药：香砂六君子汤。

本方健脾益胃，理气降逆。适用于脾胃虚弱，气机升降失调，胃脘痞满，食后腹胀，饮食少思，呕吐，泄泻，神疲乏力等症状。

如脾胃虚寒，胃脘痞满，腹痛喜热按，手足不温，脉沉无力，宜用理中丸温中散寒、健脾益气；若脾胃虚寒，肝气相乘，胃脘痞满，呕恶，吞酸，脉象迟弦，可用连理汤疏肝和胃、健脾益气。

理中丸（《伤寒论》）：人参、干姜、甘草、白术。

本方与四君子汤相比，少茯苓，多干姜。方虽简单，但力量集中，故为临床常用的温中补虚要剂。方中干姜温中散寒，以振中阳；白术健脾燥湿，促使脾气运转；人参（可用党参）、甘草补益中气，以培根本。

表 13-2　脘痞鉴别简表

分型	主症	兼症	舌脉	治法	主方
饮食伤胃	胃脘痞闷	嗳腐吞酸，恶心呕吐，不思饮食	舌苔白腻或黄腻，脉实滑	化食和中	大和中饮
湿痰停胃	胃脘痞闷	恶心呕吐，吐出物多为痰涎或清水，肢体酸软无力	舌苔白腻，脉缓滑	燥湿化痰	二陈平胃汤
热邪犯胃	胃脘痞满，多见于热性病初、中期阶段	恶心欲吐，肠鸣，下利	舌苔薄黄，脉滑	和胃降逆，开结除痞	半夏泻心汤
脾胃虚弱	胃脘痞满，病程较长	食少神疲，面色萎黄或㿠白，大便溏薄	舌淡、苔薄白，脉弱	健脾益胃	香砂六君子汤

3. 腹满

腹满，是指自觉腹中满胀不舒而外无胀急之形而言。本症在临床上较为常见，而以寒湿内阻所致的最为多见。

腹满与脘痞、胸闷往往可同时出现，因腹部与胃脘以及胸膈之间可相互影响。因此，在辨证时首先要弄清楚哪一部位病变可影响到另一部位，以鉴别其主症与兼症。一般以先出现症状的部位为主症，后出现症状的部位为兼症；如同时出现，则以症状明显者为主症，次之为兼症。

【症因】

（1）实热内结：由于感受风寒或温毒外邪，在表失于疏散，由表入里，邪热壅阻肠胃，与肠中糟粕互结，腑气滞塞，遂成本症。

（2）寒湿内阻：多由寒湿阴邪停留中焦，脾气受伤，运化不健，或脾胃素虚，复感外邪，由表传里，邪从寒化，腑气运转失常，引起本症。

（3）中气不足：多因劳逸失调，损伤脾气；或素体虚弱，脾气不足；或饮食不节，脾胃受伤，致中气虚弱，升举之职无权，故发生本症。

【证治】

（1）实热内结

症状：腹中满胀，按之疼痛，兼有大便秘结，或潮热，自汗，烦躁，谵语。舌苔厚黄或焦黄干燥，脉象沉实。

分析：本证型可见于热性病中期阶段等。由于邪热壅阻肠胃，腑气滞塞，故腹中满胀、按之疼痛；病邪与肠中糟粕互结，大肠传化失司，因而大便秘结；肠胃实热，内蒸外越，则潮热、自汗；上扰于心，则烦躁、谵语；其舌苔厚黄、脉沉实属里实热证之征象；舌苔焦黄干燥为邪热炽盛，胃中津液已伤的表现。

治法：导积泄热，利气散满。

方药：大承气汤。

本方攻积泄热，开塞通闭，适用于热邪壅阻肠胃，气机阻滞，燥屎内结，腹中满胀之症。

如兼表证，发热，微恶风寒，脉浮滑者，可用厚朴七物汤表里双解；若热邪不甚，但腑实已成，气机壅滞，仅见腹中满胀、大便不通，可用厚朴三物汤破气化滞、兼以通便。

厚朴七物汤（《金匮要略》）：厚朴、甘草、大黄、大枣、枳实、桂枝、生姜。

本方即厚朴三物汤加桂枝、生姜、甘草、大枣组成。方中厚朴、枳实破气除满；大黄荡涤实热；桂枝解肌发表；生姜、大枣辛甘相合，既能调和营卫之气，又有益脾和胃之功；甘草和中益脾，并能调和诸药。

厚朴三物汤（《金匮要略》）：厚朴、大黄、枳实。

本方组成药物与小承气汤相同，但厚朴、枳实用量大于大黄，故重点在于行气散满，而小承气汤以导积泄热为主有所不同。尤在泾说："承气（指小承气汤）意在荡实，三物（指厚朴三物汤）意在行气。"

（2）寒湿内阻

症状：腹中满胀，终日如此，或胃脘痞闷，或脘腹时作疼痛，饮食少思，肢体酸软。舌苔白腻，脉象缓滑。

分析：本证型可见于某些胃肠道疾患。由于寒湿之邪阻于肠胃，中阳受伤，运化失健，故腹中满胀、终日如此；邪阻中焦，脾胃受损，气机不和，纳运之职失常，故兼胃脘痞闷、或脘腹作痛、饮食少思；脾主肌肉而恶湿，今脾运不健，湿邪浸淫肌肉筋脉，故肢体酸软；舌苔白腻、脉象缓滑均为寒湿内阻，脾胃运化不健所致。

治法：温中散寒，燥湿除满。

方药：厚朴温中汤。

厚朴温中汤（《内外伤辨惑论》）：厚朴、陈皮、甘草、茯苓、草豆蔻、木香、干姜、生姜。

本方以厚朴为主，下气燥湿，破滞散满；草豆蔻、干姜、生姜温中散寒，化浊理气；陈皮、木香行气宽中，悦脾醒胃；茯苓渗湿和脾；甘草和中益脾。

如寒湿中阻，气机郁结，血行不畅，腹满、便秘，可用橘皮丸温中理气、活血散结；若中焦寒冷，不能转运气机，可用吴茱萸丸温里散寒、调气和中；如兼脾胃虚寒，运化不健，可配合调中丸温中补虚。

橘皮丸（《圣济总录》）：陈橘皮、青橘皮、干姜、大黄、三棱、厚朴、牵牛子、生姜。

方中陈皮、青皮理气和中，青皮又能辛开散结；厚朴下气除满；干姜、生姜温中散寒；三棱调气理血；大黄、牵牛子攻积通便，与干姜配伍能祛寒积，与三棱配伍可治血瘕。

吴茱萸丸（《圣济总录》）：吴茱萸、肉桂、槟榔、陈橘皮、生姜。

方中吴茱萸温中祛寒，开郁散结；肉桂温里振阳；生姜散寒发表，能引里寒从表外散；槟榔破气消积；橘皮理气和中，醒脾快胃。

调中丸（《圣济总录》）：干姜、人参、茯苓、甘草、白术。

本方由理中丸加茯苓组成，具有理中丸合四君子汤之意。方中干姜温中祛寒；人参（可用党参）、甘草补益脾胃；白术、茯苓健脾化湿。诸药合用，有温中补虚的功效。

（3）中气不足

症状：腹中满胀，时作时止，平卧则舒，兼有食少，神疲，小腹有重坠感，或脱肛，阴挺。舌淡嫩，脉虚弱。

分析：此证型多见于胃下垂等病。由于脾胃虚弱，中气不足，故腹中满胀、时作时止、平卧则舒；脾运不健，胃纳失常，故见食少；脾胃亏损，水谷精微来源不足，不能滋养脏腑和肌肉筋脉，因而神疲乏力；中气下陷，升提无权，故小腹有重坠感或脱肛、阴挺；气虚则血亦虚，外不能荣润于舌，则舌质淡嫩；内不能充盈脉道，则脉象虚弱。

治法：补中益气。

方药：补中益气汤。

本方为临床常用的补益中气之剂。适用于中气不足，或气虚下陷，腹中虚胀，小腹有重坠感，脱肛，阴挺，以及气虚发热之症。若中气不足，寒邪停滞，可去柴胡、当归，加葛根、防风、干姜以补气健脾、温中祛寒。

如中气不足，夹有湿邪阻滞，可用调中益气汤补气健脾，燥湿调中。

表 13-3　腹满鉴别简表

分型	主症	兼症	舌脉	治法	主方
实热内结	腹中满胀，按之疼痛	大便秘结，或潮热，自汗，烦躁，谵语	舌苔厚黄或焦黄干燥，脉沉实	导积泄热，利气散满	大承气汤
寒湿内阻	腹中满胀，终日如此	或胃脘痞闷，或脘腹时作疼痛，饮食少思，肢体酸软	舌苔白腻，脉缓滑	温中散寒，燥湿除满	厚朴温中汤
中气不足	腹中满胀，时作时止，平卧则舒	食少神疲，小腹有重坠感，或脱肛，阴挺	舌淡嫩，脉虚弱	补中益气	补中益气汤

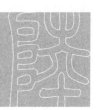

十四｜悸忘晕遗症类

1. 心悸

心悸，俗称心跳，是指患者心跳异常，心慌不安而言。如心跳剧烈，可从外观觉察到搏动，即所谓"其动应衣"，则称为"心动悸"。

心悸，前人分为惊悸和怔忡两种。前者多由外因所引起，常以突然惊恐、恼怒而作；后者多由内伤而致，外无所惊，自觉心中跳动不宁，稍劳即作。因此，惊悸往往属于功能性病变，病势较轻；怔忡往往属于器质性病变，病势较重。但怔忡又是惊悸的进一步发展，故临床常将惊悸、怔忡合称为心悸，不加以绝对区分。

【症因】

（1）心神不宁：由于突然受惊，心惊神摇，不能自主；或恼怒伤肝，怒则气逆，上扰心神；或大恐伤肾，恐则精却，不能上济于心，均可发生本症。

（2）气血虚弱：多由素体虚弱，心中气血不足，神失所藏；或失血过多，病后失调，气血虚少，心失所养；或思虑过度，劳伤心脾，神失安宁，而成本症。

（3）阴虚火旺：由于素体虚弱，肾阴不足；或久病虚损，肾阴耗伤，肾水不能上济心火，则心阳独亢，神失宁静，遂成本症。

（4）心血瘀阻：多由心中阳气不振，血液运行不畅；或风寒湿邪侵袭经脉，邪随经脉至心，心气被阻，血液周运失常，发生本症。

（5）心阳衰弱：多因心气、心阴大伤，气虚及阳，阴损于阳，致心阳虚弱，神不守舍；或脾肾素虚，不能蒸化水液，聚液成饮，饮邪上逆，损及心阳，亦可发生本症。

【证治】

（1）心神不宁

症状：心悸阵作，善惊易恐，兼有坐卧不安，梦寐不宁，梦境险恶，或彻夜不眠，饮食少思。舌苔多净，脉弦数或滑数。

分析：本证型可见于心脏神经官能症等病。由于突然惊恐，如耳闻巨响、目见异物，或遇险临危，心神不能自主，故心悸阵作、善惊易恐；《素问·举痛论》曰："惊则心无所倚，神无所归，虑无所定，故气乱矣。"惊则气乱，心神不宁，故见坐卧不安、梦寐不宁、梦境险恶、或彻夜不眠；神不安，志不宁，意不定，致脾胃运化失常，因而饮食少思；脉滑数属惊则气乱，心神不宁的征象；而脉见弦数则往往伴有肝气不疏；舌苔净，表示此症为七情所伤，非属六淫外邪所致。

治法：镇惊安神。

方药：磁朱丸。

若兼痰热上扰，惊悸不宁，胸闷，心烦，口苦，溲黄，便结，舌苔黄腻，脉象滑数，宜配合温胆汤清热化痰、宁心安神。

磁朱丸（《备急千金要方》方）：磁石、朱砂、神曲。

本方原名神曲丸。方中磁石入肾益阴，潜阳固精；朱砂入心益血，定志安神。两药配合，具有摄纳浮阳、镇心宁神之功。神曲化食健脾，使金石之药不碍胃气。若症势剧者，可加龙齿、牡蛎、远志等增强镇惊安神作用；如兼气血不足，可加酸枣仁、柏子仁、党参平补气血，滋养心神。

（2）气血虚弱

症状：心悸不宁，自觉心中有空虚感，活动时加重，兼有面色㿠白，神疲体倦，自汗，失眠，健忘，头晕，口唇淡白。舌质淡红，脉象细弱。

分析：本证型可见于心脏神经官能症、贫血性心脏病、心肌炎及某些风湿性心脏病等。由于气血虚弱，心中空虚，故心悸不宁、自觉心中有空虚感、活动时加重；血虚不能上荣头面，故见面色㿠白、头晕、唇淡；气血不足，脏腑失养，肌肉筋脉弛缓无力，故神疲体倦；气虚卫外不固，故自汗；心中气血虚少，不能充盈脉道，血少则脉细，气虚则脉弱。

治法：补气益血，养心宁神。

方药：归脾汤。

本方是临床常用的益气补血，健脾养心之剂。适用于思虑过度，心脾两虚，气血不足，心悸，少眠，健忘，神疲等。

若气血虚甚，宜用人参养荣汤大补气血、养心安神；如气虚血少，脉结代，心动悸，可用复脉汤补气复脉、滋阴养血。

复脉汤（《伤寒论》）：炙甘草、大枣、阿胶、生姜、人参、生地黄、桂枝、麦冬、麻仁。

本方原名炙甘草汤。方中炙甘草甘温益气；桂枝、生姜温阳复脉；人参（可用党参或红参）、大枣补气益脾，以增强甘草益气作用；阿胶、生地黄、麦冬、麻仁滋阴益血。

诸药合用，为阴阳并补、气血同顾，阳生则阴长，阴生则阳长，气足则脉复，血满则悸宁。

（3）阴虚火旺

症状：心悸不安，时作时止，兼有心烦，少寐，头晕，耳鸣，两颧绯红，口干，咽燥。舌质红，脉细数。

分析：此证型可见于心脏神经官能症及高血压性心脏病等。由于肾阴不足，不能上济于心，致心火内动，心神不宁，故心悸不安、时作时止、心烦、少寐；肾精不足，肝失滋养，致阴亏于下，阳盛于上，故头晕、耳鸣、两颧绯红、口干、咽燥；心主血脉，舌乃心之苗，今阴血不足，心火内盛，因而舌质红、脉细数。

治法：滋阴降火，养心安神。

方药：补心丹。

本方滋阴降火，养心安神。对于肾阴不足，心火内动，心悸不安，心烦，少寐之症状颇为适合。

如血虚甚者，可用柏子养心汤滋阴养血；若心火亢盛者，可用朱砂安神丸清热泻火，镇心安神。

柏子养心汤（《体仁汇编》）：柏子仁、熟地黄、当归、茯神、麦冬、枸杞子、玄参、石菖蒲、炙甘草。

本方较补心丹在养血方面稍强一筹。方中柏子仁、当归、熟地黄养血安神；茯神宁心和脾；麦冬、枸杞子、玄参滋阴益血；石菖蒲通心气，开心窍；炙甘草益气和中。

（4）心血瘀阻

症状：心悸常作，兼有胸闷不舒，或心痛阵作，面唇紫黯。舌质紫，脉多涩。

分析：本证型可见于风湿性心脏病及冠状动脉粥样硬化性心脏病等。由于心血瘀阻，心气不畅，神失安宁，故心悸常作；气滞血涩，心络挛急，故胸闷不舒、或心痛阵作；心血瘀滞，络脉被阻，周身气血运行不畅，因而面唇紫黯、舌紫、脉涩。

治法：活血祛瘀，安神宽胸。

方药：血府逐瘀汤。

如夹痰浊，胸阳不展，去生地黄、柴胡、桔梗，加桂枝、薤白、半夏、瓜蒌之属，以通阳祛痰。

（5）心阳衰弱

症状：心悸怔忡，兼有气短，胸闷，面色苍白，怯寒，四肢不温。舌质淡，脉沉弱。

分析：此证型多见于各种器质性心脏病及心肌炎等。由于心阳虚弱，神不守舍，故心悸怔忡；心气衰惫，肺气亦随之不足，故气短、胸闷；阳气虚弱，不能敷布于外，故怯寒、面色苍白、四肢不温；心虚鼓动无力，不能充盛脉道，因而脉沉弱；舌质淡，则系心阳虚弱的征象。

治法：温阳益气。

方药：桂枝甘草龙骨牡蛎汤加党参、五味子。

桂枝甘草龙骨牡蛎汤（《伤寒论》）：桂枝、甘草、龙骨、牡蛎。

方中桂枝、甘草温阳缓中；龙骨、牡蛎固涩潜阳，镇惊安神；若加党参、五味子收涩益气。如心阳欲脱，四肢逆冷，头出冷汗，气喘，脉沉微，宜将党参易红参，加附子以回阳救逆。

如脾肾阳虚，不能蒸化水液，聚液成饮，上凌于心，损及心阳，心悸，头晕，胸脘痞满，则用苓桂术甘汤温阳行水。

表 14-1　心悸鉴别简表

分型	主症	兼症	舌脉	治法	主方
心神不宁	心悸阵作，善惊易恐	坐卧不安，梦寐不宁，梦境险恶，或彻夜不眠，饮食少思	舌苔多净，脉弦数或滑数	镇惊安神	磁朱丸
气血虚弱	心悸不宁，自觉心中有空虚感，活动时加重	面色㿠白，神疲体倦，自汗，失眠，健忘，头晕，口唇淡白	舌淡红，脉细弱	补气益血，养心宁神	归脾汤
阴虚火旺	心悸不安，时作时止	心烦少寐，头晕耳鸣，两颧绯红，口干咽燥	舌质红，脉细数	滋阴降火，养心安神	补心丹
心血瘀阻	心悸常作	胸闷不舒，或心痛阵作，面唇紫黯	舌质紫，脉多涩	活血祛瘀，安神宽胸	血府逐瘀汤
心阳衰弱	心悸怔忡	气短胸闷，面色苍白，怯寒，四肢不温	舌质淡，脉沉弱	温阳益气	桂枝甘草龙骨牡蛎汤加党参、五味子

2. 健忘

健忘，又称"善忘"或"喜忘"，是指记忆减退，遇事善忘而言。历代医者认为本症的发生，与心、脾、肾虚弱有关，因心主血而又主神志；肾主藏精，精髓聚而为脑；脾主意，又为气血生化之源。《圣济总录》说："健忘之病，本于心虚。"《丹溪心法》说："神舍不清，遇事多忘，乃思虑过度，病在心脾。"《类证治裁》说："夫人之神，宅于心，心之精，依于肾，而脑为元神之府，精髓之海，实记性凭也。"这里明确指出，记忆力的强弱与脑有密切关系，但中医学往往以肾脑并提为多见。

【症因】

（1）心脾两虚：多由思虑过度，劳伤心脾，阴血暗耗，而成本症。

（2）心肾两虚：多因素体虚弱，心血虚少，肾阴不足，不能养神充脑，故发生此症。

【证治】

（1）心脾两虚

症状：遇事善忘，兼有面色少华，神疲体倦，或心悸，少眠，气短，声低，饮食少思。舌质淡，脉细弱。

分析：本证型可见于神经衰弱等病。由于心脾两虚，意舍不清，神志失宁，故遇事善忘、心悸、少眠；血虚外不能荣润面舌，内不能充盈脉道，故面色少华、舌质淡、脉细弱；脾虚则运化不健，故饮食少思；生化之源不足，则血少气衰，因而神疲体倦、气短、声低。

治法：补脾宁心。

方药：归脾汤。

如兼肾气不足，怯寒畏冷，腰酸，膝软，可用加味归脾汤补气滋血、养心益肾。

加味归脾汤（《杂病源流犀烛》）：人参、黄芪、当归、白术、茯神、酸枣仁、远志、桂圆、木香、甘草、石菖蒲、肉桂、生姜、大枣。

本方为归脾汤加石菖蒲、肉桂而成。取归脾汤补气养血，益脾安神；加石菖蒲通心开窍；肉桂温阳益肾。诸药合用，有气血同补、心脾肾同治之效。

（2）心肾两虚

症状：遇事善忘，兼有头晕，耳鸣，心烦不安，腰酸，腿软，手足心热，颧红，潮热，少眠，遗精。舌质红，脉细数。

分析：此证型可见于神经官能症等病。由于心肾虚弱，上下失于交济，脑髓空虚，故遇事善忘；阴虚火旺，神不安宅，故心烦、失眠；阴亏于下，阳亢于上，因而头晕、耳鸣；肾阴不足，虚火内动，故颧红、潮热、手足心热、腰酸、遗精；舌质红、脉细数，为阴虚火旺的明证。

治法：滋阴益肾，宁心安神。

方药：十味地黄丸。

十味地黄丸（作者拟方）：熟地黄、山茱萸、山药、茯苓、牡丹皮、炒泽泻、酸枣仁、五味子、石菖蒲、线鱼胶。

本方即六味地黄丸加酸枣仁、五味子、石菖蒲、线鱼胶组成。取地黄丸滋阴益肾，泻火清热；加酸枣仁、五味子益血敛阴，收涩精气；石菖蒲开窍宁心；线鱼胶补肾填精。诸药合用，心肾同补，重点在于治肾。肾阴充足，则心阴亦复，神能守舍。

如思虑过度，劳心累肾，健忘，心悸，精神恍惚，可用枕中丹滋阴益肾、镇心安神。

枕中丹（《备急千金要方》）：龟板、龙骨、远志、九节菖蒲。

方中龟板滋阴益肾；龙骨镇心安神；远志宁心益智；九节菖蒲祛痰开窍。四药相合，具有滋肾宁心以增强记忆力的作用。

表 14-2　健忘鉴别简表

分型	主症	兼症	舌脉	治法	主方
心脾两虚	遇事善忘	面色少华，神疲体倦，或心悸，少眠，气短，声低，饮食少思	舌质淡，脉细弱	补脾宁心	归脾汤
心肾两虚	遇事善忘	头晕，耳鸣，心烦不安，腰酸，腿软，手足心热，颧红，潮热，少眠，遗精	舌质红，脉细数	滋阴益肾，宁心安神	十味地黄丸

3. 眩晕

眩，是眼目昏花；晕，是头脑旋转。两者往往同时出现，故合称为眩晕。其症轻者，闭目后即能好转或消失；重者，如坐船车中，旋转不定，不能站立。历代文献对此症有多种说法，如头晕而致眼花者，称为"颠眩"；眼花而致头晕者，称为"目眩"；头晕重而眼前发黑者，称为"眩冒"。这些说法，主要是说明眩与晕先后出现的时间和症势轻重的关系。

【症因】

（1）肝阳上扰：肝为风木之脏，体阴用阳，其性刚劲，主动、主升。如素体阴亏阳盛，或忧郁恼怒，肝阴暗耗，风阳升动，可引起本症。

（2）痰浊中阻：多由饮食不节，损伤脾胃，或劳倦伤脾，运化失健，聚湿生痰，痰浊中阻，清阳不升，浊阴不降，蒙蔽清空，则发生本症。

（3）心脾血虚：多由脾胃虚弱，纳运失常，营血无以化生；或思虑过度，心脾劳伤，阴血暗耗；或吐血、衄血、崩漏等各种出血，致阴血耗散，不能上荣于脑，而成此症。

（4）肾精不足：肾主骨，骨生髓，髓聚为脑。如素体虚弱，肾阴失充，或房事不节，致肾精亏损，不能充养于脑，故引起此症。

【证治】

（1）肝阳上扰

症状：头目眩晕，常因烦劳或恼怒而加剧，兼有急躁不安，面色时现潮红，失眠多梦，口干味苦。舌红苔黄，脉象弦数。

分析：此证型多见于高血压病等。由于肝郁化火，肝阴受伤，风阳升动，故头目眩晕、烦劳或恼怒后加剧；肝气不畅，气火有余，故急躁易怒、面色时现潮红；肝火内扰，心神不宁，因而失眠多梦；郁火上犯则味苦，火灼津液则口干；舌红、苔黄、脉象弦数均系肝阴不足，肝阳偏旺的征象。

治法：平肝潜阳。

方药：新定钩藤饮。

新定钩藤饮（作者拟方）：钩藤、甘菊花、酒炒黄芩、石决明、珍珠母、生牡蛎、山羊角、桑寄生、合欢花、夜交藤。

方中山羊角、钩藤、菊花清热平肝，息风止痉；黄芩清热泻火，能去上焦阳热火邪；石决明、珍珠母、生牡蛎平肝潜阳，镇惊安神；桑寄生养血和血，舒筋通脉；合欢花宁心安神，解郁调气；夜交藤养血安神，兼有通络之效。如兼头痛者，可加制僵蚕、广地龙祛风通络，清热止痛。

若肝阳亢盛，肝阴不足甚者，可用羚角钩藤汤平肝潜阳、滋阴清热；如肾阴虚亏，不能滋肝，致阴虚于下，阳亢于上，宜用大定风珠育阴潜阳。

（2）痰浊中阻

症状：头目眩晕，头重如蒙，兼有胸闷，恶心，少思饮食，体倦，嗜眠。舌苔白腻，脉象濡滑。

分析：本证型多见于耳源性眩晕症等痛。由于脾虚生湿，痰浊中阻，清阳不升，浊阴不降，故头目眩晕、头重如蒙；脾运不健，湿邪停滞，气机不畅，故出现胸闷、恶心、少思饮食；湿淫肌肉筋脉则体倦，湿蒙心窍则嗜眠；舌苔白腻、脉象濡滑，均为痰湿内阻的征象。

治法：化浊祛痰。

方药：半夏白术天麻汤。

本方化湿祛痰，息风止晕，对于痰湿上逆所致的眩晕，具有较好疗效。

如痰饮内停，眩晕，心悸，胸胁支满，或气短而咳，可用苓桂术甘汤加半夏、天麻、白蒺藜温化痰饮，兼以息风平肝；如痰郁化火兼见头目胀痛，心烦不安，口苦，溲黄，可用温胆汤加黄连、黄芩、钩藤、甘菊花清化痰热、祛风定眩。

（3）心脾血虚

症状：眩晕时作，遇劳加剧，兼有面色无华，口唇淡白，神疲乏力，心悸，少眠，饮食少思。舌淡红，脉细弱。

分析：此证型可见于各种原因的贫血。由于血虚不能上荣于脑，故眩晕时作、遇劳更甚；营血不足，内不能充养脏腑脉道，外不能荣润面舌，故见心悸、少眠、神疲乏力、脉象细弱、面色无华、口唇淡白、舌质淡红；血虚则气少，脾胃虚弱，运化不健，因而饮食少思。

治法：补血为主，兼以益气。

方药：新加四物汤。

新加四物汤（作者拟方）：炒当归、大熟地、炒白芍、炒川芎、制首乌、制女贞子、炒阿胶、桂圆肉、炒党参、陈皮。

此方即四物汤加何首乌、女贞子、阿胶、桂圆肉、党参、陈皮组成。熟地黄、何首乌、女贞子、阿胶滋阴补血；当归养血和血；白芍和营敛阴；川芎行气活血；桂圆肉养血安神；党参健脾补气；陈皮理气和中。

（4）肾精不足

症状：眩晕反复不愈，兼有精神萎靡，记忆减退，两耳鸣响，腰酸膝软，或遗精。舌瘦小、质淡红，脉沉、尺部弱。

分析：本证型可见于神经衰弱及贫血等病。由于肾精亏损，髓海不足，故眩晕反复不愈、精神萎靡、记忆力减退、两耳鸣响；肾主腰腿，肾虚则腰府不坚，腿足不健，故腰酸、膝软；肾虚精关不固，故遗精；其舌瘦小、质淡红、脉沉尺部弱，均为肾精不足的征象。

治法：补肾填精。

方药：左归丸。

本方滋补肾阴，益精填髓。适用于肾精不足，眩晕，耳鸣，形体瘦弱，腰膝酸软等。临床还可酌加龙骨、牡蛎以收敛浮阳。

如阴损及阳，肾中元阳不足，怯寒，肢冷，舌淡白，脉沉微，宜用右归丸温补元阳、益火济阴。

表 14-3　眩晕鉴别简表

分型		主症	兼症	舌脉	治法	主方
实证	肝阳上扰	头目眩晕，常因烦劳或恼怒而加剧	急躁不安，面色时现潮红，失眠，多梦，口干味苦	舌红苔黄，脉象弦数	平肝潜阳	新定钩藤饮
	痰浊中阻	头目眩晕，头重如蒙	胸闷，恶心，少思饮食，体倦，嗜眠	舌苔白腻，脉濡滑	化浊祛痰	半夏白术天麻汤
虚证	心脾血虚	眩晕时作，遇劳加剧	面色无华，口唇淡白，神疲乏力，心悸，少眠，饮食少思	舌淡红，脉细弱	补血为主，兼以益气	新加四物汤
	肾精不足	眩晕反复不愈	精神萎靡，记忆减退，两耳鸣响，腰酸膝软，或遗精	舌瘦小、质淡红，脉沉、尺部弱	补肾填精	左归丸

4. 遗精

遗精，又称"遗泄"，或称"失精"，是指睡眠时精液外泄而言。此症有梦遗与滑精之分：如梦中精液流出，名为"梦遗"；不因梦感，甚至白天精液滑出，则称为"滑精"。《景岳全书》提到："梦遗滑精，总皆失精之病，虽其证有不同，而所致之本则一。"这说明，梦遗与滑精虽在临床表现上略有不同，但其发生的因素基本是一致的。

【症因】

（1）心肾不交：多由素体虚弱，肾精不足，心阴亏耗，或劳心过度，心阴耗伤，损及于肾，致心肾不交，虚火扰动精室，遂成本症。

（2）相火炽盛：相火，是指肾中之火，也包括肝中之火。由于青年早婚，或房事太过，肾精失于封藏，致肾阴亏损，肝阳亢盛，相火妄动，干扰精室，故引起本症。

（3）肾气不固：多由素体虚弱，下元虚惫，气不摄精，或由心肾不交，相火炽盛，经久不愈，损及肾中阳气，精关不能固密，而形成本症。

（4）湿热下注：多因饮酒过度，或过食肥甘厚味，损伤脾胃，湿聚化热，湿热下注精室，故发生本症。

【证治】

（1）心肾不交

症状：梦中遗精，兼有头昏，心悸，精神疲惫，小便色黄而有热感。舌质红，脉细数。

分析：此证型多见于神经衰弱等病。由于心火与肾水不能相互交济，火邪内盛，干扰精室，故梦中遗精；心阴亏损，心阳独亢，神失安宁，故出现心悸；阴精不足，不能充养筋骨肌脉则精神疲惫，不能上荣脑髓则头昏；心火内盛，下移于小肠，故小便色黄有热感；舌质红、脉细数系属心阴耗损，心火偏旺的征象。

治法：滋阴补肾，清心降火。

方药：三才封髓丹。

三才封髓丹（《卫生宝鉴》）：天冬、熟地黄、人参、黄柏、砂仁、甘草。

本方前三味为三才汤，后三味即封髓丹。方中天冬、熟地黄补益肾阴；人参（可用党参）补气健脾；黄柏坚阴降火；砂仁悦脾行滞；甘草和中益脾，辅佐人参以补气。

如肾阴虚损甚者，可用大补阴丸滋补肾阴；若心火独亢，可用黄连清心饮清心安神。

黄连清心饮（《沈氏尊生书》）：黄连、生地黄、当归、甘草、酸枣仁、茯神、远志、人参、莲子肉。

方中黄连清心泻火；生地黄滋阴凉血；当归养血和血；酸枣仁益血安神；茯神、远志养心宁志；人参（可用党参）、甘草补气和中；莲子肉补益脾肾，收涩精气。

（2）相火炽盛

症状：梦中遗泄，偶或滑精，兼有头目眩晕，耳鸣，腰酸，阴茎易举，精神衰疲，形体瘦弱，口干咽燥。舌红少津，脉弦细数。

分析：此证型多见于神经衰弱等病。由于肾精失于封藏，真阴耗损，相火炽盛，扰动精室，故梦中遗泄；阴损及阳，肾气亏损，精关失固，故偶或滑精；肾阴亏耗，肝阴亦随之不足，肝肾俱虚，清空失养，故头目眩晕，两耳鸣响；真阴不足，相火妄动，故出现阴茎易举；肾亏不能充养脏腑，则精神衰疲，形体瘦弱；肾虚腰府不坚，则腰酸；虚火内炽，津液受伤，因而口干，咽燥，舌红少津，脉弦细数。

治法：滋阴降火，收涩精气。

方药：知柏地黄丸合水陆二仙丹。

水陆二仙丹（《洪氏集验方》）：金樱子、芡实。

本方金樱子酸涩收敛固精；芡实甘涩益肾，固下涩肠。两药合用，不仅能益肾固精，并能健脾涩肠止泻，常用于精关不固的遗精。

如相火不盛，遗精频作，日久不愈，肾气亏损，精关不固，可用金锁固精丸固肾涩精。

金锁固精丸（《医方集解》）：沙苑蒺藜、芡实、莲须、龙骨、牡蛎、莲子肉。

方中沙苑蒺藜补肾益精；龙骨、牡蛎涩精安神；芡实、莲须、莲子肉补益脾肾，固精止遗，而莲须、莲子肉又能清心养心。全方性味平和，属于平补固涩之剂，一般遗泄病症都可使用。

（3）肾气不固

症状：滑精频作，兼有面色㿠白，头晕，耳鸣，精神萎靡，腰膝酸软，或怯寒。舌质淡，脉沉弱。

分析：此证型多见于神经衰弱等病。由于下元虚惫，精关不固，故滑精频作；肾中真阴真阳俱虚，内不能充盈脏腑脑髓，外不能荣润肤色，故头晕、耳鸣、精神萎靡、腰膝酸软、面色㿠白；元阳虚衰，不能温煦于外，因而怯寒；舌质淡、脉沉弱为元阳不足，精血亏损的外候。

治法：温补肾阳，固涩精关。

方药：秘精丸。

秘精丸（《严氏济生方》）：菟丝子、韭菜子、牡蛎、龙骨、五味子、桑螵蛸、白石脂、茯苓。

方中菟丝子、韭菜子温肾阳，益精髓；五味子补肾涩精；牡蛎、龙骨、桑螵蛸、白石脂固精止滑；茯苓渗湿和脾，兼益精气。如元阳虚衰，怯寒肢冷，可加肉苁蓉、巴戟天、熟附子、线鱼胶以壮元阳、益肾精。

若元阴元阳不足而有心神不宁者，可用斑龙丸补肾固精、宁心安神。

斑龙丸（《古今医统大全》）：熟地黄、菟丝子、补骨脂、柏子仁、茯神、鹿角胶。

方中熟地黄滋阴益血；鹿角胶温阳补肾，益精填髓；菟丝子、补骨脂补肾固精；柏子仁、茯神养心安神。

（4）湿热下注

症状：梦遗频繁，偶或滑精，兼有口苦或口渴，小便热赤，下肢酸软少力。舌苔黄腻，脉濡数。

分析：此证型可见于前列腺炎等病。由于湿热内蕴，下注肾系，干扰精室，故遗泄频繁、偶或滑精；湿热上蒸于口，则出现口苦或口渴、舌苔黄腻；邪热下迫膀胱，故小便热赤；湿热不攘，浸淫筋脉，故下肢酸软少力、脉象濡数。

治法：清热化湿，兼安精室。

方药：猪肚丸加车前子、泽泻、川萆薢、鸭跖草。

猪肚丸（《卫生宝鉴》）：白术、苦参、牡蛎、猪肚。

方中白术健脾燥湿；苦参清热利湿；牡蛎收涩精气；猪肚补益脾胃。酌加车前子、泽泻、萆薢、鸭跖草以增强清热利湿，使在里之邪从小便而出。如大便秘结，可加大黄泻火通便。

表 14-4　遗精鉴别简表

分型	主症	兼症	舌脉	治法	主方
心肾不交	梦中遗精	头昏心悸，精神疲惫，小便色黄而有热感	舌质红，脉细数	滋补肾阴，清心降火	三才封髓丹
相火炽盛	梦中遗泄，偶或滑精	头目眩晕，耳鸣，腰酸，阴茎易举，精神衰疲，形体瘦弱，口干咽燥	舌红少津，脉弦细数	滋阴降火，收涩精气	知柏地黄丸合水陆二仙丹
肾气不固	滑精频作，偶或梦遗	面色㿠白，头晕，耳鸣，精神萎靡，腰膝酸软，或怯寒	舌质淡，脉沉弱	温补肾阳，固涩精关	秘精丸
湿热下注	梦遗频繁，偶或滑精	口苦，或口渴，小便热赤，下肢酸软少力	舌苔黄腻，脉濡数	清热化湿，兼安精室	猪肚丸加车前子、泽泻、萆薢、鸭跖草

5. 阳萎

阳萎，又称"阳事不举"，《内经》则称为"阴萎"，是指阴茎萎缩、不能勃起或虽能举但为时短暂不坚而言。此症广泛见于肾或心、脾虚衰。因肾主藏精，肾虚则阳事不举；心主神志，心虚则五脏不明；脾主运化，脾虚则气血无从化生，五脏无以滋养，故以虚证为多，但亦有因湿热下注而致宗筋弛缓形成本症的，不过临床较为少见。

【症因】

（1）命门火衰：多由素体虚弱，肾阳不足；或房事太过，损伤肾气；或少年误犯手淫，肾阳受伤，精气虚寒，遂成本症。

（2）心脾两虚：多因思虑过度，损伤心脾，或因惊恐损伤心肾，脾气受伤，产生本症。

（3）湿热下注：多由饮食不节，脾胃受伤，聚湿化热，或外湿侵袭，湿蕴酿热，湿热下注，宗筋弛缓，引起本症。

【证治】

（1）命门火衰

症状：阳事不举，经久不愈，兼有面色㿠白或灰黑，头晕，目眩，精神衰疲，腰膝酸软。舌质淡，脉沉细、尺部弱。

分析：本证型多见于性神经衰弱等病。由于肾阳不足，命门火衰，精气虚寒，故阳事不举、经久不愈；肾精亏损，内不能滋养脏腑脑髓，则头晕、目眩、精神衰疲、腰膝酸软；外不能荣润面色，若肾气虚甚则面色㿠白，肾精极亏则面色灰黑；舌质淡、脉沉细尺弱系肾阳不足，命门火衰的征象。

治法：温补下元。

方药：赞育丹。

赞育丹（《景岳全书》）：熟地黄、白术、当归、枸杞子、杜仲、仙茅、巴戟天、山茱萸、淫羊藿、肉苁蓉、韭子、蛇床子、附子、肉桂，或加人参、鹿茸。

方中仙茅、淫羊藿温肾壮阳，振筋起痿；巴戟天、肉苁蓉、韭子、蛇床子、杜仲补肾温阳，固精益髓；附子、肉桂壮元阳，补命火；熟地黄、枸杞子滋阴养血；山茱萸收敛精气；当归养血和血；白术健脾燥湿；或加人参、鹿茸以增强补益元阳之功。

若命门火衰未甚者，可用巴戟丸温补肾气。

巴戟丸（《医学发明》）：巴戟天、白术、五味子、熟地黄、肉苁蓉、人参、覆盆子、菟丝子、牡蛎、骨碎补、龙骨、茴香、益智仁。

方中巴戟天、肉苁蓉、菟丝子温肾壮阳；熟地黄滋养阴血；五味子、覆盆子收涩精气；骨碎补益肾强腰；益智仁补脾益肾；牡蛎、龙骨涩精止泄，定惊安神；白术健脾化湿；人参（可用党参）补益元气；茴香散寒调气。

（2）心脾两虚

症状：阳事不举，或轻或重，兼有面色萎黄，神疲乏力，心悸，少寐，不思饮食。舌淡红，脉弱。

分析：本证型多见于性神经衰弱等病。由于心脾虚弱，肾失心之所主，又失脾之滋养，故阳事不举；在心脾复兴时则好转，心脾虚甚时则阳萎加剧，故见或轻或重；脾虚则气血无以化生，不能滋养肌肉筋脉和荣润肤色，故神疲乏力、面色萎黄；心血虚损，神不安宁，因而心悸、少寐；脾与胃相表里，脾伤则胃亦伤，纳运失常，因而不思饮食；舌质淡红、脉来弱则为心脾两虚，气血不足的征象。

治法：补益心脾。

方药：加味归脾汤。

本方补益心脾，兼以温振肾阳。适用于思虑过度，损伤心脾，心悸，健忘，阳事不举等症。

如气血虚衰，自汗，短气，惊悸，健忘，怯寒，阳萎，可用人参养荣汤补益气血、温阳起萎。

（3）湿热下注

症状：阳事不举，病程较短；兼有小便色赤，阴汗湿润，下肢沉重酸软，舌苔薄黄而腻，脉多弦滑。

分析：本证型可见于性神经衰弱等病。由于湿热下迫，宗筋弛缓，故阳事不举、病程较短；湿热累及膀胱则小便色赤，浸淫阴器则阴汗湿润；湿性重着，湿阻肌肉筋脉，故下肢沉重酸软；舌苔薄黄而腻、脉弦滑为湿热内蕴的征象；而脉弦则是湿邪累及厥阴肝经，经气不畅的表现。

治法：清热利湿。

方药：柴胡胜湿汤。

柴胡胜湿汤（《兰室秘藏》）：柴胡、升麻、羌活、茯苓、泽泻、甘草、黄柏、龙胆草、当归尾、麻黄根、防己、五味子。

方中柴胡、升麻清热升阳；羌活、防己疏风祛湿；茯苓、泽泻渗湿利水；黄柏、龙胆草苦寒坚阴，清热化湿；当归尾活血通络；麻黄根清热止汗；五味子收敛精气；甘草和中益脾，调和诸药。

如偏于湿邪甚者，可用平胃散加葛根、升麻、萆薢、茯苓燥湿升阳；若偏于热甚而肾阴不足者，可用知柏地黄丸随症加减以清热降火、滋阴益肾。

表 14-5　阳萎鉴别简表

分型	主症	兼症	舌脉	治法	主方
命门火衰	阳事不举，经久不愈	面色㿠白或灰黑，头晕，目眩，精神衰疲，腰膝酸软	舌质淡，脉沉细、尺部弱	温补下元	赞育丹
心脾两虚	阳事不举，或轻或重	面色萎黄，神疲乏力，心悸，少寐，不思饮食	舌淡红，脉弱	补益心脾	加味归脾汤
湿热下注	阳事不举，病程较短	小便色赤，阴汗湿润，下肢沉重酸软	舌苔薄黄腻，脉多弦滑	清热利湿	柴胡胜湿汤

十五｜冷症类

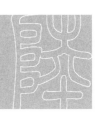

1. 脑冷

脑冷，是指脑内觉冷，常喜戴帽或头部包裹毛巾等而言。《医学入门》说："脑者髓之海，诸髓皆属于脑，故上至脑，下至尾骶，皆精髓升降之道路。"因此，脑髓受病往往除出现脑内觉冷外，还伴有项背恶寒、腰膝酸软、精神疲乏、头痛眩晕等。

【症因】

（1）风邪入脑：由于风邪客于风府，上入脑户，元神之阳被邪所遏，因而发生本症。

（2）寒浊袭脑：多由胃气素虚，胃阳不足，寒浊内阻，肝气乘虚横逆，夹胃中寒浊，循厥阴经脉至头，髓海受累，清阳不展，产生本症。

（3）脑髓虚寒：多因素体虚弱，或病后失调，督脉空虚，脑髓不足，阴寒凝滞，引起本症。

【证治】

（1）风邪入脑

症状：脑户觉冷，病程短暂，兼有恶风寒，项背恶寒尤甚，头部疼痛。舌苔薄白，脉象浮紧。

分析：本证型可见于感冒等病。脑户，即脑户穴，位于风府穴之上，为督脉经与足太阳膀胱经交会之处。由于风邪外侵，从风府上袭脑户，故脑户觉冷；因系新感外邪，故病程短暂；风邪外束肌表，卫阳被遏，故恶风寒；邪循足太阳膀胱经和督脉至项背，因而项背恶寒尤为明显；头痛，为邪干头部所致；舌苔薄白、脉浮紧，都系风寒束表的征象。

治法：疏散风邪，兼以祛寒。

方药：川芎茶调散。

川芎茶调散为疏散风邪，兼祛寒湿之剂。适用于外感风邪，脑户觉冷，偏正头痛，或颠顶作痛，恶风寒之症。

如脑户觉冷，项背恶寒剧者，宜用神金散疏散外邪。

神金散（《杂病源流犀烛》）：葛根、麻黄、细辛、藿香、荆芥、薄荷。

本方又名神圣汤。方中麻黄、细辛辛温散邪，外解太阳之表，内祛督脉之邪；葛根解肌发表；荆芥、薄荷疏解风寒；藿香祛暑化湿，理气解表。诸药配合，重点在于疏风解表，因外邪伤人，往往相夹侵袭，故兼顾散寒、祛暑、化湿。

（2）寒浊袭脑

症状：脑内觉冷，或缓或剧，病程较长，兼有颠顶疼痛，面色青晦，四肢不温，呕吐涎沫。舌苔白腻，脉象沉弦。

分析：本证型部分可见于颅内疾患（如脑室内肿瘤等）。由于胃气素虚，寒浊内停，肝气横逆，邪循足厥阴经脉上至头颠，故脑内觉冷、颠顶疼痛；肝经寒凝，肝荣不能外露则面色青晦；胃阳不足，寒邪停留，气失和降，则呕吐涎沫；阳不外布，则四肢不温；舌苔白腻、脉象沉弦系属寒浊中停，肝经之气不和所致。

治法：温肝散寒，兼以和胃。

方药：当归四逆汤。

当归四逆汤（《伤寒论》）：当归、桂枝、芍药、细辛、甘草、通草、大枣。

本方为温经散寒，和血通脉之剂。方中桂枝、细辛温散表里之寒邪，以振阳气；当归、芍药和血养肝；当归与桂枝配合，又能温通血脉；通草入经通脉；甘草、大枣温养脾胃。如寒邪内盛者，可加吴茱萸、生姜（即当归四逆加吴茱萸生姜汤）以增强温肝散寒、暖中止呕作用。

（3）脑髓虚寒

症状：脑中觉冷，冷感不甚剧，多病程久，兼有怯寒，肢冷，或脊背有冷感，面色㿠白或黧黑，精神衰疲。舌质淡，脉沉细，尺部微。

分析：本证型可见于各种慢性病后期。由于肾中元阳不足，脑髓虚寒，因而脑中觉冷；肾阳虚弱，督脉空虚，阴寒内停，故怯寒、肢冷、脊背有冷感；肾精亏损，元阳不足，不能荣润于面，精亏则面色黧黑，阳虚则面色㿠白；肾虚不能充养脏腑和筋骨肌肉，因而精神衰疲；舌质淡、脉沉细、尺部微均系元阴元阳亏损，脑髓虚寒的征象。

治法：温肾益精，补脑填髓。

方药：右归丸。

本方温补元阳，益脑填髓。适用于元阳不足，脑髓虚寒。如头痛剧烈，可酌加白芷、川芎、僵蚕等以息风止痛。

表 15-1　脑冷鉴别简表

分型	主症	兼症	舌脉	治法	主方
风邪入脑	脑户觉冷，病程短暂	恶风寒，项背恶寒尤为明显，头部疼痛	舌苔薄白，脉浮紧	疏风为主，并兼祛寒	川芎茶调散
寒浊袭脑	脑内觉冷，或缓或剧，病程较长	颠顶疼痛，面色青晦，四肢不温，呕吐涎沫	舌苔白腻，脉沉弦	温肝散寒，兼以和胃	当归四逆汤
脑髓虚寒	脑中觉冷，冷感不甚剧，病程多较久	怯寒肢冷，或脊背有寒冷感，面色㿠白或黧黑，精神衰疲	舌质淡，脉沉细、尺部微	温肾益精，补脑填髓	右归丸

2. 腰冷

腰冷，是指后胸部的第十二肋骨以下与髂嵴以上的软组织部分有冷感，有似冷风吹入，或似坐在水中的感觉。本症在临床上较为常见，多由寒湿着腰或肾阳虚弱所致。前者属实，后者属虚，但亦有虚实夹杂和本虚邪实之分。

【症因】

（1）寒湿着腰：由于久居冷湿之地；或涉水冒雨；或风冷之邪客于腰部，阴寒内停，阳气不伸，因而发生此症。

（2）肾阳衰弱：多因素体虚弱；或久病体亏；或年老精血虚少；或房事过度，肾中真阳受伤，腰府虚寒，发生本症。

【证治】

（1）寒湿着腰

症状：腰部常有冷感，阴雨加剧，病程较短，或兼腰部疼痛重着，转侧不利。舌苔白腻，脉沉缓或沉紧。

分析：本证型可见于类风湿关节炎、风湿性关节炎及纤维组织炎等病。由于寒湿侵袭腰部，阳气被郁，故腰部常有冷感、阴雨加剧；寒湿入侵属实证，故病程较短；腰痛重着、转侧不利亦为寒湿阻滞腰络，气血运行不畅所致；舌苔白腻、脉沉系寒湿阴邪内阻，阳气不能伸展所致。脉兼缓者为病势较轻，脉兼紧者为病势较剧的表现。

治法：散寒祛湿，温经通络。

方药：甘姜苓术汤。

甘姜苓术汤具有祛寒化湿，温经通络之功。适用于寒湿阻于腰络，腰部冷痛重着者。如症势较剧者，可酌加桂枝、川乌、独活、狗脊等以增强散寒胜湿、祛风止痛、坚脊强腰之功。

若兼气血不足者，可用石南汤散寒祛湿，兼以调补气血。

石南汤（《备急千金要方》）：石南叶、干姜、细辛、桂心、麻黄、吴茱萸、当归、川芎、人参、干地黄、黄芩、甘草。

方中石南叶胜阴复阳，以治风冷之痹；麻黄、桂心、细辛温经散寒；干姜、吴茱萸温中祛寒；人参（可用党参）、甘草益气实脾；当归、川芎、地黄养血和血；黄芩性寒，既能反佐麻黄、桂枝之温性，又制寒湿郁闭化热之邪。

（2）肾阳衰弱

症状：腰部时有冷感，遇劳加剧，病程较长，兼有腰腿软弱无力，面色黧黑或㿠白，精神衰疲，手足不温。舌质淡，脉沉细尺弱。

分析：此证型可见于多种慢性病，如慢性肾炎、肾下垂、神经衰弱等。由于肾中元阳不足，不能温养于腰，故腰部时有冷感、遇劳加剧；肾阳衰弱，起病缓慢，故病程较长；肾中元阴元阳亏损，骨髓不充，故腰腿软弱无力；肾元虚衰，不能荣润于面，则出现面色黧黑或㿠白；精髓不足，则精不能化气，气不能生神，因而精神衰疲；元阳虚弱，不能敷布于外，故手足不温；舌质淡、脉沉细尺弱，为肾阳衰弱的征象。

治法：温补肾阳。

方药：加减肾气汤。

加减肾气汤（《杂病证治新义》）：熟地黄、山茱萸、山药、茯苓、牡丹皮、泽泻、肉桂、熟附片、杜仲、补骨脂、胡桃肉。

此方为肾气丸合青娥丸去大蒜头而成。取附子、肉桂、补骨脂温阳壮火；杜仲、胡桃肉补肾强腰；熟地黄、山萸肉滋养阴血，补益精髓；山药、茯苓健脾渗湿，兼以益气涩精；牡丹皮、泽泻降火利水，润燥制亢。

若元阳虚惫，命门火衰，神疲气弱，怯寒畏冷，下肢浮肿，可用右归丸温补元阳、益火填精。

表 15-2　腰冷鉴别简表

分型	主症	兼症	舌脉	治法	主方
寒湿着腰	腰部常有冷感，阴雨加剧，病程较短	或腰部疼痛重着，转侧不利	舌苔白腻，脉沉缓或沉紧	散寒祛湿，温经通络	甘姜苓术汤
肾阳衰弱	腰部时有冷感，遇劳加剧，病程较长	腰腿软弱无力，面色黧黑或㿠白，精神衰疲，手足不温	舌质淡，脉沉细尺弱	温补肾阳	加减肾气汤

3. 腹冷

腹冷，是指腹部内外有冷感。小腹（脐下部分）觉冷，往往属于肾、膀胱及胞宫的病变；脐腹周围觉冷，大多属于脾和大小肠的病变；上腹（脐以上部分）觉冷，多属脾胃病变。这些病变，多由阴气偏胜、阳气不伸所致。

【症因】

（1）中阳不振：由于过食瓜果生冷，脾胃阳气受伤，或涉水冒雨，寒湿中阻，阳气无以伸展，故发生本症。

（2）脾肾虚寒：多因素体不足，肾阳虚弱，不能温煦于脾，或久泻不止，损伤脾阳，累及于肾，致脾肾阳虚，阳不能胜阴，阴气偏盛，故引起本症。

（3）寒凝胞宫：多由妇女月经期，饮食不慎，过食生冷；或外感寒邪，客于胞宫；或素体阳气不足，阴寒内生，凝结于胞宫，而成本症。

【证治】

（1）中阳不振

症状：上腹觉冷，以胃脘部较为明显，兼有呕泛清水，或胃中有冷气上逆至胸，或胃脘疼痛。舌苔白腻，脉沉缓或沉紧。

分析：此证型可见于慢性胃炎及溃疡等病。由于阴霾寒邪停留中焦，胃阳不能伸展，故上腹觉冷而以胃脘部为明显；寒湿内停，胃气不降则反上升，故呕泛清涎；胃中有冷气上逆至胸；寒凝气滞，不通则痛，因而胃脘疼痛；舌苔白腻、脉沉为寒邪内停，中阳不振的征象，而脉缓则为中虚寒凝之征，脉紧则为阴寒实邪之象。

治法：温中散寒。

方药：大已寒丸。

大已寒丸温中散寒，能驱逐脾胃阴霾寒邪。适用于寒湿内阻，中阳不振，胃脘觉冷，心腹疼痛等症。

如胃中冷气上逆甚者，可用沉香汤温中祛寒、平降胃气；若脾胃虚寒，中脘有冷感，腹中时痛，喜得热按，可用大建中汤温中补虚。

沉香汤（《圣济总录》）：沉香、高良姜、肉桂、吴茱萸、白豆蔻、陈皮、厚朴、槟榔。

方中高良姜、肉桂、吴茱萸温中祛寒；沉香降逆理气；白豆蔻温中止呕，行气缓痛；陈皮化湿祛痰；厚朴、槟榔下气散满，宽胸利膈。

（2）脾肾虚寒

症状：腹中常有冷感，以脐腹部或小腹部为明显，兼有腹中肠鸣，大便溏泄，或腹中疼痛。舌淡，苔白，脉象沉细。

分析：本证型可见于慢性肠炎及肠结核等病。由于脾肾阳虚，阴寒所胜，故腹中常有冷感、以脐腹部或小腹部为明显；脾肾虚衰，大肠虚寒，传化失司，故腹中肠鸣、大便溏泄、或腹中疼痛；舌淡、脉细，为脾肾阳虚的现象；苔白、脉沉，为阴寒内停的表现。

治法：温补脾肾。

方药：四神丸。

四神丸温补脾肾，涩肠止泻。适用于脾肾虚寒，腹中冷痛，五更泄泻，食少神疲等症。

如脾肾阳虚，复感寒邪，阻于中焦，兼见呕吐、恶心、胃脘疼痛者，可用圣术汤温补脾肾、暖胃行气；若脾肾虚寒，真阳不足，腹中冷感较甚，四肢厥冷，脉象沉微，宜用附子理中丸温阳消阴、振奋脾肾。

（3）寒凝胞宫

症状：妇女小腹觉冷，尤以月经来潮时较为明显，兼有经期延后，或小腹疼痛，畏寒，肢冷。舌苔薄白，脉象沉弦。

分析：此证型多见于妇女闭经及痛经等病。由于寒客胞宫，胞中阳气不能伸展，故小腹有冷感；月经期前后，胞宫更需阳气温养，今阴邪内停，阳气被遏，故月经来潮时腹冷明显；寒凝胞宫，气血运行不畅，因而经期延后、或小腹疼痛；寒淫于内，阳不外布，而为怯寒、肢冷；舌苔薄白、脉象沉弦，均属寒凝胞宫的征象。

治法：暖胞散寒。

方药：散寒温经汤。

散寒温经汤（朱承汉先生经验方）：吴茱萸、桂枝、炒当归、炒川芎、炒赤芍、炒白芍、红花、制香附、乌药、生姜、炙甘草。

本方为《金匮要略》温经汤去牡丹皮、人参、半夏、麦冬、阿胶，加赤芍、红花、香附、乌药组成。方中吴茱萸、桂枝、乌药、生姜温经散寒；当归、白芍和血养血；川芎、赤芍、红花活血祛瘀；香附理气调经，与乌药配合（名青囊丸），专治小腹冷痛；甘草调和诸药，兼以和中。

若胞宫虚寒，腹冷，经少色淡，面色无华，头晕，神疲，腰膝无力，可用大营煎合小温经汤温经补虚。

大营煎（《景岳全书》）：当归、熟地黄、枸杞子、杜仲、肉桂、牛膝、甘草。

小温经汤（《简易方论》）：当归、附子。

两方配合，以熟地黄、当归、枸杞子补益阴血；杜仲、牛膝补肾气，强筋骨；附子、肉桂温肾暖胞；甘草补气和中。

表 15-3　腹冷鉴别简表

分型	主症	兼症	舌脉	治法	主方
中阳不振	上腹觉冷，以胃脘部较为明显	呕泛清水，或胃中有冷气上逆至胸，或胃脘疼痛	舌苔白腻，脉沉缓或沉紧	温中散寒	大已寒丸

分型	主症	兼症	舌脉	治法	主方
脾肾虚寒	腹中常有冷感，以脐腹部或小腹部较为明显	腹中肠鸣，大便溏泄，或腹中疼痛	舌淡苔白，脉象沉细	温补脾肾	四神丸
寒凝胞宫	妇女小腹觉冷，月经来潮时较为明显	经期延后，或小腹疼痛，畏寒肢冷	舌苔薄白，脉沉弦	暖胞散寒	散寒温经汤

4. 肢冷

肢冷，即手足冷，或称"手足清"。一般冷至腕、踝，称为"手足厥冷"；冷至肘、膝，称为"手足厥逆"；冷的程度较轻者，称为"手足不温"或"四肢不温"。本症有寒热之分，历代文献中有"寒厥""热厥"之称。《素问·厥论》说："阳气衰于下则为寒厥，阴气衰于下则为热厥。"寒厥是阳虚阴盛所致；热厥是阴虚阳郁所致。

【症因】

（1）阳气衰微：由于素体虚弱，肾阳不足；或急性热病汗出过多，阳气随汗外泄；或大吐大泻，阳气暴脱；或大出血后，阳气随血虚脱，故引起本症。

（2）寒邪客表：由于寒邪侵袭肌表，寒为阴邪，其性收引凝闭，卫外之阳被遏，而发生本症。

（3）热邪内郁：多由外邪化热，由表传里，里热炽盛，热极阳郁，为"热深厥深"；或外邪侵袭肝胃，气机郁滞，阳气不得通达于四肢，为"热微厥微"，而成本症。

（4）肝气郁结：多因情志不畅，恼怒伤肝，肝失条达，气不疏泄，阴阳不相顺接，发生本症。

此外，还可见于气血不足之症，以及脘痛、腹痛等各种痛证，但系属兼症，故不予叙述。

【证治】

（1）阳气衰微

症状：手足厥冷，甚则厥逆，兼有面色苍白，或唇青面紫，怯寒，蜷卧，或下利不止。舌质淡，脉沉微。

分析：本证型可见于中毒性休克及充血性心力衰竭等病。由于阳气衰败，不能温煦于外，故手足厥冷或厥逆、怯寒、蜷卧；阳气虚脱，阴血不能随阳至面，则出现面色苍白；血脉无阳赖于推动，血液瘀滞，故出现唇青面紫；脾肾虚寒，运化无权，因而下利不止；阳气衰微，无力鼓动脉道则脉来沉微；阳虚不能引血荣润于舌，故舌质淡。

治法：回阳救逆。

方药：四逆汤。

本方回阳救逆，温中止泻。适用于阳气衰弱，手足厥冷，怯寒，蜷卧，脉沉微等。如阴寒内盛，格阳于外，面赤，手足厥冷，脉微欲绝，下利清谷，宜倍用干姜，加葱白（即通脉四逆汤）温里逐寒，辛通阳气；若阳衰阴竭，手足厥逆，下利，汗出，脉沉微，可加人参（即四逆加人参汤）回阳救逆、益气复阴。

（2）寒邪客表

症状：手足不温，多见于指、趾清凉，兼有恶风寒，头痛，无汗，骨节疼痛。舌苔薄白，脉象浮紧。

分析：此证型可见于各种热性病的初期阶段。由于寒邪侵袭卫表，卫外之阳被郁，故手足不温；风寒客表，腠理失于疏通，因而恶风寒、无汗；邪干于头则头痛；邪袭经络骨节，则骨节疼痛；舌苔薄白、脉象浮紧属风寒束表，卫外之阳郁滞所致。

治法：辛温解表，疏散寒邪。

方药：荆防败毒散。

如寒邪较重者，宜用麻黄汤散寒解表。

（3）热邪内郁

症状：手足厥冷，一般不超过腕、踝关节；兼有身热气粗，面赤，心烦，口渴欲饮水，或大便秘结，小便色赤。舌苔黄燥，脉象滑数。

分析：本证型多见于伤寒、肺炎及败血症等急性热病中极期阶段。由于里热郁伏，阻绝阳气，不得通达于四肢，故手足不温；邪热壅遏肺气则气粗；扰动心神则心烦；消烁胃津，则口渴欲饮水；与肠中糟粕互结，则大便秘结；累及小肠，则小便色赤；邪热壅盛，故身热、面赤；胃津耗伤，不能上承于舌，故舌苔黄燥；热迫脉道，气实血涌，鼓动加速，故脉象滑数。

治法：清热生津。

方药：白虎汤。

如烦躁，谵语，大便秘结，热厥肢清，则宜用大承气汤荡涤实热；若邪热阻于肝胃，阳气内郁，胸胁痞闷，手足厥冷，脉象弦滑，宜用四逆散疏肝调中、和解表里。

四逆散（《伤寒论》）：柴胡、枳实、芍药、甘草。

方中柴胡清热疏肝，透达郁热；芍药柔肝敛阴；枳实利气破滞；甘草和中益脾。同时，柴胡与枳实配合，能升清降浊、解郁破滞；芍药与甘草同用，能柔肝和中、缓急舒挛。

（4）肝气郁结

症状：手足厥冷，以指、趾清凉为多见，兼有呼吸气粗，胸膈满闷，甚则昏不知人，口噤，握拳。舌苔薄白，脉伏或沉弦。

分析：此证型可见于癔病等。由于肝气郁结，阳气被遏，不能外达于四肢，故手足厥冷、以指趾清凉为多见；肝气上逆，气机闭塞，故呼吸气粗、胸膈满闷；气逆于胸，心神蒙蔽，因而昏不知人、口噤握拳；舌苔薄白、脉伏或沉弦亦为肝气郁结，气机逆乱的征象；一般神志清醒者，多见脉沉弦，不省人事者多见脉伏。

治法：行气开郁。

方药：四磨饮。

四磨饮（《严氏济生方》）：人参、槟榔、沉香、乌药。

方中沉香降气平逆，乌药调肝顺气，槟榔破滞行气。但三药都属行气破滞之品，易伤正元，故配用人参（可用党参）以顾其正。

如体壮气实，暴怒气逆，症势剧者，可用五磨饮子专攻气逆；若素体不足，脾胃虚弱，肝气郁结，胸膈痞满，不思饮食，手足不温，可用八味顺气散调气开郁、补虚扶正。

八味顺气散（《类证治裁》）：乌药、青皮、陈皮、人参、白术、茯苓、白芷、甘草。

本方即四君子汤加乌药、青皮、陈皮、白芷组成。方中乌药、青皮疏肝理气；陈皮调气和中，化湿祛痰；人参（可用党参）、甘草补虚扶正；白术、茯苓健脾化湿；白芷芳香通窍。

表 15-4　肢冷鉴别简表

分型		主症	兼症	舌脉	治法	主方
寒证	阳气衰微	手足厥冷，甚则厥逆	面色苍白，或唇青面紫，怯寒蜷卧，或下利不止	舌质淡，脉沉微	回阳救逆	四逆汤
	寒邪客表	手足不温，多见于指、趾清凉	恶风寒，头痛，无汗，骨节疼痛	舌苔薄白，脉浮紧	辛温解表，疏散寒邪	荆防败毒散
热证	热邪内郁	手足厥冷，一般不超过腕、踝关节	身热，气粗，面赤，心烦，口渴欲饮水，或大便秘结，小便色赤	舌苔黄燥，脉滑数	清热生津	白虎汤
热或寒证	肝气郁结	手足厥冷，以指、趾清凉为多见	呼吸气粗，胸膈满闷，甚则昏不知人，口噤握拳	舌苔薄白，脉伏或沉弦	行气开郁	四磨饮

5. 阴冷

阴冷，又称"阴寒"，是指男女外生殖器有寒冷感。本症有虚、有实，但都属于寒证。

男子阴冷往往与肝肾病变有关；妇女阴冷除肝肾病变外，还与胞宫、冲脉及任脉有关。

【症因】

（1）男性阴冷

①寒湿凝滞：由于素体阳虚，寒邪内生，或久居潮湿之地，寒湿内停，浸淫于肝，循经下至阴器，形成阴茎、阴囊寒冷。

②命门火衰：多由素体虚弱，肾阳不足，或房事不节，损伤肾阳，致命门火衰，不能温煦阴器，产生阴茎及阴囊寒冷。

（2）女性阴冷

①湿邪阻滞：多由饮食失节，过食肥甘厚味，或素体肥胖，躯脂满溢，湿邪内生，下注阴系，遂致阴户有寒冷感。

②下元虚寒：多因素体亏虚，肾阳不足，或房事太过，损及肾阳，致下焦元阳虚衰，不能温养阴系，因而阴户有寒冷感。

【证治】

（1）男性阴冷

①寒湿凝滞

症状：阴茎或阴囊有冷感，兼有阳事不举，畏寒，或手足不温，或阴囊肿痛。舌苔薄白，脉象沉弦。

分析：本证型可见于性神经衰弱、腹股沟疝及鞘膜积液等病。由于寒湿内阻，浸淫肝经，下至阴器，故阴茎或阴囊有冷感；邪袭宗筋而为阳事不举；阴寒偏胜，阳气不能伸展，故畏寒或手足不温；寒主收引，肝脉络于阴器，邪入于肝，经气郁滞，因而阴囊肿痛；舌苔薄白、脉象沉弦，为寒湿浸淫肝经的征象。

治法：温肝散寒，兼以理气。

方药：十补丸。

十补丸（《沈氏尊生书》）：附子、胡芦巴、木香、巴戟天、肉桂、川楝子、延胡索、荜澄茄、小茴香、补骨脂。

方中附子、肉桂温肝散寒，振阳逐冷；胡芦巴、巴戟天、补骨脂补肾暖肝，逐寒祛湿；川楝子祛湿理气；延胡索行气活血；木香调气和中；荜澄茄温中散寒；小茴香暖肝温中，调气止痛。

若湿郁化热，兼见睾丸觉冷，阴囊湿痒，或阳事不举，小便色黄，可用柴胡胜湿汤清热利湿。

②命门火衰

症状：阴器觉冷，病程长久，兼有面色㿠白或黧黑，精神衰疲，腰足无力，或阳萎滑精。舌淡，苔白，脉象沉弱。

分析：本证型可见于性神经衰弱和各种慢性疾病后期阶段。由于肾阳不足，命门火衰，阴器失于温煦，故阴器觉冷、病程长久或兼阳萎；肾中精气不足，外不能荣润于面则面色㿠白或黧黑，内不能充盈脏腑则精神衰疲、腰足无力；下元虚惫，气无所摄，精关不固，因而滑精；舌苔白、脉沉系阴寒内盛的外候；舌淡、脉弱，为元阳虚衰之征象。

治法：温补元阳。

方药：右归丸。

如命门火衰，夹有肝经寒邪，睾丸觉冷，阴囊胀痛，可用加减内固丸温肾益火兼散肝经寒邪。

加减内固丸（《中国医学大辞典》）：肉苁蓉、巴戟天、山药、山茱萸、菟丝子、补骨脂、胡芦巴、附子、茴香、石斛。

方中肉苁蓉、巴戟天、胡芦巴、补骨脂温肾壮阳；山茱萸、菟丝子温补肝肾，收涩精气；附子温阳益火；山药健脾益肾；茴香温肝理气；石斛虽属生津养液药，但亦有补肾益精之效，故《本草备要》有"涩元气，益精强阴"的记载。

（2）女性阴冷

①湿邪阻滞

症状：阴户有冷感，但冷而不甚，兼有形体肥胖，身躯沉重，四肢酸倦，少腹作胀，白带绵下，月经延后，或经闭不潮。舌苔白腻，脉象濡缓。

分析：此证型可见于慢性盆腔炎、月经不调及闭经等病。由于湿邪下注，浸淫阴系，故阴户有冷感；因系湿邪所伤，非属寒邪为病，故阴冷不甚；湿阻气滞，络脉失畅，油脂停留，故形体肥胖；湿淫肌肉经脉，因而身躯沉重、四肢酸倦；湿袭厥阴经脉，肝气不畅，因而少腹作胀；湿袭带脉，则白带绵下；湿阻胞宫，则月经延后，或经闭不潮；舌苔白腻、脉象濡缓，则为湿邪内阻的征象。

治法：燥化湿邪。

方药：平胃散。

如湿痰内阻，气机不畅，兼见少腹胀痛，食欲减退或恶心，宜用苍莎导痰丸燥湿祛痰；若兼内有寒邪，阴冷较甚，腰重，阴痒，可配用蛇床子煎汤坐浴，直接驱逐阴户寒湿，杀虫止痒。

苍莎导痰丸（《简明中医妇科学》）：苍术、香附、陈皮、茯苓、枳壳、半夏、天南星、甘草、生姜。

本方即《严氏济生方》导痰汤枳实易枳壳，加苍术、香附、生姜组成。取导痰汤化痰消结，苍术燥湿健脾；香附（莎草根）理气调经；生姜温中和胃。

②下元虚寒

症状：阴户有寒冷感，甚则冷至小腹，兼有怯寒喜暖，手足不温，精神萎靡，腰膝无力，月经延后，经来量少，血色晦黯。舌质淡，苔薄白，脉沉细。

分析：本证型可见于月经失调及子宫发育不良等病。由于下元虚冷，阴系失于温养，故阴户有寒冷感；肾阳虚弱，胞宫虚寒，故可出现冷至小腹；元阳不足，不能温养脏腑和肌肉筋脉，故怯寒喜暖、手足不温、精神萎靡、腰膝无力；阳虚不能生阴，阴血亦随之不足，血海空虚，因而月经延后、经来量少、血色晦黯；舌淡、脉细，为肾元虚衰之征；苔白、脉沉，为下焦阴寒之象。

治法：温补下元。

方药：温胞汤。

温胞汤（《傅青主女科》）：白术、巴戟天、人参、杜仲、菟丝子、山药、芡实、肉桂、附子、补骨脂。

此方立法选药，以温补为旨。方中桂、附温阳补火，散寒暖宫；巴戟天、补骨脂补肾壮阳；杜仲、菟丝子补肾益肝；人参（可用党参）补益元气；白术健脾燥湿；山药、芡实补脾益肾，收涩精气。

如精血虚甚者，可用温冲汤温补下元、益精填髓。

温冲汤（《医学衷中参西录》）：当归身、鹿角胶、附子、肉桂、补骨脂、山药、紫石英、茴香、桃仁。

方中鹿角胶温补肾阳，填精益血；当归身补益阴血，兼以调经；附子、肉桂温肾阳，益命火；补骨脂温阳补肾；紫石英散寒暖宫；山药补脾益肾，收涩精气；茴香温中调气；桃仁活血调经。

上述二方大致相同，但温胞汤以益气为优，温冲汤以养血为胜兼能调经。

表 15-5　阴冷鉴别简表

分型		主症	兼症	舌脉	治法	主方
男性阴冷	寒湿凝滞	阴茎或阴囊有冷感	阳事不举，畏寒或手足不温，或阴囊肿痛	舌苔薄白，脉沉弦	温肝散寒，兼以理气	十补丸
	命门火衰	阴器觉冷，病程长久	面色㿠白或黧黑，精神衰疲，腰足无力，或阳痿滑精	舌淡苔白，脉象沉弱	温补元阳	右归丸
女性阴冷	湿邪阻滞	阴户有冷感，但冷而不甚	形体肥胖，身躯沉重，四肢酸倦，少腹作胀，白带绵下，月经延后，或经闭不潮	舌苔白腻，脉濡缓	燥化湿邪	平胃散
	下元虚寒	阴户有寒冷感，甚则冷至小腹	怯寒喜暖，手足不温，精神萎靡，腰膝无力，月经延后，经来量少，血色晦黯	舌质淡、苔薄白，脉沉细	温补下元	温胞汤

十六｜鸣响症类

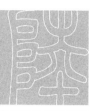

1. 脑鸣

脑鸣，是指脑中如有虫鸣或雷鸣之声而言。脑鸣的形成，多因脑髓不足或湿郁化毒，上犯于脑所引起，但以脑髓不足为多见。

【症因】

（1）脑髓不足：多由素体虚弱，肾精亏少，或病后失调，精血虚损，致肾虚不能主骨生髓，脑髓空虚，遂成此症。

（2）湿毒侵脑：多因饮食不节，过食肥甘厚味，脾胃受伤，聚湿化热，或外感湿热病邪，侵入脾胃，酿成湿毒，夹风邪上犯于头，脑失清宁，形成本症。

【证治】

（1）脑髓不足

症状：脑中有虫鸣之声，病程长久，兼有耳鸣或耳聋，头晕，目眩，精神衰疲。舌淡红而光，脉沉细、尺部微。

分析：本证型可见于神经官能症及高血压等病。由于肾亏精少，髓海空虚，故脑中有虫鸣之声；肾开窍于耳，肾中精血不足，不能上充清窍，因而耳鸣或耳聋；肾虚不能滋肝，致阴虚于下，阳亢于上，故出现头晕、目眩；精血虚少，不得充盈脏腑和肌肉筋脉，故精神衰疲；舌淡红而光、脉沉细、尺部微和脑鸣病程长久，多为肾中元阴不足、脑髓虚少的征象。

治法：滋阴补肾，填髓益脑。

方药：左归饮。

左归饮为纯甘壮水之剂。对于肾阴不足，精血虚少，头晕，脑鸣，耳鸣，耳聋之症，颇为适宜。

如脑鸣反复不愈，治疗效果不显，可用滋肾补脑汤滋养精血、填补脑髓。

滋肾补脑汤（作者拟方）：枸杞子、大熟地、龟板胶、线鱼胶、山萸肉、五味子、制首乌、龙骨、灵磁石、炒麦芽。

方中枸杞子、熟地黄、何首乌滋养肾阴，补益精血；龟板胶、线鱼胶滋补元阴，填髓益脑；山萸肉、五味子固肾涩精；龙骨、磁石重镇潜阳；麦芽悦脾醒胃，增强脾胃纳腐运化功能，促使上述诸药的吸收，以转输于肾，注精于脑。

（2）湿毒侵脑

症状：脑中有雷鸣之声，病程短暂，兼有头面起核，或肿痛红赤，或头痛，耳鸣，恶寒，发热。舌质红，苔白腻，脉濡数。

分析：此证型属于"雷头风"范畴。由于湿热化毒，夹风邪上犯于脑，故脑中有雷鸣之声；邪毒上干头面，气血壅阻，故出现头面起核、或肿痛红赤；热毒累及肝胆循经脉上至头耳，清空不宁，因而头痛、耳鸣；湿热阻于肌表，卫气不宣而为恶寒、发热；舌质红、苔白腻、脉濡数、脑鸣病程短暂，均为湿热毒邪侵袭头脑的征象。

治法：祛湿升阳，清热解毒。

方药：清震汤。

清震汤（《病机气宜保命集》）：升麻、苍术、荷叶。

方中升麻辛甘微寒，清热升阳，解毒消肿；苍术辛温味苦，祛湿发汗，健脾和中；荷叶芳香苦平，清热通窍，能散上焦郁火。

如热毒炽盛，服药疗效不显者，可配合普济消毒饮清热散火、凉血解毒。

普济消毒饮（《东垣十书》）：黄芩、黄连、连翘、玄参、板蓝根、马勃、牛蒡子、僵蚕、升麻、柴胡、陈皮、桔梗、甘草、薄荷。

本方原系主治大头瘟（近似头面丹毒），但目前临床上已扩大应用于多种热毒病证。方中薄荷、牛蒡子、僵蚕、柴胡疏风清热；黄芩、黄连清热泻火燥湿；连翘、玄参、板蓝根、升麻、马勃、甘草清热凉血，解毒消肿；陈皮理气化痰；桔梗开泄上焦，并引诸药上行。

表 16-1　脑鸣鉴别简表

分型	主症	兼症	舌脉	治法	主方
脑髓不足	脑中有虫鸣之声，病程长久	耳鸣或耳聋，头晕，目眩，精神衰疲	舌淡红而光，脉沉细、尺部微	滋阴补肾，填髓益脑	左归饮
湿毒侵脑	脑中有雷鸣之声，病程短暂	头面起核，或肿痛红赤，或头痛，耳鸣，恶寒，发热	舌质红、苔白腻，脉濡数	祛湿升阳，清热解毒	清震汤

2. 耳鸣

耳鸣，是指单侧或两侧耳内鸣响，其声如蝉噪，或如水激，或如钟鼓之声等听觉异常而言。此症的发生，常与肝、脾、肾、胆、胃等脏腑病变有关，尤其与肾关系最为密切。耳为肾之外窍，如肾精不足，髓海空虚，即可产生耳鸣。《灵枢·海论》说："髓海不足，则脑转耳鸣。"但亦有肝胆气火上逆，或脾胃痰火上升为病。《明医杂著》说："耳鸣证，或鸣如蝉，或左或右，时时闭塞，世人多作肾虚。殊不知此是痰火上升，郁于耳中而为鸣，郁甚则壅闭矣。"

【症因】

（1）肝胆气火上逆：肝与胆相表里，足少阳胆经上循于耳，下络于肝。如情志不畅，或暴怒伤肝，肝郁化火，气火循经上扰，因而产生本症。

（2）脾胃痰火上升：多因饮食不节，过食厚味，或饮酒过度，损伤脾胃，聚湿化热，酿成痰火，火性向上，痰随火升，壅阻清窍，遂成本症。

（3）肾虚不能充耳：多由素体不足，精血虚少；或病后失调，肾中元阴亏损；或恣情纵欲，耗伤肾精，耳窍失于充养，发生本症。

【证治】

（1）肝胆气火上逆

症状：突然耳中鸣响，兼有头痛，面赤，或两耳闭塞如聋，心烦易怒，目红，口苦，大便秘结。舌质红，苔薄黄，脉弦数。

分析：此证型多见于内耳疾患，亦可见于外耳和中耳疾患。由于肝胆气火上逆，耳窍被阻，故耳中鸣响或两耳闭塞如聋；肝火上冲，气血壅滞头面，故出现头痛、面赤；气火扰动于心，致心神不宁，因而心烦易怒；肝火上扰于目，则目红；胆火上熏于口，则口苦；火邪下迫于肠，则大便秘结；其舌红、苔黄、脉弦数均系肝胆火盛的外候。

治法：清肝泻火。

方药：聪耳芦荟丸。

聪耳芦荟丸（《杂病源流犀烛》）：大黄、芦荟、青黛、柴胡、龙胆草、当归、青皮、山栀子、黄芩、木香、胆南星、麝香、神曲。

方中龙胆、栀子、黄芩、青黛清肝胆之热；大黄、芦荟泻肝胆之火；柴胡疏肝清胆；当归和血养血；青皮、木香调气解郁；麝香开窍聪耳，活血消肿；胆南星搜风祛痰，化湿通络；神曲和中消食。

如肝胆郁火，复感风热外邪，兼见恶寒、发热、或耳内肿痛，可用柴胡清肝饮清泄肝胆、疏散风邪。

柴胡清肝饮（《医宗金鉴》）：柴胡、黄芩、栀子、连翘、防风、牛蒡子、生地黄、赤芍、当归、川芎、天花粉、甘草节。

方中柴胡疏肝解郁，清热利胆；黄芩、栀子清热泻火；连翘、防风、牛蒡子疏风清热，散结消肿；生地黄滋阴凉血；当归养血和血；赤芍、川芎活血祛瘀；天花粉清热生津，解毒消肿；甘草节解毒散肿，兼能调和诸药。

（2）脾胃痰火上升

症状：两耳时有鸣响，兼有胸闷脘痞，呕吐痰涎，口中苦腻，或耳管阻塞如聋，二便不畅。舌苔黄腻，脉象滑数。

分析：本证型多见于中耳疾患，亦可见于内耳疾患。由于脾胃痰火上升，扰及耳窍，故两耳时有鸣响或耳管阻塞如聋；痰气互结，胃失和降，故胸闷脘痞、呕吐痰涎；湿热上蒸于口而口中苦腻；脾胃运化不健，津液转输失常，致大肠和膀胱积热，所以二便不畅；舌苔黄腻、脉滑数属湿热中阻，酿成痰火的征象。

治法：化痰清火。

方药：二陈汤合滚痰丸。

两方同用，取二陈汤燥湿化痰、调气和中，滚痰丸降火泄热、祛痰下气。但以滚痰丸为主要部分，《寓意草》说："滚痰丸一方，少壮用之多有效者，以黄芩、大黄、沉香之苦，最能下气，而礞石之重坠，大约与磁石之用相仿也。"

（3）肾虚不能充耳

症状：耳内鸣响，午后及夜间为甚，反复不愈，兼有头晕，目眩，或两耳重听如聋，腰酸，遗精。舌淡红，脉沉细、尺部弱。

分析：本证型多见于神经衰弱等病。由于肾中精血不足，不能上充于耳，故耳内鸣响、午后及夜间为甚、反复不愈、或两耳重听如聋；肾虚不能生髓，则脑髓空虚，故头晕、目眩；肾位于腰内，肾亏则腰府不坚，故出现腰酸；精血不足，虚火内动，扰及精室，因而遗精；舌淡红、脉沉细、尺部弱，系属肾中精血不足的征象。

治法：补肾益精。

方药：补肾丸。

补肾丸（《杂病源流犀烛》）：熟地黄、菟丝子、当归身、肉苁蓉、山茱萸、知母、黄柏、补骨脂。

方中熟地黄滋补精血；当归身养血和营；菟丝子、肉苁蓉、补骨脂补肾益精；山茱萸补益肝肾，收涩精气；知母、黄柏滋阴降火。

如肾虚夹有肝经郁火者，可用滋肾通耳丸滋补肾阴、疏肝清火；若阴虚阳亢，耳聋剧者，可用耳聋左慈丸滋肾平肝；肾虚兼有心气不宁，心悸频作，可用滋阴地黄汤滋阴益肾、通窍宁心。

滋肾通耳丸（《杂病源流犀烛》）：生地黄、当归、白芍、川芎、知母、黄柏、黄芩、香附、白芷、柴胡。

方中生地黄滋补肾阴；当归、川芎养血活血；白芍敛阴柔肝；知母、黄柏滋阴降火；白芷散风祛湿；香附疏肝调气；柴胡清肝解郁；黄芩凉肝泻火。合之则适用于肾虚肝郁的耳鸣症。

耳聋左慈丸（《丸散膏丹集成》）：熟地黄、山茱萸、山药、泽泻、茯苓、牡丹皮、灵磁石、柴胡。

此方即六味地黄丸加磁石、柴胡组成。取六味地黄丸滋阴益肾之意，磁石平肝潜阳，柴胡清泄肝热。诸药合用，适用于阴虚阳亢的耳鸣症。

滋阴地黄汤（《杂病源流犀烛》）：熟地黄、山药、山茱萸、当归、白芍、川芎、牡丹皮、泽泻、茯苓、远志、石菖蒲、知母、黄柏。

本方是由知柏地黄丸加当归、川芎、白芍、远志、石菖蒲组成。方中当归养血和血；白芍滋阴柔肝；川芎活血通络；远志、石菖蒲通心气，开心窍；知柏地黄丸滋阴补肾，降火泄热。诸药合用，有滋阴降火、补肾宁心之效，故适用于肾虚心气不宁的耳鸣症。

表 16-2　耳鸣鉴别简表

分型	主症	兼症	舌脉	治法	主方
肝胆气火上逆	突然耳中鸣响	头痛面赤，或两耳闭塞如聋，心烦易怒，目红，口苦，大便秘结	舌质红、苔薄黄，脉弦数	清肝泻火	聪耳芦荟丸
脾胃痰火上升	两耳时有鸣响	胸闷脘痞，呕吐痰涎，口中苦腻，或耳管阻塞如聋，二便不畅	舌苔黄腻，脉滑数	化痰清火	二陈汤合滚痰丸
肾虚不能充耳	耳内鸣响，午后及夜间尤甚，反复不愈	头晕，目眩，或两耳重听如聋，腰酸，遗精	舌淡红，脉沉细、尺部弱	补肾益精	补肾丸

3. 肠鸣

肠鸣，又称"腹鸣"，或称"腹中鸣响"，是指肠中有鸣响之声。本症多因寒湿阻于肠中，气行不畅所致。其病位虽在肠道，但与胃、脾、肾有密切关系，如胃阳不足或脾肾阳虚均可引起肠鸣。至于由饮食积滞、肝木乘脾等所致的肠鸣，则多以脘腹疼痛、呕吐、泄泻为主症，而肠鸣则属兼症，故不予讨论。

【症因】

（1）胃肠寒凝：多由胃肠阳气不足，寒湿停滞，或外感寒湿，侵袭胃肠，气机转运失常，因而引起本症。

（2）脾肾阳虚：多因素体虚弱，脾肾阳衰，不能温煦肠腑，或病后失调，脾肾亏损，阳气虚弱，损及于肠，故引起本症。

【证治】

（1）胃肠寒凝

症状：突然肠中鸣响，兼有脘痞，腹胀，饮食少思，或大便不实。舌苔薄白或白腻，脉缓滑。

分析：本证型可见于胃肠炎等病。由于寒湿阻于胃肠，气机运行不畅，故突起肠中鸣响；寒湿中停，纳运失常，因而脘痞、腹胀、饮食少思或大便不实；舌苔薄白或白腻、脉缓滑，系寒湿阻于胃肠的外候。

治法：散寒调气，和胃理肠。

方药：肠鸣饮。

肠鸣饮（作者拟方）：淡干姜、广木香、荜茇、炒白术、茯苓、制厚朴、乌药、炒防风、炒麦芽。

方中干姜、荜茇温中暖肠，开郁行气；木香、乌药、厚朴调气破滞，和胃理肠；白术、茯苓健脾利湿；防风祛风化湿，升发中阳；麦芽醒胃悦脾。

如胃中有热，肠中有寒，口苦，脘痞，肠鸣，腹胀，可用益中汤清胃温肠、调气健脾。

益中汤（《沈氏尊生书》）：干姜、人参、白术、黄连、黄芩、枳壳、甘草。

方中干姜温肠祛寒；黄连、黄芩清胃泄热，兼以燥湿；人参（可用党参）、甘草补益中气；白术健脾燥湿；枳壳理气破滞。

（2）脾肾阳虚

症状：肠中鸣响，遇寒加剧，反复不愈，兼有小腹或脐腹作胀，或腹中隐痛，大便泄泻或秘结，少思饮食。舌质淡，苔薄白，脉沉。

分析：此证型可见于慢性肠炎及胃肠功能紊乱等病。由于脾肾阳虚，肠腑失于温养，阴寒内盛，故肠中鸣响、遇寒加剧、反复不愈；寒邪阻于肠中，气行不畅，故小腹或脐腹作胀、或腹中隐痛；肾虚则釜底无薪，脾虚则中阳不振，不能转运水谷和大便，故少思饮食、大便泄泻或秘结；其舌质淡、苔薄白、脉沉为脾肾阳虚，肠腑虚寒的现象。

治法：温补脾肾，祛寒理肠。

方药：附子理中丸。

如肠鸣频作，脘腹疼痛较剧，气瘕上下移动，可用大建中汤温中益气、散寒理肠；若兼中气下陷，小腹坠胀，脱肛，阴挺，可配合补中益气汤补气升陷。

表 16-3 肠鸣鉴别简表

分型	主症	兼症	舌脉	治法	主方
胃肠寒凝	突然肠中鸣响	脘痞，腹胀，饮食少思，或大便不实	舌苔薄白或白腻，脉缓滑	散寒调气，和胃理肠	肠鸣饮
脾肾阳虚	肠中鸣响，遇寒加剧，反复不愈	小腹或脐腹作胀，或腹中隐痛，大便泄泻或秘结，少思饮食	舌质淡、苔薄白，脉沉细	温补脾肾，祛寒理肠	附子理中丸

十七｜沉重症类

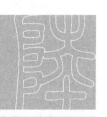

1. 头重

头重，是指头部有沉重感觉而言。临床较为常见，尤以夏季为多。其原因不外乎脾胃湿热病变及中气不足，清阳不升所致。

【症因】

（1）痰湿阻遏：由于饮食不节，过食肥甘厚味，脾胃受伤，运化不健，聚湿生痰，上蒙清阳，遂成此症。

（2）湿热上攻：多因脾胃不健，湿邪内阻，湿郁化热，或涉水冒雨，感受湿热外邪，上攻头部，清阳抑遏，发生本症。

（3）脾气不足：由于素体虚弱，脾气失充，或劳倦伤脾，中气虚损，清阳不能上升于头，产生本症。

【证治】

（1）痰湿阻遏

症状：头脑沉重，晨起为剧，病程短暂，兼有头晕，耳鸣，胸闷，脘痞，或恶心，懒言，嗜睡。舌苔白腻，脉来濡滑。

分析：本证型可见于内耳眩晕症等病。由于痰湿内阻，上干于头，清阳抑遏，故头脑沉重、晨起为剧；痰湿为病系属实邪，故病程短暂；痰湿上犯清空，故头晕、耳鸣；邪阻中焦，气机不畅，故胸闷、脘痞、或恶心；湿邪内阻，累及心窍，因而懒言、嗜睡；舌苔白腻、脉来濡滑，则为痰湿内停的外候。

治法：燥湿祛痰，升阳醒脑。

方药：二陈平胃汤加白芷、藁本、石菖蒲。

如兼风湿客表，而表邪甚者，可先用羌活胜湿汤发汗解表、祛风胜湿；若兼脾气亏损，神疲乏力，脉滑无力，可用半夏天麻白术汤燥湿化痰、健脾补气。

半夏天麻白术汤（《兰室秘藏》）：半夏、苍术、白术、天麻、泽泻、干姜、茯苓、陈皮、人参、黄芪、黄柏、神曲、麦芽。

方中苍术燥湿健脾，祛风发表；天麻息风止眩；泽泻、茯苓化湿利水；白术健脾燥湿；半夏、陈皮化痰祛湿，和胃调气；干姜温中振阳，散寒祛湿；人参（可用党参）、黄芪补脾益气；神曲、麦芽和中消积；黄柏清热燥湿。

（2）湿热上攻

症状：突起头脑沉重，以中午为剧，兼有头胀痛，或身热，面赤，胸闷，心烦，小便色黄。舌苔黄腻，脉濡数或弦数。

分析：本证型多见于流行性感冒和各种热性病的初、中期阶段。由于湿热上攻于头，清阳被遏，故头脑沉重、以中午为剧、头部胀痛；邪热内盛，正邪相争，故身热、面赤；邪干心肺，则肺气不畅，心神不宁，故出现胸闷、心烦；邪迫膀胱，因而小便色黄；舌苔黄腻、脉濡数或弦数，均系湿热内阻的征象。

治法：清化湿热，升发清阳。

方药：清空膏。

清空膏（《兰室秘藏》）：黄芩、黄连、柴胡、羌活、防风、川芎、甘草。

方中黄芩、黄连清热泻火，燥湿解毒；柴胡清热解郁，升发清阳；羌活、防风发汗解表，祛风化湿；川芎活血通络，搜风止痛；甘草和中益脾。

如热甚于湿，口渴，壮热，烦躁不安，头重，头痛，可用石膏白芷汤清热生津、祛湿升阳。

石膏白芷汤（作者拟方）：生石膏、炒知母、葛根、白芷、炒栀子、升麻、玄参、生甘草。

方中石膏清热泻火，止渴除烦；葛根、升麻清热升阳；白芷祛风化湿；知母、玄参清热凉血；栀子清热泻火，凉血解毒；生甘草泻火解毒，兼能和中。

（3）脾气不足

症状：头脑沉重，绵绵不断，上午为剧，病程较长，兼有头痛或头晕，面色㿠白，神疲体倦，食欲减退。舌淡嫩，脉虚弱。

分析：此证型多见于贫血及神经衰弱等。由于脾气虚弱，清阳不升，故头脑沉重、绵绵不断、上午为剧；气虚清阳不升，清空不利，故头痛或头晕；脾虚运化不健，故见食欲减退；气血来源不足，内不能充盈脏腑，外不能荣润肌肤，因而面色㿠白、神疲体倦、舌淡嫩、脉虚弱。

治法：补脾益气，升举清阳。

方药：补中益气汤。

若兼湿邪内阻者，可用调中益气汤补气升阳，兼以燥湿；如夹有风寒者，可用顺气和中汤补气升阳、祛风散寒。

表 17-1　头重鉴别简表

分型	主症	兼症	舌脉	治法	主方
痰湿阻遏	头脑沉重，晨起为剧，病程短暂	头晕，耳鸣，胸闷脘痞，或恶心，懒言，嗜睡	舌苔白腻，脉濡滑	燥湿祛痰，升阳醒脑	二陈平胃汤加白芷、藁本、石菖蒲
湿热上攻	突起头脑沉重，以中午为剧	头胀痛，或身热，面赤，胸闷心烦，小便色黄	舌苔黄腻，脉濡数或弦数	清化湿热，升发清阳	清空膏
脾气不足	头脑沉重，绵绵不断，上午为剧，病程较长	头痛或头晕，面色㿠白，神疲体倦，饮食减退	舌淡嫩，脉虚弱	补脾益气，升举清阳	补中益气汤

2. 身重

身重，是指人体有沉重乏力感而以四肢尤为明显。此症《内经》中称为"体惰"或"亸"。《灵枢·寒热病》说："身有所伤，血出多，及中风寒，若有所堕坠，四肢懒惰不收，名曰体惰。"《灵枢·口问》说："人之亸者……胃不实则诸脉虚，诸脉虚则筋脉懈惰，筋脉懈惰，则行阴用力，气不能复，故为亸。"体惰，即肢体沉重，懈惰乏力；亸，即体重无力、垂首斜倾，其产生与气血不足有关，尤与气虚更为密切。

【症因】

（1）湿邪内阻：多由久居潮湿之地；或涉水冒雨；或平素饮食不节，损伤脾胃，聚湿淫筋，遂成此症。

（2）气血不足：由于气血素亏；或思虑劳倦，损伤心脾，气血亏耗；或久病气血衰少；或病后气血未复，肌肉筋脉失于滋养，形成本症。

（3）脾肾阳虚：多因素体虚弱，脾肾阳衰，或久病不愈，延至脾肾阳气不足，不能温养脏腑、肌肉、筋脉，发生本症。

【证治】

（1）湿邪内阻

症状：肢体沉重，兼有懒怠无力，或头昏重，或头胀痛，项背肌肉不舒，胸闷脘痞，恶心，纳呆，大便濡溏。舌苔白腻，脉濡缓。

分析：此证型多见于夏季感冒及胃肠炎等病。由于湿邪内阻，浸淫肌肉筋脉，故肢体沉重，懒怠无力，项背肌肉不舒；邪犯清窍，清阳抑遏，故头昏重、或头胀痛；湿浊中阻，纳运不健，胃浊不降，故出现胸闷脘痞、恶心、纳呆；脾气不升，运化之权失司，则大便濡溏；舌苔白腻、脉象濡缓为湿邪内阻，上干于舌，侵袭脉道之故。

治法：燥湿化浊。

方药：胃苓汤。

本方具有燥湿健脾，利尿消肿的作用。适用于湿邪内阻，脾胃运化失常，肢体沉重，懒怠无力等症。

如湿郁化热者，可用清热渗湿汤燥湿清热；若湿中兼有寒邪者，可用和济渗湿汤燥湿祛寒。

清热渗湿汤（《证治汇补》）：苍术、白术、茯苓、泽泻、黄连、黄柏、甘草。

方中苍术燥湿健脾，祛风化浊；白术健脾益气，燥湿和中；茯苓、泽泻利水渗湿，引邪下行；黄连、黄柏清热泻火，兼以燥湿；甘草和中益脾。

和济渗湿汤（《证治汇补》）：苍术、白术、干姜、公丁香、茯苓、橘红、甘草。

方中干姜、丁香温中散寒；苍术、白术燥湿健脾；茯苓和脾渗湿；橘红理气调中，兼以祛痰；甘草和中益脾，调和各药。

（2）气血不足

症状：身体沉重，兼有神疲乏力，面色不华，心悸，健忘，头晕，失眠。舌淡红，脉细弱。

分析：本证型多见于贫血、神经衰弱等病。由于气血不足，筋肉失养，故身体沉重、神疲乏力；心主神志，心血虚少则神不守舍，出现心悸、失眠、健忘；营血不足，不能上荣于脑，因而头晕；气血亏少，内不能充盈脉道则脉象细弱，外不能荣润面舌则面色不华、舌质淡红。

治法：补益气血。

方药：八珍汤。

如气血虚甚，损及阴阳，可用十四味建中汤气血双补、阴阳并顾。

十四味建中汤（《医方考》）：黄芪、人参、白术、茯苓、甘草、熟地黄、当归、白芍、肉苁蓉、麦冬、川芎、半夏、附子、肉桂、生姜、红枣。

此方为十全大补汤加附子、肉苁蓉、麦冬、半夏组成。取十全大补汤补益气血，附子温振阳气，肉苁蓉壮阳益精，麦冬滋阴生津，半夏燥湿和中。

（3）脾肾阳虚

症状：身体沉重，以下半身为甚，兼有面色㿠白或灰黯，精神衰疲，或浮肿，手足不温。舌淡嫩，脉沉弱。

分析：此证型可见于慢性肾炎或慢性充血性心力衰竭等病。由于脾肾阳虚，阴寒内盛，故身体沉重；肾主下焦，肾阳不足，故身重以下半身为甚；脾肾两虚，肾荣脾华不能外敷于面，故面色㿠白或灰黯；脾为气血生化之源，肾为元阴元阳所藏之器，脾虚肾弱，气血亏少，元阴元阳不足，因而精神衰疲；阳气不足，阳不布外，则手足不温；气不化水，则浮肿；舌淡嫩、脉沉弱为脾肾阳虚，阴寒偏胜之象。

治法：温补脾肾。

方药：右归丸。

本方为温补元阳之剂。适用于元阳不足，脾气虚弱，身体沉重，神疲气却等症。如气虚甚者，可加党参补益元气；中寒甚者，可加干姜温中散寒。

如寒凝气滞，脘腹作痛，小便不通，可先用复元丹温阳散寒。

复元丹（《三因极一病证方论》）：附子、桂心、川椒、吴茱萸、白术、木香、茴香、肉豆蔻、厚朴、陈皮、泽泻、独活、槟榔。

方中附子、肉桂温肾补火，散寒逐湿；川椒、吴茱萸、肉豆蔻温中逐寒，开郁化湿；白术健脾益气，兼以燥湿；木香、茴香、厚朴、陈皮调气破滞；泽泻渗湿利水；槟榔破气通便；独活散寒祛风，通络舒筋。

表 17-2　身重鉴别简表

分型	主症	兼症	舌脉	治法	主方
湿邪内阻	肢体沉重	懒怠无力，头昏重或头胀痛，项背肌肉不舒，胸闷脘痞，恶心，纳呆，大便濡溏	舌苔白腻，脉濡缓	燥湿化浊	胃苓汤
气血不足	身体沉重	神疲乏力，面色不华，心悸健忘，头晕失眠	舌淡红，脉细弱	补益气血	八珍汤
脾肾阳虚	身体沉重，以下半身为甚	面色㿠白或灰黯，精神衰疲，或浮肿，手足不温	舌淡嫩，脉沉弱	温补脾肾	右归丸

3. 腰重

腰重，是指腰部沉重如有物缠腰的感觉，甚则腰部空虚、沉重下坠、不能久立久坐等。此症多因寒湿之邪，侵袭腰部；或肾元虚弱，腰府不坚所致。前者多属实证，后者多为虚证。

【症因】

（1）寒湿腰重：由于久居潮湿之地，或作劳汗出，衣裳湿冷，寒湿侵袭腰部，经脉被阻，遂成本症。

（2）肾虚腰重：多因素质虚弱，或久病体亏，肾中精气不足，或年老精亏气衰，腰府失于温养，而成本症。

【证治】

（1）寒湿腰重

症状：腰部沉重，病程较短，兼有体倦懒怠，或腰中冷痛。舌苔白腻，脉象沉缓。

分析：此证型可见于类风湿性关节炎、风湿性关节炎及纤维组织炎等病。由于寒湿侵袭腰部，阳气运行失常，故腰部沉重或冷痛；病程较短，为实证的表现；体倦懒怠，为寒湿浸淫筋肉，筋脉弛缓，肌肉无力所致；舌苔白腻、脉沉缓，为寒湿内阻的外候。

治法：散寒燥湿。

方药：甘姜苓术汤。

本方温中散寒，健脾燥湿，尤在泾提出"其治法不在温肾以散寒，而在燠土以胜水"，故此方适用于寒湿附着于腰部的病证。

如兼有血行不畅，可用甘草散祛寒燥湿、活血养血；若湿郁化热，腰部沉重，肢节疼痛，口苦，溲黄，可用当归拈痛汤清热燥湿兼以祛风和血。

甘草散（《太平圣惠方》）：当归、干姜、甘草、白术、茯苓。

此方即甘姜苓术汤加当归组成。取甘姜苓术汤补脾土以制肾水，散寒气又兼燥湿；加当归辛甘苦温，以益血活血。诸药合之，不仅有散寒燥湿作用，且有活血养血之功。

当归拈痛汤（《兰室秘藏》）：白术、人参、苦参、升麻、葛根、苍术、防风、知母、泽泻、黄芩、猪苓、当归、甘草、茵陈、羌活。

此方原名拈痛汤。方中白术、苍术燥湿健脾；知母清热滋阴；黄芩、茵陈、苦参清热祛湿；升麻、葛根清热升阳；防风、羌活祛风化湿；泽泻、猪苓渗湿利水；当归活血益血；人参（可用党参）、甘草补脾强中。

（2）肾虚腰重

症状：腰部沉重，并有空虚感，病程较长，兼有精神疲惫，腿膝无力，头晕，耳鸣。舌形小、色淡红，脉沉细、尺部弱。

分析：此证型可见于肾下垂、慢性肾炎、慢性肾盂肾炎、神经衰弱等病。由于肾中精气不足，腰府失于充养，故腰部沉重并有空虚感；久病属虚，故病程较长；肾主下焦，肾虚则下焦不健，因而腿膝无力；精血亏少，不能濡养清空耳窍，则头晕、耳鸣；不能滋养脏腑、肌肉、筋脉，则精神疲惫；舌瘦小、色淡红、脉沉细尺弱，均属肾中精气衰少的征象。

治法：补肾益精。

方药：青娥丸。

青娥丸（《太平惠民和剂局方》）：补骨脂、杜仲、胡桃肉、大蒜。

方中补骨脂益肾精，壮阳气；胡桃肉补精血，益肾气；杜仲补肝肾，强腰府；大蒜辛通阳气，舒畅腰络。

如腰部沉重空虚甚者，宜用无比山药丸补肾壮阳、益精填髓。

无比山药丸（《太平惠民和剂局方》）：巴戟天、熟地黄、山茱萸、肉苁蓉、杜仲、五味子、菟丝子、山药、牛膝、赤石脂、茯神、泽泻。

方中巴戟天、肉苁蓉、菟丝子温肾益精；山茱萸、五味子补肝肾，涩精气；杜仲、牛膝补益肝肾，强筋坚骨；熟地黄滋养精血；山药补脾益肾；赤石脂收涩固下；茯神养心和脾；泽泻渗湿利水，以去肾中浊邪。

表 17-3   腰重鉴别简表

分型	主症	兼症	舌脉	治法	主方
寒湿腰重	腰部沉重，病程较短	体倦懒怠，或腰中冷痛	舌苔白腻，脉沉缓	散寒燥湿	甘姜苓术汤
肾虚腰重	腰部沉重，并有空虚感，病程较长	精神疲惫，腿膝无力，头晕，耳鸣	舌形小、色淡红，脉沉细、尺部弱	补肾益精	青娥丸

4. 腹重

腹重，是指腹部有沉重感，甚则可出现腹中重坠、小腹外形膨大、不能久立久坐而言。脾、肝、肾、胃、肠、膀胱、胞宫等都居于腹内，冲脉和任脉又起于胞宫中，所以本症与这些脏腑、经络病变都有一定关系。其产生可归纳为中气下陷及冲任虚损二者：中气下陷，以脾虚为主；冲任虚损，以肝、肾、胞宫、冲脉和任脉亏损为主。

【症因】

（1）中气下陷：多因饮食不节，饥饱无度，损伤脾胃；或病后失调，脾胃虚损；或产后调护不当，脾气受伤；或劳逸失调，长期站立作业，损及脾气，致中气下陷，升举无权，而成本症。

（2）冲任虚损：多由素质虚弱，肝肾不足；或产育过多，胞宫虚损；或房事过度，伤及肝肾，致精亏血虚，冲任损伤，不能系胞，发生本症。

【证治】

（1）中气下陷

症状：腹部重坠，甚则不能久立，兼有胃脘作胀，食后更剧，神疲体倦，面色㿠白，或腰部酸重，肛门脱出，子宫下垂。舌淡嫩，脉虚弱。

分析：本证型多见于内脏下垂等病。由于中气下陷，升举无权，故腹部重坠、不能久立、肛门脱出；脾胃虚弱，运化不健，故出现胃脘作胀、食后更剧；气血来源不足，内不能充盈脏腑，外不能荣润肤色，故见神疲体倦、腰部酸重、面色㿠白；中气坠陷，累及胞宫，则子宫下垂；脾胃虚弱，中气下陷，无以荣舌充脉，则舌淡嫩、脉虚弱。

治法：补气升陷。

方药：黄芪枳壳汤。

黄芪枳壳汤（作者拟方）：生黄芪、炒党参、生枳壳、炙升麻、广木香、生鸡内金、炒麦芽。

方中黄芪、党参补益中气；升麻升发清阳；枳壳和中降浊；木香调中和脾；生鸡内金、麦芽运脾消食，散结和血。

如兼营血虚少，月经量少色淡，或至期停闭，可用加减补中益气汤补益中气、养血调经。

加减补中益气汤（《叶天士女科》）：人参、黄芪、白术、白芍、当归身、川芎、陈皮、柴胡、甘草、神曲、麦芽、姜、枣。

方中人参（可用党参）、白术、黄芪、甘草补中益气；柴胡升发清阳；当归、川芎、白芍滋养营血，活血调经；陈皮理气和中；神曲、麦芽健脾消食；姜、枣调和营卫，快悦脾胃。

（2）冲任虚损

症状：腹部重坠，以小腹为甚，兼有腰部酸重，腿膝无力，精神衰疲，子宫脱垂，或月经拖延不净。舌淡红，脉细弱。

分析：本证型可见于子宫下垂及月经不调等病。由于精亏血少，冲任虚损，不能系胞，故腹部重坠以小腹为甚及至子宫脱垂；肾主腰腿，肾虚不能坚腰健腿，故腰部酸重、腿膝无力；肾中精气亏虚，冲任不固，因而月经拖延不净；肾中精血不足，不能滋养脏腑及荣舌充脉，则见精神衰疲、舌淡红、脉细弱。

治法：补肾益肝，固涩冲任。

方药：安冲汤。

安冲汤（《医学衷中参西录》）：白术、生黄芪、龙骨、生牡蛎、生地、白芍、续断、海螵蛸、茜草。

方中黄芪补气举陷；白术健脾燥湿；生地黄、白芍、续断滋阴养血，补肾益肝；龙骨、牡蛎、海螵蛸固精止漏；茜草止血行血。如小腹重坠甚者，宜加党参、升麻之类益气升提。

若偏于阳虚，兼见腹中有冷感、手足不温，可用内补丸补肾固冲。

内补丸（《女科切要》）：鹿茸、菟丝子、沙蒺藜、黄芪、肉桂、桑螵蛸、肉苁蓉、附子、白蒺藜。

方中鹿茸（可用鹿角胶代之）壮阳益髓；菟丝子补益肝肾，固涩冲任；肉苁蓉、沙苑蒺藜温肾益精；黄芪补气升陷；肉桂、附子温肾散寒；桑螵蛸固精止漏；白蒺藜疏肝祛风，以畅达肝气，平息肝风。

表 17-4　腹重鉴别简表

分型	主症	兼症	舌脉	治法	主方
中气下陷	腹部重坠，甚则不能久立	胃脘作胀，食后更剧，神疲体倦，面色㿠白，或腰部酸重，肛门脱出，子宫下垂	舌淡嫩，脉虚弱	补气升陷	黄芪枳壳汤
冲任虚损	腹部重坠，以小腹为甚	腰部酸重，腿膝无力，精神衰疲，子宫脱垂，或月经拖延不净	舌淡红，脉细弱	补肾益肝，固涩冲任	安冲汤

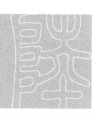

十八 | 大便异常类

1. 大便艰难

大便艰难，是指粪便成粒，如栗如枣，排便艰涩不爽而言。本症与大便秘结有所不同，本症大便能通，或排便时间稍长，间日一次；而便下艰难，不若大便秘结，一般需5~6日甚或更久才能解便一次。

【症因】

（1）大肠热结：由于感受风寒或温邪，在表失于疏散，化热入里，肠中津液耗伤，槽粕干结，遂成本症。

（2）湿热蕴结：由于湿热内蕴，肠中津液被灼，或痢疾、泄泻后，湿热余邪结于大肠，传化之职失常，引起本症。

（3）肺气虚弱：多由平素体质虚弱，肺气不足，或久咳伤肺，肺与大肠相表里，肺气不足，则大肠传送无力，形成本症。

（4）脾气不足：多因劳逸失调，或饮食不节，损伤脾气，脾虚则津液不能转输，大肠干燥，产生本症。

（5）肾阳衰弱：多由素体阳虚，肾气不足，或年老肾阳衰弱，不能蒸化津液，温润肠道，形成此症。

（6）阴血耗损：由于病后或产后，或吐血、衄血，大量损耗阴血，阴血不足，不能滋润于肠，形成此症。

【证治】

（1）大肠热结

症状：便下艰难，排出粪便如颗粒状，病程较短，兼有腹满而痛，或烦躁不安，发热，口渴，手足汗出。舌苔黄糙而腻，脉象沉实。

分析：此证型多见于急性热病中期阶段。由于热结于内，肠中津液受伤，槽粕干结，故便下艰难、排出粪便如颗粒状；本证型是由外感邪热所致，因而病程较短；肠中燥屎停滞，腑气不畅，故腹满而痛；热扰于心，神失安宁，故烦躁不安；邪热炽盛，津液被灼则口渴；内蒸外越，则发热、手足汗出；舌苔黄糙而腻、脉象沉实，为大肠热结的征象。

治法：泄热通便。

方药：调胃承气汤。

如津液耗伤明显，舌红、苔燥，可用增液承气汤增液通便。

（2）湿热蕴结

症状：便下艰难，排出粪便如颗粒状，或泻、结交替出现，病程较长，兼有少腹疼痛（以左侧为多见），口苦，溲黄。舌苔黄腻，脉滑。

分析：本证型多见于慢性结肠炎等病。由于湿热之邪阻于大肠，传送之职失常，故便下艰难、排出粪便如颗粒状；湿甚于热时则便泻，热甚于湿时则便艰，随湿热病邪之盛衰，而交替出现泻结；湿为黏腻之邪，湿热蕴结大肠，故病程较长；邪阻肠道，气机失畅，则小腹疼痛；因大肠下段湿热之邪最易留滞，影响气机流通，故以左少腹痛为多见；湿热上扰胆经则口苦，累及膀胱则溲黄；舌苔黄腻、脉滑，为湿热蕴结肠胃所致。

治法：清热化湿，理肠通便。

方药：小承气汤。

本方适用于湿热蕴结大肠，大便艰难之症；亦可用于热病腑证，未完全燥结的大便不通；或热结旁流，下利不爽等症。

如兼运化不健，胸脘痞满，得食不消，可用枳实导滞丸清热化湿、消积通便。

（3）肺气虚弱

症状：便下艰难，排出粪便如颗粒状或不干硬，病程长久，兼有面色㿠白，神疲乏力，临厕努挣汗出，或有咳嗽气短。舌淡嫩、苔薄白，脉虚弱。

分析：此证型可见于习惯性便秘等病。由于肺气虚弱，大肠传送无力，故便下艰难、排出粪便如颗粒状或不干硬；肺虚病变的形成，往往需要较长过程，故病程长久；气虚则血亦随之不足，不能荣色充脉，因而出现面色㿠白、舌淡嫩、脉虚弱；肺主一身之气，肺虚则全身之气不足，故神疲乏力；肺气虚弱，卫表不固，因而临厕努挣汗出；肺虚痰阻，肃降之职失常，因而咳嗽、气短；肺气不足，痰湿内停，故见舌淡嫩、苔薄白。

治法：补肺益气，润肠通便。

方药：补肺润肠汤。

补肺润肠汤（作者拟方）：棉花根皮、四叶参、明党参、白杏仁、紫苏子、广橘红、生白蜜（冲服）。

方中棉花根皮、四叶参（山海螺）、明党参补益肺气，祛痰止咳；杏仁、紫苏子降气化痰，润肠通便；橘红祛痰止咳，理肺和中；生白蜜润肺止咳，滑肠通便。若咳喘剧者，可加紫菀、款冬花止咳平喘；如兼肺阴不足，可加麦冬、北沙参之类，滋阴润肺。

（4）脾气不足

症状：便下艰难，排出粪便如颗粒状或不干硬，病程长久，兼有面色萎黄或黄胖虚浮，倦怠无力，或小腹有坠胀感，或便后脱肛。舌淡胖，苔薄白，脉虚弱或濡弱。

分析：此证型多见于习惯性便秘以及慢性肠炎等病。由于脾气虚弱，大肠传送变化之职失常，故便下艰难、排出粪便如颗粒状或不干硬；脾虚则营血无以化生，外不能荣润于面，内不能充养脏腑肌肉，故面色萎黄或黄胖虚浮、倦怠乏力；如面部黄胖虚浮，还表示有湿邪停滞；脾虚气陷，升举无权，因而小腹垂胀或便后脱肛；舌淡胖、脉虚弱，为脾气不足之征；苔薄白、脉濡，为湿邪停滞之象。

治法：补脾益气，润肠通便。

方药：补脾润肠汤。

补脾润肠汤（作者拟方）：炙黄芪、炒党参、炙升麻、葛根、当归、火麻仁、生白蜜、陈皮。

方中黄芪、党参补气益脾；升麻、葛根升提脾气；当归养血润肠；麻仁、白蜜润肠通便；陈皮和中化湿。

若服后大便得通，精神转振，可再服补中益气汤补益脾气以巩固疗效。

（5）肾阳衰弱

症状：便下艰难，排出粪便如颗粒状，多见于年老体弱者，兼有怯寒，四肢不温，小便清多，精神衰惫，或腹中疼痛。舌质淡，苔滑润，脉沉弱或沉迟。

分析：本证型可见于习惯性便秘等病。由于肾阳不足，不能蒸化津液，温润肠道，故便下艰难、排出粪便如颗粒状；阳虚不能布外，则怯寒、四肢不温；命门火衰，膀胱虚寒，则见小便清多；肾中元阳不足，不能温养脏腑，因而精神衰惫；阳虚寒凝，气机阻滞，故腹中疼痛；舌淡、脉沉弱，为肾阳衰弱之征；苔滑润、脉沉迟，为寒邪凝滞之象。

治法：温阳补肾，润肠通便。

方药：温肾润肠汤。

温肾润肠汤（作者拟方）：肉桂、肉苁蓉、当归、乌药、胡桃肉、半硫丸（分吞）。

方中肉桂温肾益火；肉苁蓉补肾壮阳，润肠通便；当归养血润肠；胡桃肉补肾润下；半硫丸（半夏、硫黄、生姜汁）温肾祛寒，通阳泄浊；乌药温肾调气。

（6）阴血耗损

症状：便下艰难，排出粪便如颗粒状，兼有口干，咽燥，头晕，心悸，面唇爪甲无华，或午后颧红。舌光色淡或红，脉细无力。

分析：本证型可见于各种出血后或热性病后期等。由于阴血不足，肠中干燥，故大便艰难、排出粪便如颗粒状；阴血亏损，虚热内扰，因而口干、咽燥、午后颧红；营血虚少，不能养心滋肝补脾，心虚则心悸，肝虚则头晕、爪甲无华，脾虚则面唇无华；舌质光红，为阴虚甚于血虚；舌质淡、脉细无力，为血虚甚于阴虚的表现。

治法：滋阴养血，润肠通便。

方药：润肠丸。

血虚甚者，加生首乌、阿胶养血润肠；阴虚甚者，加麦冬、玉竹滋阴养液。

表 18-1 大便艰难鉴别简表

分型		主症	兼症	舌脉	治法	主方
实证	大肠热结	便下艰难，排出粪便如颗粒状，病程较短	腹满而痛，或烦躁不安，发热口渴，手足汗出	舌苔黄糙腻，脉沉实	泄热通便	调胃承气汤
	湿热蕴结	便下艰难，排出粪便如颗粒状，或泻结交替出现，病程较长	少腹疼痛，以左侧为多见，口苦，溲黄	舌苔黄腻，脉多滑	清热化湿，理肠通便	小承气汤
虚证	肺气虚弱	便下艰难，排出粪便如颗粒状或不干硬，病程长久	面色㿠白，神疲乏力，临厕努挣汗出，或咳嗽，气短	舌淡嫩、苔薄白，脉虚弱	补肺益气，润肠通便	补肺润肠汤
	脾气不足	便下艰难，排出粪便如颗粒状或不干硬，病程长久	面色萎黄或黄胖虚浮，倦怠无力，或小腹有坠胀感，或便后脱肛	舌淡胖、苔薄白，脉虚弱或濡弱	补脾益气，润肠通便	补脾润肠汤
	肾阳衰弱	便下艰难，排出粪便如颗粒状，多见于年老体弱者	怯寒，四肢不温，小便清多，精神衰惫，或腹中疼痛	舌质淡、苔滑润，脉沉弱或沉迟	温阳补肾，润肠通便	温肾润肠汤
	阴血耗损	便下艰难，排出粪便如颗粒状	口干咽燥，头晕心悸，面唇爪甲无华，或午后颧红	舌光色淡或红，脉细少力	滋阴养血，润肠通便	润肠丸

2. 大便秘结

大便秘结，简称便秘，是指排便时间延长，4～7 天一次，甚至更久而言。本症在古代文献中，名称繁多，包括阳结、阴结、脾约、虚秘、实秘、气秘、风秘、冷秘、热秘、热燥和风燥等。目前，临床上主要是辨别虚实与寒热，结合具体症状而辨证施治。

【症因】

（1）实热便秘：多由素体阳盛，过食辛辣之物，肠胃积热，糟粕内结，或在热病过程中，邪热炽盛，大肠热结，而成本症。

（2）气滞便秘：多因情志不疏，忧思过度，或久坐少动，气机失于通畅，大肠传化失职，糟粕停滞，形成本症。

（3）气虚便秘：多因劳逸失调，饮食不慎，损伤脾气，或肺气素虚，大肠传送无力，糟粕不得下行，而成此症。

（4）血虚便秘：多由大病之后，失于调理，或产后失养，阴血不复，大肠干燥，引起本症。

（5）虚寒便秘：多因素体阳虚，肾气不足，或年老体弱，命门火衰，阴寒停聚，凝阴固结，产生本症。

【证治】

（1）实热便秘

症状：大便秘结，兼有面赤，身热，口气恶臭，唇疮或唇焦，小便短赤。舌苔黄燥，脉沉实滑数。

分析：本证型多见于急性热病中期阶段等。由于肠胃积热，津液耗伤，糟粕停滞，故大便秘结不通；邪热炽盛，正邪交争，因而面赤、身热；热壅于胃、熏蒸于上则口气恶臭、唇疮、唇焦，下迫膀胱则小便短赤；津液不足，不能上承于舌，故舌苔黄燥无津；邪热内炽，脉中气血运行不和，故脉沉实滑数。

治法：泄热通便。

方药：大承气汤。

如症势较轻，而气机不畅明显，肠中糟粕未完全干结，可用小承气汤利气破结、泄热通便；热盛便秘，津液损伤较明显者，可用麻子仁丸护阴润肠、泄热通便；津液耗伤甚者，可用增液承气汤生津养液，泄热通便；兼有表邪者，可用凉膈散解表清热、泻火通便；若肺热下迫大肠，致大肠热结，大便不通，可用宣白承气汤清肺化痰、泄热通便；如心火有余，移于小肠，累及大肠，小便赤痛，大便秘结，可用导赤承气汤清心泻火、泄热通便；若兼恼怒伤肝，肝火内盛，可配伍更衣丸清肝泻火、利肠通便。

小承气汤（《伤寒论》）：厚朴、大黄、枳实。

此即大承气汤去芒硝。方中大黄苦寒清热，导积通便；厚朴宽中下气，疏通肠道；枳实破气散结，消痞和中。

麻子仁丸（《伤寒论》）：麻仁、大黄、杏仁、枳实、芍药、厚朴、白蜜。

本方又名脾约麻仁丸，是小承气汤加麻仁、杏仁、芍药、白蜜组成。本方以小承气汤利气破结，泄热通便；麻仁、杏仁、白蜜润燥滑肠；芍药养阴和营，濡养肠络。

凉膈散（《太平惠民和剂局方》）：栀子、黄芩、连翘、大黄、芒硝、甘草、竹叶、薄荷、白蜜。

本方适用于上中二焦或上中下三焦积热，表里俱病的证候。取芒硝、大黄泄热通便；栀子、黄芩清热泻火；连翘、薄荷解表清热；竹叶清泄肺胃之热；白蜜、甘草和中缓急，而白蜜又能润燥通便。

宣白承气汤（《温病条辨》）：石膏、大黄、杏仁、瓜蒌皮。

本方以石膏清肺胃之热；杏仁、瓜蒌皮（如易全瓜蒌，利肺润肠更为理想）肃降肺气，化痰止咳，兼以润肠；大黄荡涤胃肠，攻积通便。

导赤承气汤（《温病条辨》）：生地黄、赤芍、大黄、黄连、黄柏、芒硝。

本方取黄连、黄柏、赤芍、生地黄清泄心与小肠之热，并能坚阴保津；大黄、芒硝攻积导滞，促使排便。

更衣丸（《先醒斋医学广笔记》）：朱砂、芦荟、好酒。

方中芦荟苦寒，泻火通便；朱砂性寒，重坠下达；好酒（即黄酒）祛秽和胃，制止芦荟气味秽恶。三味配合，有从上导下，泻火通便之功。

（2）气滞便秘

症状：大便秘结，兼有嗳气，胸胁满闷，饮食减少，或腹中胀痛，得矢气则痛缓。舌苔薄腻或薄白，脉多沉弦。

分析：本证型多见于习惯性便秘等病。由于肝脾气郁，气机壅阻，大肠传化失职，糟粕停滞，故大便秘结、腹中胀痛、得矢气则痛缓；肝郁气滞则胸胁满闷，横逆犯胃则嗳气频作；脾气郁结，运化失健，因而饮食减少；舌苔薄腻或薄白、脉来沉弦为肝脾气滞，运化不健，大肠传化失常的征象。

治法：调气破滞，利肠通便。

方药：六磨汤。

六磨汤（《证治准绳》）：沉香、木香、槟榔、乌药、枳实、大黄。

方中沉香平逆降气；木香调气和中；乌药散气行滞；槟榔、枳实破气散结；大黄攻积导下，疏通腑实。

如兼气郁化火，肝火内扰，可酌配更衣丸或当归龙荟丸清肝泻火。

当归龙荟丸（《宣明论方》）：当归、龙胆草、栀子、黄连、黄柏、黄芩、大黄、青黛、芦荟、木香、麝香、炼蜜。

方中龙胆草、芦荟、青黛清肝泻火；黄连、黄柏、黄芩、栀子清泄积热；大黄攻积泻火；当归养血和血；木香理气和中；麝香活血利窍；蜂蜜甘缓和中。

（3）气虚便秘

症状：大便秘结，但便质不甚干硬，便时努挣容易汗出，兼有面色㿠白，神怠，懒言，气短，声低，小腹坠迫。舌淡嫩，脉虚弱。

分析：此证型可见于习惯性便秘或内脏下垂等病。肺气不足或脾气虚弱，故大便秘结而质不干硬；肺气虚弱，卫外不固，腠理疏松，故大便时努挣、容易汗出；气虚则血亦虚，不能荣色充脉，因而面色㿠白、舌淡嫩、脉虚弱；脾气虚弱，精微来源不足，故神怠、懒言；肺为气之主，肺虚则气无所主，因而气短、声低；脾气下陷，升举无权，故见小腹坠迫。其中肺气虚秘，以便时努挣、汗出、气短、声低、或兼咳嗽、易于感冒为特征；脾气虚秘，以神怠、懒言、小腹坠迫、或兼肛门有垂坠感为特征。

治法：补气润肠。

方药：肺气虚者，宜用黄芪汤加紫菀、紫苏子、杏仁；脾气虚者，宜用补中益气汤加麻仁、白蜜。

黄芪汤（《证治准绳》）：黄芪、陈皮、麻仁、白蜜。

方中黄芪补益肺气；白蜜润肺滑肠，与麻仁配合，其润下通便作用更强；陈皮理气和中，祛痰宽胸。若加配紫菀、紫苏子、杏仁以肃肺化痰，并增强通便作用。

补中益气汤适用于中气虚弱，少气，懒言，小腹坠胀，大便秘结等症。酌加麻仁、白蜜，是治病之标以润肠通便。

（4）血虚便秘

症状：大便秘结，兼有头晕，心悸，面色少华，爪甲淡白。舌质淡，脉细弱。

分析：本证型可见于产后或热性病后期等。由于血虚津少，不能润养肠道，故大便秘结；营血不足，内不能养心滋肝，则心悸、头晕，外不能荣润面色爪甲，则面色少华、爪甲淡白；营血虚少，不能养舌充脉，则舌质淡、脉细弱。

治法：养血益阴，润燥通便。

方药：益血润肠丸。

益血润肠丸（《证治准绳》）：当归、熟地黄、阿胶、肉苁蓉、麻仁、杏仁、紫苏子、枳壳、荆芥、橘红、白蜜。

方中当归、熟地黄、阿胶养血益阴，润燥滑肠；肉苁蓉、麻仁、白蜜润肠通便；杏仁、紫苏子降气润肠；枳壳、橘红理气破滞；荆芥彻上彻下，以散肠中积滞。若血虚津亏，内热扰动，心烦、口干、舌苔光剥、脉来细数，去紫苏子、枳壳、荆芥，加生首乌、生地黄、玉竹、知母以养血生津、退热通便。

如症势较轻者，可用润肠丸养血润下；若阴血津液已复，但大便仍然秘结，或解而不畅，可用五仁丸润滑肠道、通利大便。

润肠丸（《沈氏尊生书》）：当归、生地黄、麻仁、桃仁、枳壳。

方中当归辛甘而润，养血润肠；生地黄滋阴润燥；麻仁、桃仁润滑大肠，以通大便；枳壳下气破滞，调和肠中气机。

五仁丸（《世医得效方》）：桃仁、杏仁、柏子仁、松子仁、郁李仁、陈皮、蜂蜜。

本方以"五仁"为主要药物，取其油质润肠，肠道润滑，大便即能自下；配陈皮理气和中；蜂蜜甘润滑肠，以助"五仁"通便。

（5）虚寒便秘

症状：大便秘结，兼有腹痛，得温痛减，四肢不温，小便清多。舌淡，苔薄白，脉沉迟无力。

分析：此证型可见于老年习惯性便秘等病。由于肾阳不足，命门火衰，阴气固结，阳气不运，大肠传送无权，故大便秘结；阴寒凝结，肠腑气机失畅而腹中疼痛；遇热则阳气得伸而疼痛轻缓；阳气虚弱，不能敷布于外，故四肢不温；命门火衰，膀胱虚寒，故小便清多；舌淡、苔白、脉沉迟无力，均为阳虚寒凝的征象。

治法：温肾祛寒，通阳开秘。

方药：半硫丸加肉苁蓉、当归。

半硫丸（《太平惠民和剂局方》）：半夏、硫黄、生姜汁。

方中硫黄大辛大热，温振命门真火，推动阳气，通利大肠；半夏苦温燥湿，和中降逆；生姜汁既能助半夏和胃气、降浊邪，又能助硫黄温下焦、通阳气；加肉苁蓉、当归，为温肾益血、润肠通便。

如肾阳素虚，中焦冷积，大肠传化失常，腹痛较剧，脉沉弦者，可用温脾汤温阳逐寒、攻积通便。

温脾汤（《备急千金要方》）：大黄、附子、干姜、人参、甘草。

本方是四逆汤加大黄、人参组成。方中附子、干姜温阳逐寒；人参（可用党参）、甘草补气益脾；大黄导积通便，借姜、附之温以治寒积冷秘。

表18-2　大便秘结鉴别简表

分型		主症	兼症	舌脉	治法	主方
实证	实热便秘	大便秘结	面赤身热，口气恶臭，唇疮或唇焦，小便短赤	舌苔黄燥，脉沉实滑数	泄热通便	大承气汤
	气滞便秘	大便秘结	嗳气，胸胁满闷，饮食减少，或腹中胀痛，得矢气则痛缓	舌苔薄腻或薄白，脉多沉弦	调气破滞，利肠通便	六磨汤

分型		主症	兼症	舌脉	治法	主方
虚证	气虚便秘	大便秘结，便质不甚干硬，便时努挣容易汗出	面色㿠白，神怠，懒言，气短，声低，小腹坠迫	舌淡嫩，脉虚弱	补气润肠	肺气虚者宜用黄芪汤加紫菀、紫苏子、杏仁；脾气虚者宜用补中益气汤加麻仁、白蜜
	血虚便秘	大便秘结	头晕，心悸，面色少华，爪甲淡白	舌质淡，脉细弱	养血益阴，润燥通便	益血润肠丸
	虚寒便秘	大便秘结	腹痛，得温痛减，四肢不温，小便清多	舌淡苔薄白，脉沉迟无力	温肾祛寒，通阳开秘	半硫丸加肉苁蓉、当归

3. 大便失禁

大便失禁，又称滑泄，是指排便不能控制，滑脱失禁，甚至大便滑出不知而言。本症与泄泻之常先有腹痛，肠鸣，再排出粪便，在排便时能控制有所不同。本症主要由脾、肾、大小肠等脏器发生病变所致。临床上以虚证和寒证为多见，实证和热证较少见。

【症因】

（1）寒邪伤中：多由中阳素虚，复感寒邪，脾胃运化不健，小肠分别清浊失常，大肠传导运化失职，因而发生本症。

（2）脾肾虚滑：由于素体虚弱，脾肾阳衰，或久病损伤脾肾，或年老肾阳不足，不能温煦于脾，阴寒内停，运化无权，大肠传化失司，遂形成本症。

（3）大肠虚滑：多因泄泻日久不愈，损伤大肠阳气，或大肠素虚，阴寒内停，传化约束无权，遂形成本症。

【证治】

（1）寒邪伤中

症状：大便失禁，排出粪便稀薄如水，病程暴短，兼有不思饮食，或腹胀，肠鸣，或恶寒，骨楚，舌苔白，脉沉或浮。

分析：本证型可见于肠炎等病。由于寒邪内阻，中运受伤，肠道传化失常，故大便失禁、排出粪便稀薄如水；寒邪积滞，胃不能主腐熟，脾不能主运化，因而不思饮食或腹胀、肠鸣；邪阻肌表，卫外阳气被遏，故恶寒、骨楚；舌苔白，为感受寒邪的征象；

脉沉，为里寒极盛之征；脉浮，为表寒未罢之象。

治法：温中祛寒，佐以解表散邪。

方药：紫苏干姜汤。

如小便不利，可加泽泻、车前子利尿以实大便；若滑泄不止，可加乌梅炭、木瓜涩肠止滑。

（2）脾肾虚滑

症状：大便失禁，排出粪便溏薄成形，无恶臭气味，病程多较长久，兼有形体瘦弱，面色㿠白或黧黑，四肢不温，两足浮肿，小便清多或遗尿。舌淡嫩，脉沉细无力。

分析：本证型可见于慢性肠炎、肠结核等病。由于命门火衰，脾阳衰弱，因而大便失禁、排出粪便溏薄成形、无恶臭气味；脾肾俱虚，精微无以化生，不能滋养脏腑，丰盛肌肉，荣润面舌，充盈脉道，故形体瘦弱、舌淡嫩、脉沉细无力；脾虚甚者，为面色㿠白；肾虚甚者，为面色黧黑；阳气不足，不能温煦于外则四肢不温；肾阳虚弱，命门火衰，气化不及，水液分利失职，因而两足浮肿；膀胱虚寒，约束尿液失司，因而小便清多或遗尿。

治法：温补脾肾，收涩止滑。

方药：六柱散。

六柱散（《严氏济生方》）：茯苓、附子、人参、木香、肉豆蔻、诃子肉。

本方由四柱散加肉豆蔻、诃子肉组成。方中附子温阳散寒，人参（可用党参或红参）补益正气，茯苓渗湿和脾，木香调气畅中，肉豆蔻、诃子肉固涩止滑。

如脾肾阳虚，阴寒极盛者，可用桂香丸温阳散寒、收涩止滑。如服后阴寒之邪消散，可仍用六柱散以巩固疗效。

桂香丸（《三因极一病证方论》）：附子、肉豆蔻、茯苓、桂心、干姜、木香、丁香。

方中附子、桂心温肾祛寒；干姜温中散寒；木香、丁香温中祛浊，助阳暖肾；肉豆蔻暖中行气，收涩止滑；茯苓和脾渗湿。此方温阳散寒之功较胜，但补益脾肾的作用较逊。

（3）大肠虚滑

症状：大便失禁，排出粪便稀烂且无恶臭气味，常兼饮食少思，神疲乏力，脱肛不收。舌质淡、苔薄白，脉多弱。

分析：本证型可见于慢性肠炎等病。由于大肠虚寒，传送约束无权，故大便失禁、排出粪便稀烂无恶臭气味；大肠虚滑，多数伴有脾气虚弱，运化不健的病变，故可出现饮食少思、神疲乏力、脱肛不收；舌质淡、苔薄白、脉弱为脾气虚弱，大肠滑脱的征象。

治法：涩肠固脱。

方药：固涩丸。

固涩丸（《罗氏会约医镜》）：白术、牡蛎、附子、干姜、肉豆蔻、赤石脂、诃子肉、石榴皮、枯矾、五倍子。

本方为涩肠止滑之剂。适用于泄久肠滑，补之无益，固涩止滑之症。方中附子、干姜温里散寒；白术健脾燥湿；牡蛎、赤石脂、枯矾、五倍子收敛固涩，益肠止滑；肉豆蔻、诃子肉、石榴皮涩肠固脱，兼能燥湿。

如大肠滑脱而又脾肾虚弱较明显者，可用养脏汤补益脾肾、涩肠固脱。

养脏汤（《太平惠民和剂局方》）：人参、白术、白芍、当归、肉豆蔻、肉桂、甘草、木香、诃子皮、罂粟壳。

方中人参（可用党参）、白术、甘草补气健脾；肉桂、肉豆蔻温下暖中，散寒调气；诃子、罂粟壳固肠止滑；当归、白芍和血缓急；木香行气和中。

表 18-3　大便失禁鉴别简表

分型	主症	兼症	舌脉	治法	主方
寒邪伤中	大便失禁，排出粪便稀薄如水，病程暴短	饮食不思，或腹胀肠鸣，或恶寒，骨楚	舌苔白，脉沉或浮	温中祛寒，佐以解表散邪	紫苏干姜汤
脾肾虚滑	大便失禁，排出粪便溏薄成形，无恶臭气味，病程多为长久	形体瘦弱，面色㿠白或黧黑，四肢不温，两足浮肿，小便清多或遗尿	舌淡嫩，脉沉细无力	温补脾肾，收涩止滑	六柱散
大肠虚滑	大便失禁，排出粪便稀烂无恶臭气味，往往有久泻史	饮食少思，神疲乏力，脱肛不收	舌质淡、苔薄白，脉多弱	涩肠固脱	固涩丸

4. 大便泄泻

泄泻，是泛指排便次数增多、粪便稀薄，甚至泻出如水样便。泄与泻有程度的差异：泄是大便溏薄如酱，泻是大便泻下似水。本症在《黄帝内经》中有"濡泄""洞泄""飧泄""溏泄""注泄"等名称，汉唐时则多称为"下利"，宋以后称为"泄泻"。其发生与脾、胃、大小肠病变有关，但引起这些脏腑的病变，则与感受寒、湿、暑等外邪，或饮食不节，或其他脏腑虚损等有关。其症粪便清稀无恶臭，多属寒；粪便黄褐而恶臭，肛门有灼热感，多属热；起病急骤，腹部胀痛拒按，多属实；病程较长，腹痛不甚，多属虚。

【症因】

（1）寒邪伤中：寒邪除侵袭皮毛肺卫外，亦能直接影响脾胃。如寒邪客于脾胃，中焦阳气被遏，腐熟水谷失司，运化之职失常，即可引起本症。

（2）湿邪伤中：由于湿邪侵入脾胃，中阳受困，腐熟之职失常，运化功能不健，清浊相混，并走大肠，遂成本症。

（3）暑邪伤中：由于外感暑邪，暑必兼湿，暑湿内阻，腐熟运化之职失常，饮食消化不尽，肠道传化失司，引起本症。

（4）饮食伤中：多由饮食过量；或恣食油腻；或过食生冷；或误食不洁之物，脾胃受伤，运化失健，大肠传导运化失司，从而发生本症。

（5）脾胃虚弱：由于素体不足，脾胃亏弱；或饮食无常，损伤脾胃；或吐下后，脾胃受伤，运化无权，故产生本症。

（6）肝气乘脾：多因恼怒忧郁，肝气失调，横逆乘脾，运化失常，引起本症。

（7）肾阳衰弱：由于肾阳虚亏，命门火衰，不能温脾暖肠，寒邪内停，运化无权，传化失司，遂形成本症。

【证治】

（1）寒邪伤中

症状：大便溏泄，甚则水泻如注，兼有腹痛，肠鸣，恶寒，发热，但寒多热少。舌苔白，脉浮或缓滑。

分析：本证型可见于肠炎等病。由于寒邪侵袭脾胃，升降失常，清浊不分，故大便溏泄，甚则水泻如注；邪阻中焦，气机不畅，因而腹痛、肠鸣；寒邪束表，腠理失疏，因而恶寒、发热、寒多热少；舌苔白为寒邪侵袭的表现，脉浮为表寒之征，脉缓滑为里寒之象。

治法：解表散寒，温中止泻。

方药：紫苏干姜汤。

紫苏干姜汤（作者拟方）：紫苏、炮干姜、煨木香、防风、焦神曲、焦麦芽、茯苓。

方中炮干姜温中散寒，和脾止泻；紫苏、防风解表祛寒，兼能升发脾气；木香调气和中，煨用兼可止泻；神曲、麦芽消食和中；茯苓分利小便而实大便。

如寒邪化热，腹痛即泻，粪色黄褐，口渴，尿赤，可用葛根芩连汤清热止泻。

葛根芩连汤（《伤寒论》）：葛根、黄芩、黄连、甘草。

方中葛根清热解肌，生津止泻；黄芩、黄连苦燥坚肠，止泻除痢；甘草甘缓和中，兼能调和诸药。

（2）湿邪伤中

症状：大便溏薄，甚则水泻如注，兼有腹痛，肠鸣，头胀痛如裹，四肢酸重无力。舌苔白腻，脉象濡滑。

分析：本证型多见于肠炎等病。由于湿邪侵袭中焦，运化失常，因而大便溏薄，甚则水泻如注；湿阻气滞，因而腹痛、肠鸣；湿邪上干于头，清阳被遏，故头胀痛如裹；湿淫肌肉筋脉，则四肢酸重无力；舌苔白腻、脉来濡滑为湿邪内阻，中焦运化障碍之象。

治法：燥湿和中。

方药：羌活苍术汤。

羌活苍术汤（作者拟方）：制苍术、制厚朴、制半夏、陈皮、羌活、焦神曲、焦麦芽、茯苓、草豆蔻。

方中苍术燥湿健脾，兼能发散表邪；羌活祛湿升阳，舒筋利节；厚朴、陈皮、草豆蔻调气宽中；神曲、麦芽消食化滞，和中止泻；茯苓渗湿和脾；半夏燥湿和胃。如湿郁化热，胸闷，口苦，舌苔黄腻，可加黄连、黄芩清热燥湿、坚肠止泻。

（3）暑邪伤中

症状：大便溏稀，甚则水泻如注，多见于夏季炎热之时，兼有腹痛肠鸣，胸脘痞闷，或恶心。舌苔薄白腻或薄黄腻，脉多滑。

分析：本证型可见于急性肠炎或胃肠炎等病。由于暑邪侵袭脾胃，运化失常，饮食不消，并走大肠，故大便溏稀，甚则水泻如注；暑必兼湿，暑湿阻于胃肠，腑气失于常行，因而腹痛、肠鸣；胃气不和，浊邪不降，故胸脘痞闷或恶心；舌苔薄白腻或薄黄腻、脉滑，为暑湿伤中的表现。

治法：祛暑调中。

方药：藿香黄连汤。

藿香黄连汤（作者拟方）：广藿香、炒黄连、佩兰、炒扁豆、茯苓、陈皮、焦神曲、焦麦芽、荷叶。

方中藿香、佩兰解暑化湿，悦脾醒胃；黄连清热燥湿；扁豆、茯苓消暑化湿，和脾益胃；荷叶清热解暑，升发清阳；陈皮调气和中；神曲、麦芽消积化滞，和脾止泻。如兼暑邪阻于肌表，恶风寒而发热，头痛，少汗，可加香薷祛暑解表。

（4）饮食伤中

症状：大便溏泄，排出粪便有败卵气味，兼有脘腹胀痛，嗳腐吞酸，不思饮食。舌苔浊腻，脉滑数或弦滑。

分析：本证型多见于急性胃肠炎等病。由于饮食停滞胃肠，腐熟和传化之职失常，故大便溏泄、排出粪便有败卵气味；食阻中焦，气机不畅，因而脘腹胀痛；食积腐败，胃气失降，故见嗳腐、吞酸；宿食停滞，中运失司，因而不思饮食；舌苔浊腻、脉滑数或弦滑均为饮食停滞，肠道传化失常的征象。

治法：消食导滞。

方药：保和丸。

如食积较重，便泻不畅，腹部胀痛较甚，可用枳实导滞丸因势利导、推荡积滞。

（5）脾胃虚弱

症状：大便时溏时泻，但溏多于泻，粪便中夹有不消化食物，稍进油腻厚味即便次明显增加，病程多为长久，兼有饮食少思，食后脘腹痞胀，面色萎黄，神疲乏力。舌质淡，苔薄白，脉多弱。

分析：此证型可见于慢性肠炎或胃肠功能紊乱等病。由于脾胃虚弱，运化无权，水谷不化，故大便时溏时泻，粪便中夹有不消化食物，稍进油腻厚味即大便次数明显增加；脾虚运化无力，故溏多于泻；脾胃虚损非一时所能形成，因而病程多为长久；脾胃亏弱，运化不健，故饮食少思、食后脘腹痞胀；脾虚则气血化生无源，不能濡养脏腑，充润色脉，故神疲乏力、面色萎黄、舌淡、脉弱；脾虚夹有寒湿，则见舌苔薄白。

治法：补脾益胃。

方药：参苓白术散。

如偏于虚寒，泻下清水或完谷不化，手足不温，可用附子理中丸补脾温中；若泄泻日久，气虚下陷，脱肛不收，可用补中益气汤健脾补中、升举气陷；如泄泻经久不愈，大肠虚滑，可配合赤石脂禹余粮汤以涩肠止泻。

赤石脂禹余粮汤（《伤寒论》）：赤石脂、禹余粮。

涩可去脱，重可达下。取赤石脂、禹余粮之重以走下，止涩以固肠，故本方有涩肠止泻作用。对泄泻日久不愈，大肠虚滑之症，颇为适宜。

（6）肝气乘脾

症状：大便溏泄，时作时止，每因恼怒后加剧，兼有腹痛，肠鸣，胸胁胀满，嗳气，食少。舌淡红少苔，或苔薄白，脉弦。

分析：本证型多见于胃肠功能紊乱或慢性肠炎等病。由于肝气失于条达，横逆乘脾，运化失常，故大便溏泄、时作时止、恼怒后泄泻加剧；肝气郁结，则胸胁胀满，横逆犯中，胃肠气机不畅，则腹痛肠鸣；胃失和降，脾失健运，故嗳气、食少；舌淡红少苔、或苔薄白、脉弦，为肝旺脾虚之象。

治法：抑肝扶脾。

方药：痛泻要方。

痛泻要方（《景岳全书》刘草窗方）：白术、白芍、陈皮、防风。

本方原名白术芍药散。方中白术补脾止泻，白芍抑肝缓痛，陈皮调气化湿，防风升阳和中。四药配合，具有抑肝扶脾、止泻缓痛之功。如泄泻日久不愈，脾气下陷，可加升麻、党参升阳补气；若肝气久久不息，可加乌梅、木瓜酸收柔肝。

（7）肾阳衰弱

症状：大便泄泻，多见于黎明之前，便前脐腹作痛，肠中雷鸣，有急迫便意，便后腹中舒适，若无所苦，兼有怯寒，神疲，四肢不温。舌质淡，苔薄白，脉沉细。

分析：此证型可见于慢性肠炎及肠结核等病。肾为胃关，开窍于二阴，所以二便正常与否，与肾有密切关系。今肾阳虚弱，脾胃失于温养，运化无权，故大便泄泻；肾阳不足，命门火衰，阳气适时当盛不盛，阴寒反剧，故黎明前脐腹作痛、肠鸣洞泄；大便得泻，腹中阴寒一时轻减，因而便后腹中舒适，若无所苦；阳虚外不能敷布肌肤则四肢不温，内不能温养脏腑，则怯寒、神疲；舌淡、苔薄白、脉沉细均为肾阳衰弱，阴寒内盛的现象。

治法：温阳补肾，佐以健脾和中。

方药：四神丸。

四神丸（《内科摘要》）：补骨脂、五味子、肉豆蔻、吴茱萸、生姜、大枣。

方中补骨脂温补肾阳；吴茱萸、生姜温中散寒；肉豆蔻健脾止泻，兼能行气；五味子补肾涩肠；大枣补脾和中。

如症势较重，脉沉迟弱，宜用七成汤温阳补气、涩肠止泻。

七成汤（《温疫论》）：人参、茯苓、甘草、附子、补骨脂、五味子。

方中附子温阳散寒，人参甘温补气，两药配合既能温补肾中元阳，又能扶助脾中阳气；补骨脂温肾助火；五味子敛肾固肠；茯苓、甘草健脾和中，兼能助人参补气。

表 18-4　大便泄泻鉴别简表

分型		主症	兼症	舌脉	治法	主方
实证	寒邪伤中	大便溏泄，甚则水泻如注，多见于冬春季节	腹痛，肠鸣，恶寒，发热，但寒多热少	舌苔白，脉浮或缓滑	解表散寒，温中止泻	紫苏干姜汤
	湿邪伤中	大便溏薄，甚则水泻如注，多见于夏季湿盛之时	腹痛，肠鸣，头胀痛如裹，四肢酸重无力	舌苔白腻，脉濡滑	燥湿和中	羌活苍术汤
	暑邪伤中	大便溏稀，甚则水泻如注，多见于夏季炎热之时	腹痛，肠鸣，胸脘痞闷，或恶心	舌苔薄白腻或薄黄腻，脉多滑	祛暑调中	藿香黄连汤
	饮食伤中	大便溏泄，排出粪便有败卵气味，多见于暴饮暴食之后	脘腹胀痛，嗳腐，吞酸，不思饮食	舌苔浊腻，脉滑数或弦滑	消食导滞	保和丸

分型		主症	兼症	舌脉	治法	主方
虚证	脾胃虚弱	大便时溏时泻，但溏多于泻，粪便中夹有不消化食物，稍进油腻厚味，大便次数明显增加，病程多为长久	饮食少思，食后脘腹痞胀，面色萎黄，神疲乏力	舌质淡、苔薄白，脉多弱	补脾益胃	参苓白术散
	肝气乘脾	大便溏泄，时作时止，每因恼怒后加剧	胸胁胀满，腹痛，肠鸣，嗳气，食少	舌淡红少苔，或苔薄白，脉弦	抑肝扶脾	痛泻要方
	肾阳衰弱	大便泄泻，多见于黎明之前，便前脐腹作痛，肠中雷鸣，有急迫便意，便后腹中舒适，若无所苦	怯寒，神疲，四肢不温	舌质淡、苔薄白，脉沉细	温阳补肾，佐以健脾和中	四神丸

5. 大便脓血

大便脓血，是指便下黏冻脓血，或赤或白，或赤白相兼而言。本症是痢疾的主要症状之一。由于便下脓血，下时不爽，所以前人有"肠癖""滞下"等之称。本症初起多属湿热、积滞、气血失调；日久则多属于虚。

【症因】

（1）湿热壅滞：由于饮食不节或误食不洁之物，以及暑湿热毒侵入肠胃，壅滞于肠道，气血与病邪互结，化为脓血，而成本症。

（2）疫毒壅盛：由于疫毒侵袭，损伤肠胃，邪毒炽盛，内灼营血，肠膜血络损伤，而成本症。

（3）寒湿滞留：由于素体阳虚，寒湿内蕴，再加饮食不慎，过食生冷或不洁之物，致寒湿伤害肠胃，滞留肠道，肠中脂膜受伤，遂成本症。

（4）脾肾阳虚：多因便下脓血，治疗失当，迁延不愈，损伤脾肾阳气，而致大便脓血不已。

（5）正虚邪恋：多由便下脓血迁延日久，正气亏虚，病邪留恋，而致大便脓血、反复发作、时发时止、经久不愈。

【证治】

（1）湿热壅滞

症状：大便脓血黏冻，赤白相兼，病程较短，兼有腹中疼痛，里急后重，小便短赤，或有恶寒发热。舌苔黄腻，脉濡数或滑数。

分析：本证型可见于细菌性痢疾或急性肠炎等病。由于湿热积滞肠中，气血被阻，肠膜受伤，故大便脓血黏冻、赤白相兼；邪阻肠道，气机不畅，则腹中疼痛；积滞不化，则里急后重；湿热累及膀胱，则小便短赤；湿邪阻于肌表，则恶寒发热；舌苔黄腻、脉濡数或滑数则为湿热内阻，肠中脂膜损伤的征象。

治法：清热化湿，调气行血。

方药：五得汤。

五得汤（《罗氏会约医镜》）：当归、白芍、大黄、黄连、广木香。

方中当归、白芍和血缓痛；黄连清热解毒，兼能燥湿；大黄荡涤肠中积热；木香调气理肠。如湿重于热，泻下白多赤少，可加炮姜、白槿花温中化湿；热多于湿，泻下赤多白少，可加白头翁、秦皮清热祛湿。

若症势重者，可用芍药汤清热解毒，调气和血；若初起兼有表证，恶寒发热，头痛，骨楚，而大便脓血不甚者，可先用荆防败毒散疏散表邪；如表邪未罢，里热已盛，可用葛根芩连汤表里双解；兼夹食滞，大便痢下脓血不爽，腹痛拒按，可配合木香槟榔丸行气破滞、泄热通便。

芍药汤（《病机气宜保命集》）：黄芩、黄连、大黄、芍药、当归、槟榔、木香、甘草、肉桂。

方中三黄清热化湿，兼能解毒；芍药、当归和血缓痛；木香、槟榔调气破滞；肉桂温里行气，与当归配合，有活血和营之效；甘草利中益脾，与芍药相合，有缓急止痛之功。

木香槟榔丸（《儒门事亲》）：木香、青皮、陈皮、莪术、黄柏、槟榔、大黄、香附、牵牛子、黄连。

方中木香、青皮、陈皮、香附调气和中；槟榔破气化滞；莪术行血消积；黄连、黄柏清热燥湿；牵牛子、大黄攻积导下。

（2）疫毒壅盛

症状：大便脓血黏稠，次数频多，发病急骤，兼有高热寒战，心烦，口渴，腹中疼痛，或恶心呕吐，甚至未见便下脓血，先出现高热、昏迷及惊厥。舌红，苔黄，脉弦数。

分析：本证型可见于中毒性菌痢及暴发型溃疡性结肠炎等病。由于疫毒侵袭肠胃，肠中气血与邪互结，肠腑血络脂膜受伤，故大便脓血黏稠、次数频多；疫毒与正气相争，正欲推邪外出，邪欲入内伤正，因而高热寒战；邪热入营上扰于心，神失安宁，而为心烦不安；邪热伤津，则口渴；气血壅阻，则腹中疼痛；胃失和降，则恶心呕吐；疫毒致病骤急，肠中脓血未排出体外而邪毒已从火化，内陷心营，故未见泻下脓血而先出现高热、昏迷及惊厥；舌红、苔黄、脉弦数为疫毒侵袭，内灼营血的征象。

治法：清热解毒，凉血止痢。

方药：白头翁汤加银花炭、炒黄芩、牡丹皮、赤芍及马齿苋。

白头翁汤（《伤寒论》）：白头翁、黄连、黄柏、秦皮。

本方常用于治疗热痢，具有清化湿热、凉血解毒作用。方中白头翁凉血清热；黄连、黄柏清热燥湿，解毒坚阴；秦皮清热燥湿涩肠。若加金银花、黄芩、马齿苋、牡丹皮、赤芍可以加强清热解毒、凉血活血之功。如舌质红绛，苔燥无津，可加生地黄凉血滋阴。

若见恶心呕吐，可加用玉枢丹（吞服）和胃止呕；如兼高热，神昏，烦躁，谵语，可加用紫雪丹或安宫牛黄丸清热解毒、开窍安神；如病情急剧转化，由实热转为虚寒，出现四肢厥冷、脉象沉微，急用四逆加人参汤回阳救逆。

（3）寒湿滞留

症状：便下白色黏冻，或白色稀脓如稠水，病程较短，兼有脘腹痞胀，饮食少思，或腹中微有疼痛。舌苔白腻，脉濡缓。

分析：本证型可见于痢疾及肠炎等病。由于寒湿内阻，肠胃受伤，故便下白色黏冻或白色稀脓如稠水；寒湿停滞，非属虚证，因而病程较短；邪阻胃肠，气机不畅，运化失健，故脘腹痞胀、饮食少思、或腹中微有疼痛；湿淫于胃，邪随胃气上逆，因而舌苔白腻；邪客脉道，脉气失畅，故脉濡缓。

治法：散寒化湿，调气和中。

方药：圣术汤。

圣术汤（《罗氏会约医镜》）：干姜、白术、肉桂、陈皮。

方中干姜、肉桂温里散寒，白术健脾燥湿，陈皮调气和中。四药相合，有散寒化湿、调气和中之功，寒湿得化，气机畅通，虽无直接止痢之品，则便下黏冻自愈。如便下黏冻较剧，可加木香、白槿花调气理肠、燥湿收涩；兼有食滞，可加山楂、槟榔化食消积。

（4）脾肾阳虚

症状：便下白色稀脓如鱼脑，反复不愈，兼有神疲体倦，四肢不温，怯寒，腰酸或腹中略有疼痛。舌质淡，脉沉细无力。

分析：本证型往往多由其他证型治疗失当所致，可见于慢性痢疾或慢性肠炎等。由于脾肾阳虚，寒邪内停，运化无权，大肠传化失职，故便下白色稀脓如鱼脑、反复不愈；脾胃为后天之本，气血生化之源，五脏六腑、四肢百骸皆赖于所养，今脾胃虚弱，不能滋养脏腑和肌肉筋脉，故神疲体倦；脾肾阳气不足，不能敷布于外，故怯寒、四肢不温；腰为肾之府，肾虚则腰酸；寒凝气滞，肠腑不畅，因而腹中疼痛；舌质淡、脉沉细无力，属脾肾阳虚的征象。

治法：温中补虚。

方药：附子理中丸合四神丸。

若兼滑脱不禁，可配合桃花汤温中益脾，涩肠固滑；如兼脱肛不收，可配合三奇散补气升提。

此外，痢下日久不愈，伤及阴血，虚坐努责，午后潮热，舌红少苔，脉细数，可用驻车丸加减滋阴养血、清热化湿。

桃花汤（《伤寒论》）：赤石脂、干姜、粳米。

本方具有温中益脾，涩肠固滑的作用。适用于便下脓血，日久不愈，甚至滑脱不禁之症。方中赤石脂涩肠固滑；干姜温中散寒；粳米养胃益气，目前临床常以山药代替，疗效胜于粳米。

三奇散（《证治准绳》）：黄芪、枳壳、防风。

方中黄芪味甘性温，补益脾气；枳壳酸苦微寒，利气消滞，与黄芪配合一补一消，补而不壅滞，消而不伤正；防风辛甘性温，祛风化湿，升阳发表，与黄芪配合相畏而相使，既能升发脾气，又能祛肠中之风邪。三药配合，共奏益气升阳之功。

驻车丸（《备急千金要方》）：黄连、干姜、当归、阿胶。

方中黄连清热坚阴，兼能化湿；阿胶滋阴养血；当归和血止痛；干姜温中散寒，炒炭用兼能和血摄血。如阴虚甚者，去干姜，加白芍以增强益阴止痢之功。

（5）正虚邪恋

症状：大便脓血，日久不愈，时发时止，兼有腹中疼痛，里急后重，倦怠乏力。舌淡，苔腻，脉缓滑或虚弱。

分析：此证型多见于阿米巴痢疾或慢性非特异性溃疡性结肠炎及慢性肠炎等病。由于脾胃虚弱，湿热留恋，肠膜损伤，故大便脓血；日久不愈，时发时止，邪盛则发作，邪衰则暂停；邪阻肠胃，气机不畅，因而腹中疼痛、里急后重；脾胃亏损，气血不充，因而倦怠乏力；舌淡、脉虚弱，为脾胃虚弱之象；苔腻、脉缓滑，为湿邪内阻之征。

治法：健脾益胃，调气化湿。

方药：参术香连汤。

参术香连汤（《罗氏会约医镜》）：木香、黄连、人参、白术、甘草、茯苓、枳实。

方中人参、甘草补益脾气，白术、茯苓健脾祛湿，黄连清热燥湿，木香调气和中，枳实消痞化滞。

如脾阳不足，寒湿凝滞，遇寒即发，痢下白冻，脉沉者，可用温脾汤温补脾阳、攻逐冷积；若湿热偏盛，腹痛，里急后重，痢下赤白，可用五得汤合白头翁汤清热化湿、和血理肠。

表 18-5　大便脓血鉴别简表

分型	主症	兼症	舌脉	治法	主方
湿热壅滞	大便黏冻，赤白相兼，病程较短	腹中疼痛，里急后重，小便短赤，或恶寒发热	舌苔黄腻，脉濡滑或滑数	清热化湿，调气行血	五得汤
疫毒壅盛	大便脓血黏稠、次数频多，发病急骤	高热寒战，心烦口渴，腹中疼痛，或恶心呕吐，甚至未见下利先出现高热、昏迷、惊厥	舌红苔黄，脉弦数	清热解毒，凉血止痢	白头翁汤加银花炭、炒黄芩、牡丹皮、赤芍、马齿苋
寒湿滞留	便下白色黏冻，或白色稀脓如稠水，病程较短	脘腹痞胀，饮食少思，或腹中微有疼痛	舌苔白腻，脉濡缓	散寒化湿，调气和中	圣术汤
脾肾阳虚	便下白色稀脓如鱼脑，反复不愈，病程长久	神疲体倦，四肢不温，怯寒，腰酸，或腹中略有疼痛	舌质淡，脉沉细无力	温中补虚	附子理中丸合四神丸
正虚邪恋	大便脓血，日久不愈，时发时止	腹中疼痛，里急后重，倦怠乏力	舌淡苔腻，脉缓滑或虚弱	健脾益胃，调气化湿	参术香连汤

十九 | 小便失常类

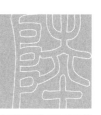

1. 小便短黄

小便短黄，是指小便量少、色黄或赤而言。本症可见于外感时病过程中的热化阶段，亦可见于内伤杂病中的虚热证候。在各种疾病过程中，本症虽非主症，但尿量多少和色泽在辨别证候之属热属寒中有较高的诊断价值。小便主要由膀胱所司，但其形成则与肾的气化、脾的运化、肺的通调水道和三焦的决渎作用等有关。如这些脏腑发生病变，即可出现小便色和量的失常。

【症因】

（1）膀胱湿热：由于湿热外邪侵袭于内，蓄结膀胱；或久居潮湿之地；或涉水冒雨，水湿内阻，久郁化热，湿热下注膀胱，遂成本症。

（2）小肠积热：多由寒邪或湿邪侵袭小肠，停滞不去，久郁化热；或湿热外邪直接侵犯小肠；或心热移于小肠，下干膀胱，而成本症。

（3）胃热壅盛：多由感受风寒或其他外邪，在表不散，化热入里，或素有湿热内蕴，复感外邪，内热受外邪所诱，遂成本症。

（4）肝胆湿热：多因湿热之邪阻于脾胃，久留不去，移于肝胆，或湿热外邪直接侵袭肝胆，肝胆湿热壅盛，下干膀胱，而成本症。

（5）肾阴不足：多因久病不愈，耗伤肾阴，或素体不足，肾阴虚少，虚火内动，累及膀胱，而成本症。

【证治】

（1）膀胱湿热

症状：小便短黄或短赤，兼有小腹疼痛，或小便频数，或排尿刺痛。舌红，苔黄，脉滑数。

分析：此证型可见于膀胱炎等病。由于湿热下注，蓄结膀胱，故小便短黄；若热甚于湿，则小便短赤；湿热互结于腑，水道分利失常，因而小便频数或排尿刺痛；湿邪内阻，腑气不和，则小腹疼痛；舌苔黄、脉滑数为湿热内盛，阻于膀胱的征象；舌红则为邪热扰及营血的现象。

治法：清热利湿。

方药：八正散。

八正散（《太平惠民和剂局方》）：车前子、川木通、瞿麦、萹蓄、滑石、甘草、栀子、大黄、灯心草。

本方是临床常用的清热泻火，利水通淋剂。方中车前子、木通、灯心草清火利水；瞿麦、萹蓄、滑石通淋散结；栀子、大黄通泻三焦之火；甘草甘缓和中，以护脾气；临床亦有用甘草梢，取其直达茎中，缓急止痛。如小腹疼痛剧者，可加川楝子、乌药调气缓痛；排尿不爽，茎中刺痛，可加石韦、琥珀通淋止痛。

（2）小肠积热

症状：小便短赤或短黄，兼有口舌生疮，心烦，或排尿刺痛。舌质红、苔黄糙，脉数。

分析：本证型可见于舌炎、口腔炎以及尿路感染等病。小肠主化物而分别清浊，邪热蕴结小肠，则分别清浊之职失常，故见小便短赤或短黄；心与小肠相表里，小肠之热循经累及于心，或心移热于小肠，故口舌生疮、心烦不安；邪热影响膀胱，则排尿刺痛；舌红、苔黄糙、脉数亦为小肠热盛，分别清浊失职的征象。

治法：清热利水。

方药：导赤散。

本方常用于心经热盛，或小肠实热所致的小便短赤、口舌生疮等。如心热极盛者，可加黄连清心泻火，亦可再加大黄导热下行；若兼时有尿血，可加车前子、小蓟、血余炭、阿胶清热利水、行血止血。

（3）胃热壅盛

症状：小便短黄，兼有口渴欲饮水，牙龈肿痛，口臭，或大便秘结。舌苔黄糙，脉滑数或沉实而数。

分析：此证型可见于急性热病中期阶段或牙周炎及口腔炎等病。由于胃中邪热炽盛，累及膀胱，故小便短黄；热灼胃津则口渴欲饮水，热邪循经而至齿龈则牙龈肿痛，胃热上熏于口则口臭，胃热下迫大肠则大便秘结；舌苔黄糙、脉滑数，为胃热壅盛之征；若脉见沉实而数，则为肠中有燥屎形成之象。

治法：清热泻火。

方药：清胃散。

本方既有清热泻火之功效，又有凉血滋阴的作用。临床常用于胃热壅盛，小便短黄，口臭，牙龈肿痛或牙龈溃烂出血等症。

若脾胃湿热，小便短黄，口燥口臭，舌上生疮，舌苔黄腻，脉滑数或濡数，可用泻黄散清热凉血、散火化湿；如胃热下行，大便秘结不通，小便短黄，可用调胃承气汤泄热通便；若上中二焦或上中下三焦积热，溲黄，便结，烦渴，面赤，口舌生疮，咽痛，衄血，可用凉膈散清热泻火、通便解毒。

泻黄散（《小儿药证直诀》）：藿香叶、栀子、石膏、防风、甘草。

方中石膏、栀子清脾胃积热，兼以凉血；藿香叶、防风化湿升阳，以取其"火郁发之"之意；甘草和中益脾，兼能调和诸药，生用还能清热泻火。

（4）肝胆湿热

症状：小便短黄或短赤，兼有口苦，胁痛，恶心呕吐，或寒热往来，或皮肤、巩膜发黄。舌苔黄腻，脉象弦数。

分析：此证型多见于急性胆囊炎、胆石症、肝炎及肝脓疡等病。由于湿热阻于肝胆，下注膀胱，故小便短黄或短赤；肝胆湿热内盛，累及脾胃，因而出现口苦、恶心呕吐；胁为肝之分野，肝胆受邪，气机失畅，故胁痛；邪阻少阳胆经，故寒热往来；湿热交蒸，胆汁外溢，因而皮肤、巩膜发黄；舌苔黄腻、脉象弦数，为肝胆湿热内盛的征象。

治法：泻肝清胆，泄热利湿。

方药：龙胆泻肝汤。

本方为清泄肝胆湿热之剂。适用于肝胆湿热，口苦，胁痛，目赤，小便短赤等症。

如黄疸明显者，宜用茵陈蒿汤清湿热、退黄疸；若寒热往来甚者，可用小柴胡汤和解少阳；胆经邪热未解，而又热入胃肠，寒热往来，脘腹满胀，溲赤，便结，可用大柴胡汤外解少阳、内泄热结。

（5）肾阴不足

症状：小便短黄，兼有腰酸，膝软，头晕，耳鸣，口干，咽痛，五心烦热，梦中遗精。舌红少苔，脉细数。

分析：此证型可见于神经衰弱、结核病及肾盂肾炎等病。由于肾阴不足，虚火内扰，故小便短黄；肾中精血不足，下不能强腰健膝，上不能滋养于脑，因而腰酸膝软、头晕耳鸣；真阴亏耗，虚热扰动，而为口干咽痛、五心烦热、梦中遗精；舌红少苔、脉细数，为阴亏火旺的明证。

治法：滋阴降火。

方药：知柏地黄丸。

如兼脾气不足者，可用三才封髓丹滋阴降火、补气益脾。

表 19-1　小便短黄鉴别简表

分型	主症	兼症	舌脉	治法	主方
膀胱湿热	小便短黄或短赤	小腹疼痛，或小便频数，或排尿刺痛	舌红苔黄，脉滑数	清热利湿	八正散
小肠积热	小便短赤或短黄	口舌生疮，心烦，或排尿刺痛	舌质红、苔黄糙，脉数	清热利水	导赤散
胃热壅盛	小便短黄	口渴欲饮水，牙龈肿痛，口臭，或大便秘结	舌苔黄糙，脉滑数	清热泻火	清胃散
肝胆湿热	小便短黄或短赤	口苦，胁痛，恶心呕吐，或寒热往来，或皮肤巩膜发黄	舌苔黄腻，脉弦数	泻肝清胆，泄热利湿	龙胆泻肝汤
肾阴不足	小便短黄	腰酸，膝软，头晕，耳鸣，口干，咽痛，五心烦热，梦中遗精	舌红少苔，脉细数	滋阴降火	知柏地黄丸

2. 小便清长

小便清长，是指小便色清量多，排尿时无灼热或刺痛感而言。《素问·至真要大论》提出"诸病水液，澄澈清冷，皆属于寒"，说明小便清多属于寒证。本症一般不作为主症，但对辨别寒证与热证有较重要的意义。

【症因】

（1）寒袭膀胱：由于寒邪直接客于膀胱，或寒湿中阻，下移于膀胱，气化失常，因而发生本症。

（2）下元虚寒：多因素体阳虚，肾中真阳不足，寒邪内停，膀胱虚冷，故产生本症。

【证治】

（1）寒袭膀胱

症状：突然小便清长，兼有恶寒，骨节酸楚，小腹胀或隐痛。舌苔薄白，脉浮或沉。

分析：寒邪客于膀胱，气化失常，约束水液失职，故突然小便清长；邪阻肌表筋骨，因而恶寒、骨节酸楚；寒邪阻于膀胱，气机不畅，故小腹胀或隐痛；舌苔薄白，为寒邪停滞的征象；脉浮为寒邪由表入腑，表证未罢之征；脉沉为寒邪内盛，表证已罢之象。

治法：温腑散寒。

方药：吴茱萸丸。

吴茱萸丸（《圣济总录》）：吴茱萸、蜀椒、干姜。

本方取干姜温中散寒，以散诸经寒邪；吴茱萸温中散寒，暖肝开郁，畅肾中之真阳，降胃中之浊阴；蜀椒温中散寒，除寒湿，通三焦，缩小便。三药合用，具有温肾暖脬、化阴凝为阳和之功。如表证明显，可加麻黄、防风散寒解表；小腹胀痛较剧，可加乌药、小茴香调气缓痛。

若兼腰以下冷痛，身重腹痛，可用甘姜苓术汤散寒祛湿、温中健脾。

（2）下元虚寒

症状：小便清长，多见于年老体弱者，兼有精神衰疲，怯寒，四肢不温，腰膝酸软无力。舌淡，脉沉细、尺部弱。

分析：肾阳亏弱，命门火衰，膀胱虚寒，气化无权，不能约束水液，故小便清长；肾为先天之本，真阴真阳寄寓其中，肾阳不足，命门火衰，内不能暖脏腑，外不能温肌肤，因而精神衰疲、怯寒、四肢不温；肾虚外府不坚，足膝不健，故腰膝酸软无力；肾阳衰弱，阴寒偏盛，故见舌淡、脉沉细而尺部弱。

治法：温肾缩尿。

方药：八味补骨脂丸。

八味补骨脂丸（《圣济总录》）：补骨脂、巴戟天、桑螵蛸、菟丝子、牛膝、熟地黄、干姜、枳壳。

方中补骨脂、巴戟天温肾壮阳，强筋坚骨；桑螵蛸、菟丝子补肾益肝，固精缩尿；熟地黄、牛膝补益肝肾，滋养精血；干姜温里散寒；枳壳消积散痞，调和气机。

如肾阳虚弱，命门火衰极者，可用右归丸温补元阳、益火消阴，亦可配缩泉丸增强缩尿作用。

缩泉丸（《妇人大全良方》）：益智仁、乌药、山药。

方中益智仁温补脾肾，固精涩尿；乌药温肾暖脬，调气散结；山药健脾益肾，辅助益智仁固精气、涩小便。

表 19-2　小便清长鉴别简表

分型	主症	兼症	舌脉	治法	主方
寒袭膀胱	突然小便清长	恶寒，骨楚，小腹胀或隐痛	舌苔薄白，脉浮或沉	温脬散寒	吴茱萸丸
下元虚寒	小便清长，多见于年老体弱者	精神衰疲，怯寒，四肢不温，腰膝酸软无力	舌淡，脉沉细，尺弱	温肾缩尿	八味补骨脂丸

3. 小便频数

小便频数，是指小便次数频繁，尿量或少或多不一，排尿时无尿道刺痛感而言。其症有因外邪侵袭，有因脏腑失调或虚损所致。两者常相互作用，互为因果。消渴病，亦见小便频繁，但以三多为特征，即除多尿外，并见多饮、多食，而非仅见小便频数，本篇不予讨论。

【症因】

（1）膀胱湿热：多由冒雨涉水；或久居潮湿之地；或水中作业，湿邪停滞，久郁化热，湿热蕴结膀胱，因而形成本症。

（2）肝气郁结：足厥阴肝经，循阴器，抵小腹，与膀胱甚近。如恼怒伤肝，肝失条达，疏泄之职失常，累及膀胱，而引起本症。

（3）中气虚弱：由于素体亏弱，脾气不足，或湿邪内阻，损伤脾气，致脾虚气陷，不能缩尿，遂形成本症。

（4）肾阴不足：多由素体阴精不足，或湿热蕴结下焦，迁延不愈，损伤肾阴，膀胱蓄热而成本症。

（5）肾阳衰弱：多因肾阳素虚，命门火衰，或久病不愈，损伤肾阳，膀胱虚寒，则产生本症。

【证治】

（1）膀胱湿热

症状：小便频数，尿量不多，排尿时尿道有灼热感，兼有小腹疼痛。舌苔薄黄，脉来滑数。

分析：此证型可见于膀胱炎等病。由于湿热蕴结膀胱，不能主藏尿液，故小便频数；邪从火化，火灼膀胱、溺道，因而尿量不多，排尿时尿道有灼热感；膀胱气机不畅，故小腹疼痛；湿热阻于膀胱，故见舌苔薄黄、脉象滑数。

治法：清热利湿。

方药：八正散。

如小腹剧痛者，可加乌药、川楝子调气缓痛。

（2）肝气郁结

症状：小便频数，尿量不多，常随情志变化而改变，兼有少腹胀痛，或两胁肋胀满不舒。舌苔薄白或薄黄，脉弦滑。

分析：此证型可见于尿路感染等病。由于肝气郁结，疏泄之职失常，累及膀胱，故小便频数；膀气不畅，尿液不能尽出，故尿量不多；少腹与两胁均为肝经循行之处，肝气郁结，气机被阻，因而少腹胀痛、两胁肋胀满不舒；肝气郁结，气机阻滞，故脉见弦滑；舌苔薄白为肝气郁结，化热不甚之征；若苔薄黄，则为肝气郁结化热明显之象。

治法：疏肝解郁，佐以清热泻火。

方药：丹栀逍遥散。

如小便频数，茎中觉热，可加车前子、川木通利水清热；若兼瘀热阻滞，小腹痛剧者，可加桃仁、延胡索、大黄之类活血祛瘀、泄热破滞。

（3）中气虚弱

症状：小便频数，尿量或多或少不一，劳倦时症势加甚，兼有面色㿠白，小腹坠胀，神疲乏力。舌质淡，苔多净，脉虚弱无力。

分析：本证型可见于尿路感染及肾盂肾炎等病。由于脾气下陷，损及膀胱，故小便频数、尿量多少不一、劳倦时症势加甚；脾气虚弱，气血来源不足，不能外荣于面，内养脏腑，因而面色㿠白、神疲乏力；中气下陷，升举无权，故见小腹坠胀；舌质淡而苔净、脉来虚弱属中气虚弱，营血亏少的征象。

治法：补益中气。

方药：补中益气汤。

本方对于中气下陷所致的小便频数等有卓效。如小便频数反复不止，可酌加桑螵蛸、益智仁固涩小便；若兼脾阳虚弱，大便溏泄，四肢不温，可加附子、干姜温振脾阳。

（4）肾阴不足

症状：小便频数，尿量不多，兼有形体瘦弱，腰膝酸软，手足心热，午后潮热，两颧发红。舌红而光，脉象细数。

分析：本证型可见于肾盂肾炎等病。由于肾阴不足，膀胱蓄热，不能主藏尿液，故小便频数、尿量不多；精血不足，骨肉失养，因而形体瘦弱、腰膝酸软；阴亏于内，虚火炎外，故见午后潮热、手足心热、两颧发红；肾阴不足，虚热旺盛，则舌红而光、脉象细数。

治法：滋肾降火。

方药：知柏地黄丸。

本方滋阴降火，退热除蒸。适用于肾阴不足，虚火内扰之小便频数或赤涩等症状。

如肾阴亏损，虚火不旺，可用左归饮滋补肾阴；若阴虚及阳，真阴真阳不足，可用左归丸滋阴济阳、益精填髓。

（5）肾阳衰弱

症状：小便频数，尿量较多，夜间尤甚，兼有面色苍白，精神衰疲，四肢不温，或下肢浮肿。舌淡，苔白，脉象微弱。

分析：本证型可见于神经衰弱、慢性肾炎及慢性肾上腺皮质功能减退等病。由于肾阳虚弱，命门火衰，膀胱气化无力，不能制约尿液，故小便频数、尿量较多、夜间尤甚（此为本证型的特征）；阳衰于内，阴盛于外，因而面色苍白、四肢不温；元阳不足，不能温养脏腑和肌肉筋脉，而为精神衰疲；命门火衰，阴寒盛于下焦，故下肢浮肿；舌淡、苔白、脉象微弱，为阳衰阴盛的征象。

治法：温补肾阳。

方药：右归丸。

本方温补元阳，益火济阴。适用于元阳不足，命门火衰之小便频数。

如兼夜间遗尿，或泄精不止，可用肉苁蓉丸温补肾腑、固精缩尿。

肉苁蓉丸（《圣济总录》）：肉苁蓉、鹿茸、附子、萆薢、龙骨、山茱萸、补骨脂。

方中鹿茸（亦可用鹿角或鹿角胶代替）补精髓，壮元阳；肉苁蓉、山茱萸、补骨脂温补肾阳，固精涩尿；附子壮肾阳，暖膀胱；龙骨涩精固尿；萆薢利湿化浊，宣通茎道。

表 19-3　小便频数鉴别简表

分型		主症	兼症	舌脉	治法	主方
实证	膀胱湿热	小便频数，尿量不多，排尿时茎中觉热	小腹疼痛	舌苔薄黄，脉滑数	清热利湿	八正散
	肝气郁结	小便频数，尿量不多，常随着情志的变化而改变	少腹胀痛，或两胁肋胀满不舒	舌苔薄白或薄黄，脉弦滑	疏肝解郁，佐以清热泻火	丹栀逍遥散
虚证	中气虚弱	小便频数，尿量或多或少不一，劳倦时症势加甚	面色㿠白，小腹坠胀，神疲乏力	舌淡苔净，脉虚弱	补益中气	补中益气汤
	肾阴不足	小便频数，尿量不多，病程较长	形体瘦弱，腰膝酸软，手足心热，午后潮热，两颧发红	舌红而光，脉细数	滋肾降火	知柏地黄丸
	肾阳衰弱	小便频数，尿量较多，夜间尤甚	面色苍白，精神衰疲，四肢不温，或下肢浮肿	舌淡苔白，脉微弱	温补肾阳	右归丸

4. 小便刺痛

小便刺痛，是指排尿时尿道刺痛为主要症状而言。本症常见于淋证。前人根据不同伴随症状，分为七淋（石淋、气淋、膏淋、劳淋、热淋、血淋、寒淋）、五淋（即七淋删去热淋、寒淋）。临床所见除五淋外，较多见湿热淋。淋证虽有不同类型，但常相互转化，如石淋可转为血淋，石淋、血淋、气淋、膏淋迁延不愈可成为劳淋等。

【症因】

（1）湿热淋：多由过食肥甘厚味，或嗜食辛辣之品，湿热中阻，下迫膀胱，尿道受累，而成本症。

（2）石淋：多由湿热蕴结膀胱，煎熬尿液，日积月累，酿成砂石，影响小便排出，或排出砂石时，遂成本症。

（3）血淋：多由湿热蓄结膀胱，或心火累及膀胱，损伤阴络，血不循经，则成本症。

（4）气淋：由于情志不畅，愤怒伤肝，肝郁化火，气火扰及膀胱而成本症。

（5）膏淋：多因湿热阻于膀胱，损及于肾，气化不利，不能制约脂液，遂成本症。

（6）劳淋：多因脾肾素虚；或劳倦伤脾；或房劳失精；或上述诸淋，未及时治疗，迁延不愈，而成本症。

【证治】

（1）湿热淋

症状：小便刺痛，尿量不多，兼有尿频、尿急，或腰酸，小腹疼痛。舌苔黄，脉濡数。

分析：此证型可见于泌尿系统感染等病。由于湿热蕴结膀胱，溺道受累，故小便刺痛；邪阻膀胱，不能主藏尿液，因而尿频；热灼腑溺道而为尿急；肾与膀胱相表里，膀胱湿热累及于肾，腰府受伤，故腰酸；膀胱气机不畅，因而小腹疼痛；舌苔黄、脉濡数，为湿热内阻的证据。

治法：清热渗湿，通淋利尿。

方药：八正散。

如兼心肝火旺，口苦，心烦，舌尖糜烂，可用《太平惠民和剂局方》五淋散清热泻火，利水通淋。

五淋散（《太平惠民和剂局方》）：木通、滑石、甘草、栀子、赤芍、茯苓、淡竹叶、茵陈。

《太平惠民和剂局方》五淋散有两方，按原书先后排列，此为第二方。方中川木通、淡竹叶降心火，利小便；滑石、甘草、茯苓利水通淋；栀子、茵陈清肝泻火；赤芍活血和血。诸药合之，有清热泻火、利水通淋的作用。

（2）石淋

症状：小便刺痛，尿中夹有砂石，或突然排尿中断，兼有腰疼，腹痛，甚则腰腹部绞痛。舌苔多黄，脉滑数。

分析：此证型可见于泌尿系统结石等病。由于湿热结成砂石，阻于膀胱或溺道，故小便刺痛、尿中夹有砂石；砂石阻滞膀胱出口，因而突然排尿中断；砂石留伏肾与膀胱，络脉受伤，瘀血与砂石互结，气机被阻，因而腰痛或腹痛，甚则腰腹部绞痛；舌苔黄、脉滑数，为湿热内聚膀胱之征，但亦有苔不黄、脉不数等内热不盛之候。

治法：消石通淋。

方药：三金汤。

三金汤（上海中医药大学附属曙光医院协定处方）：金钱草、冬葵子、海金沙、石韦、瞿麦、生鸡内金。

方中金钱草消石清热；冬葵子、海金沙、石韦消石通淋，清热利水；瞿麦通淋利水，兼能活血破瘀；生鸡内金消石缩尿。

如迁延不愈，瘀热内阻，小便淋漓涩痛，可用《太平惠民和剂局方》五淋散。

五淋散（《太平惠民和剂局方》）：赤茯苓、当归、甘草、赤芍、栀子。

此为《太平惠民和剂局方》第一方。方中赤茯苓清热利水；当归养血和血；赤芍活血祛瘀；栀子清热泻火；甘草甘缓和中，如用甘草梢又能直达茎中止痛。五药合用，具有清热通淋、活血祛瘀的功效。

（3）血淋

症状：小便刺痛，尿血紫红，或尿中夹有血丝血块，兼有小腹疼痛，腰部酸楚，或心烦不安。舌尖红或糜烂，苔黄，脉数有力。

分析：此证型可见于泌尿系统感染、结石或肾盂肾炎等病。由于湿热阻于膀胱，阴络受伤，故小便刺痛、尿血紫红（若小便不痛为尿血），或尿中夹有血丝血块；小腹为膀胱所居之处，腰部为肾之府区，今邪热阻于膀胱与肾，脬气不畅，腰络不舒，故小腹疼痛、腰部酸楚；而心烦不安、舌尖红或糜烂，则为心火旺盛所致；苔黄、脉数有力为湿热内阻，热甚于湿的外候。

治法：清热通淋，凉血止血。

方药：八正散合小蓟饮子。

若瘀血内阻明显者，可配合血尿方以祛瘀止血、清热利湿。

血尿方（上海中医药大学附属曙光医院协定处方）：大生地黄、仙鹤草、茅术、茯苓、知母、小蓟、杜红花、蒲黄、甘草、黄柏。

方中大生地黄、知母、黄柏滋阴清热；仙鹤草、小蓟、红花、蒲黄活血止血；茯苓渗湿利水；甘草和中益脾；茅术燥湿健脾。诸药相合，有祛瘀止血、清热利湿之功。

（4）气淋

症状：小便涩滞刺痛，常随情志变化增剧或减轻，兼有少腹胀痛，或胁肋隐痛。舌苔薄白，脉沉弦或弦滑。

分析：本证型可见于泌尿系统感染等病。由于肝气郁结，疏泄之职失常，累及膀胱，故小便涩滞刺痛；情志不畅，肝气郁结加甚，则小便涩滞刺痛增剧；情志舒畅，肝气郁结缓解，则小便涩滞刺痛轻减；厥阴肝经循行于少腹及胁肋等处，今肝气郁结，经气运行不畅，故少腹胀痛、胁肋隐痛；舌苔薄白、脉沉弦或弦滑，属肝郁气滞的征象。

治法：调气通淋。

方药：沉香散。

气滞甚者，加青皮、乌药以增强调气化滞之功；若气郁化火而火邪甚者，可加牡丹皮、栀子清肝泻火。

（5）膏淋

症状：小便刺痛，尿色混浊如米泔，或有滑腻之物，兼有小腹作胀，腰部酸楚。舌红，苔腻，脉细数。

分析：本证型可见于乳糜尿等病。由于湿热下注，聚于膀胱，累及于肾，气化不行，不能制约脂液，故小便刺痛、尿色混浊如米泔、或有滑腻之物；小腹作胀、腰部酸楚为湿热蕴结，胂气不和，腰络受伤所致；舌红、苔腻、脉细数为湿热内盛，耗伤肾阴的征象。

治法：清热利湿，滋肾理胂。

方药：萆薢饮。

萆薢饮（《医学心悟》）：萆薢、文蛤粉、石韦、车前子、茯苓、灯心草、莲子肉、石菖蒲、黄柏。

方中萆薢利水化浊；石韦、车前子通淋利水；莲子肉清心火，固肾精；文蛤粉清热止渴，通利小便；茯苓、灯心草渗湿通淋，交通心肾；石菖蒲开窍通淋；黄柏清热泻火。如小便刺痛不甚，为肾虚不能固摄脂液，可加莲须、芡实、金樱子、山药之类收涩精气。

（6）劳淋

症状：小便刺痛，痛而不甚，淋漓不断，缠绵难愈。兼有精神不足，腰膝酸软，少气，懒言，脉多虚弱；或兼有面色苍白，手足不温，舌淡，苔白滑，脉微弱；或兼有面色潮红，五心烦热，舌红，脉细数；或兼有小腹坠胀，大便时小便点滴不净，舌淡，脉虚弱。

分析：本证型多见于泌尿系统感染及慢性肾盂肾炎等病。由于脾肾虚弱，肾不能主水，脾不能主运，水湿内阻，分利无权，故小便刺痛、痛而不甚、淋漓不断、缠绵难愈；脾肾虚弱，精气来源不足，不能滋养脏腑骨脉，则精神不足、脉来虚弱；肾虚则腰膝酸软，脾虚则少气、懒言。若肾阳虚，则面色苍白、手足不温、舌淡、苔白滑、脉微弱；如肾阴不足，则面色潮红、五心烦热、舌红、脉细数；若脾气下陷，则兼有小腹坠胀、大便时小便点滴不净、舌淡、脉虚软。

治法：肾阳虚弱者，当温补肾阳；肾阴不足者，宜滋补肾阴、兼降虚火；脾气下陷者，宜补益中气、升举下陷。

方药：肾阳虚弱者，宜用右归丸；肾阴不足者，宜用知柏地黄丸；脾气下陷者，宜用补中益气汤。

表 19-4　小便刺痛鉴别简表

分型	主症	兼症	舌脉	治法	主方
湿热淋	小便刺痛，尿量不多	尿频，尿急，或腰酸，小腹疼痛	舌苔黄，脉濡数	清热渗湿，通淋利尿	八正散
石淋	小便刺痛，尿中夹有砂石，或突然排尿中断	腰疼腹痛，甚则腰腹绞痛	舌苔多黄，脉多滑数	消石通淋	三金汤
血淋	小便刺痛，尿血紫红，或尿中夹有血丝血块	小腹疼痛，腰部酸楚，或心烦不安	舌尖红或糜烂、苔黄，脉数有力	清热通淋，凉血止血	八正散合小蓟饮子
气淋	小便涩滞刺痛，常随情志变化而增剧或减轻	少腹胀痛，或胁肋隐痛	舌苔薄白，脉沉弦或弦滑	调气通淋	沉香散
膏淋	小便刺痛，尿色混浊如米泔，或有滑腻之物	小腹作胀，腰部酸楚	舌红、苔腻，脉细数	清热利湿，滋肾理脾	萆薢饮
劳淋	小便刺痛，痛而不甚，淋漓不断，缠绵难愈	精神不足，腰膝酸软，少气懒言	舌苔多净，脉多虚弱	补益脾肾	肾阳虚弱者，宜用右归丸；肾阴不足者，宜用知柏地黄丸；脾气下陷者，宜用补中益气汤

5. 小便余沥

小便余沥，是指小便后点滴余沥，或小便时尿出无力，点滴不尽而言。本症可见于肾气不足，膀胱失约；或中气下陷，胳气受伤的证候，但以肾气不足较为多见。

【症因】

（1）肾气虚弱：多由久病肾阴不足；或房事太过，耗伤精血，损及肾阳，气化不及，膀胱失约；或年老体弱，肾阳虚衰，气化无权，而成本症。

（2）中气下陷：由于劳逸失调，或思虑过度，脾气受伤，气虚下陷，损及膀胱气化，不能约束水液，形成此症。

【证治】

（1）肾气虚弱

症状：小便余沥不净，每于气候寒冷之时加剧，兼见面色苍白或黧黑，神疲，怯寒，腰膝无力。舌质淡，脉沉细、尺部弱。

分析：肾气虚弱，气化不及，膀胱制约尿液无权，故小便余沥不净；冬季阴盛阳伏，阴气胜于阳气，故每于气候寒冷之时加剧；肾元虚弱，外不能温煦肢体，内不能充养脏腑，故见神疲怯寒、腰膝无力；肾中阳气虚衰则面色苍白，肾中元阴元阳俱虚则面色黧黑；舌质淡、脉沉细尺弱，是为肾气虚弱的征象。

治法：温补肾气，固脬涩尿。

方药：菟丝子丸。

菟丝子丸（《严氏济生方》）：菟丝子、肉苁蓉、牡蛎、附子、五味子、鹿茸、鸡内金、桑螵蛸、益智仁、乌药、山药。

本方温补肾阳，固涩下元。适用于肾阳不足，下元不固，小便余沥，腰膝无力，神疲，怯寒等症。方中菟丝子、肉苁蓉温补肾阳，固精涩尿；鹿茸（亦可用鹿角或鹿角胶）补精髓，壮元阳；附子补火回阳，兼能散寒逐湿；牡蛎、五味子固精气，敛真阴；益智仁、山药益肾固精，健脾祛湿；桑螵蛸、鸡内金固脬缩尿；乌药调气暖脬。如肾中精血虚甚者，可加熟地黄、山茱萸滋补阴血、收涩精气。

（2）中气下陷

症状：小便余沥不净，每因劳倦转甚，或常有尿意，兼有倦怠乏力，少气懒言，小腹坠胀。面色㿠白，舌淡嫩，脉虚弱。

分析：中气下陷，累及膀胱，小便余沥不净，每因劳倦转甚，或常有尿意；气血相依，气虚则血亦虚，不能荣色充脉，故出现面色㿠白、舌淡嫩、脉虚弱；脾虚则气血来源不足，脏腑、筋脉及肌肉失于濡养，因而倦怠乏力、少气、懒言；气虚于下，升举无权，因而小腹坠胀。

治法：补气升陷。

方药：举中汤。

举中汤（作者拟方）：炙黄芪、炒党参、炙升麻、炒山药、芡实、桑螵蛸、乌药、金雀根、覆盆子。

方中重用黄芪、金雀根补益中气为主；炒党参、炒山药、芡实健脾益气，固精缩尿；升麻升举清阳，与黄芪、金雀根、党参等配伍，以举下陷、提中气；桑螵蛸、覆盆子收涩精气，固缩尿液；乌药温脬和中涩尿。

若脾肾两虚，可用固脬汤健脾益肾、固脬缩尿。

固脬汤（《沈氏尊生书》）：桑螵蛸、黄芪、山茱萸、沙苑子、当归、白芍、茯神、茺蔚子、升麻、羊脬（煎汤代水）。

方中黄芪补益中气，与升麻相合，能提升气陷；山茱萸、沙苑子补肾益肝，收涩精气；桑螵蛸固精缩尿；当归、白芍养血敛阴；茺蔚子与当归配伍，能活血行瘀、通畅经脉；茯神补脾渗湿，宁心安神；羊脬补益膀胱，并能引诸药入膀胱。

表 19-5　小便余沥鉴别简表

分型	主症	兼症	舌脉	治法	主方
肾气虚弱	小便余沥不净，每于冬季气候寒冷之时加剧	面色苍白或黧黑，神疲，怯寒，腰膝无力	舌质淡，脉沉细、尺部弱	温补肾气，固脬涩尿	菟丝子丸
中气下陷	小便余沥不净，每因劳倦转甚，或常有尿意	面色㿠白，倦怠乏力，少气，懒言，小腹坠胀	舌淡嫩，脉虚弱	补气升陷	举中汤

6. 小便失禁

小便失禁，是指小便不能控制，自行排出而言。醒时小便失禁，不能自行控制，或滴沥而下不断，常于白天发生，见于病后体弱者和老年人；睡中遗尿，于熟睡后尿液流出，醒来始觉，多见于儿童。两者均以膀胱与肾脏虚寒为主要病变。《诸病源候论》指出"此由膀胱虚冷，不能约于水故也""夫人有于眠睡不觉尿出者，是其禀质阴气偏盛，阳气偏虚者，则膀胱肾气俱冷，不能温制于水"，但亦有与肺、脾、心等脏腑病变有关。

【症因】

（1）小便不禁：多由房事过度，肾精亏耗，损及肾阳；或病后体弱，精血空虚，肾气不足；或年老肾阳衰弱，下元不固；或思虑劳倦，损伤脾肺，致膀胱不能约束尿液。其症一般以脏腑阳气不足为主，但亦有肾阴亏耗，膀胱蓄热，不能贮藏尿液而成本症。

（2）睡中遗尿：简称遗尿，或称尿床。此症指四岁以上儿童，睡中经常遗尿。其因多由肾气不充，下元失固所致；过度疲倦，或精神激动太过，偶尔遗尿，则非全属病态。成年患者除童年时未根治者外，多因肾气素虚；或病后体亏，肾气虚弱；或年老肾阳衰少，膀胱失约所致。同时，此症亦与心、脾有关，故有脾肾同虚和心肾失济之分。

【证治】

（1）小便不禁

症状：小便不能自制，滴沥不绝，甚至在劳动或行走时尿液亦能流出，兼有头晕，耳鸣，腰酸膝软，精神衰疲，怯寒，四肢不温。舌质淡，脉沉弱。

分析：肾阳不足，不能温煦膀胱以约束尿液，故小便不禁、滴沥不绝，甚至劳动或行走时尿液亦能流出；肾中元阴、元阳不足，上不能养脑聪耳，则头晕、耳鸣；下不能强腰健膝，则腰酸膝软；而精神衰疲、怯寒、肢冷，为精亏阳虚所致；舌质淡、脉沉弱为肾阳不足，膀胱虚冷的征象。

治法：温肾暖脬，固缩尿液。

方药：巩堤丸。

巩堤丸（《景岳全书》）：熟地黄、菟丝子、五味子、益智仁、补骨脂、附子、白术、茯苓、韭子、山药。

本方温补肾脬，固精缩尿。适用于肾气虚弱，小便不禁，滴沥不断及睡中遗尿者。方中附子温肾暖脬、驱除寒邪；菟丝子、补骨脂、韭子温补肾气，固缩尿液；熟地黄滋养精血，五味子收涩精气；益智仁、山药、白术、茯苓健脾益肾，兼能涩尿。

若脾肾同虚，可配用举中汤补益脾气、升提缩尿；如肾阴不足，膀胱蓄热，小便不能自禁，量少色黄，舌红，脉细数，则用缩尿地黄汤滋阴降火、清脬缩尿。

缩尿地黄汤（作者拟方）：熟地黄、生地黄、生山药、山茱萸、生白芍、桑螵蛸、石莲肉、菟丝子、炒知母、炒黄柏。

方中生地黄、熟地黄滋阴养血；山茱萸、生白芍补益肝肾，收涩精气；山药健脾益肾，兼能缩尿；石莲肉益肾清脬；桑螵蛸、菟丝子补肾涩尿；知母、黄柏滋肾阴，降虚火。

（2）睡中遗尿

症状：睡中遗尿，醒后始觉，兼有面色无华，形体瘦弱，精神不足，腰膝酸软无力。舌淡、苔白，脉象弱。

分析：肾虚脬冷，心阳不振，神失所主，故睡中遗尿、醒后始觉；脾肾虚弱，脾虚则不能化生气血，充盈肌肤，故出现面色无华、形体瘦弱；肾虚则不能主骨藏精，故见精神不足、腰膝酸软无力；舌淡、脉象弱为脾肾气虚之征，苔白为寒邪内阻之象。

治法：固肾缩尿，益心补脾。

方药：桑螵蛸散。

桑螵蛸散（《本草衍义》）：桑螵蛸、龟板、龙骨、人参、茯神、石菖蒲、远志、当归。

方中桑螵蛸、龙骨补肾涩精，固脬缩尿；人参补益元气；茯神、石菖蒲、远志益心宁神；当归养血和营；龟板滋肾益阴。如脾气虚甚欲陷者，酌加黄芪、升麻之类补气升陷。

若夹热者，可配用闭泉丸清热敛阴、益肾涩尿；如肾阳衰弱，下元不固，可用螵蛸丸温涩下元。

闭泉丸（《沈氏尊生书》）：益智仁、茯苓、白术、白蔹、栀子、白芍。

方中益智仁、白术健脾益肾，固缩小便；茯苓健脾和中，宁心安神；白蔹、栀子清泄内热；白芍养阴敛精。

螵蛸丸（《类证治裁》）：桑螵蛸、鹿茸、黄芪、牡蛎、赤石脂、人参、山药。

方中鹿茸（亦可用鹿角片或鹿角胶）壮元阳，补精髓；人参（可用党参）、黄芪补益元气；桑螵蛸、牡蛎、赤石脂固精涩尿；山药补脾益肾，兼能收涩精气。

表 19-6　小便失禁鉴别简表

分型	主症	兼症	舌脉	治法	主方
小便不禁	小便不能自制，滴沥不绝，甚至劳动或行走时尿液亦能流出	头晕，耳鸣，腰酸膝软，精神衰疲，怯寒，四肢不温	舌质淡，脉沉弱	温肾暖膀，固缩尿液	巩堤丸
睡中遗尿	睡中尿液窃出，醒后始觉	面色无华，形体瘦弱，精神不足，腰膝酸软无力	舌淡苔白，脉象弱	固肾缩尿，益心补脾	桑螵蛸散

7. 小便不畅

小便不畅，是指排尿困难，甚则小便闭塞不通，但无溺道刺痛感觉等而言。此症又称癃闭：癃为小便不利，排尿不爽，尿液点滴而出；闭为小便不通，小便欲解不得解，闭塞不通。《类证治裁》说："闭者小便不通，癃者小便不利。"因两者互有联系，不能截然分割，所以临床多合称为癃闭。本症病位虽在膀胱，但排尿须赖三焦的气化，如上焦之气不化，则肺气不能通调水道，下输膀胱，即所谓"上窍闭而下窍亦塞"；中焦之气不化，则脾之运化失常，累及膀胱，所谓"脾病则九窍不通"；下焦之气不化，因命门火衰，无阳则阴无以化；或肾与膀胱俱热，无阴则阳无以化，均会出现小便不利或不通。

【症因】

（1）膀胱积热：由于湿热中阻，下注膀胱，或肾热移于膀胱，水热互结，分利失常，因而形成本症。

（2）肺热壅阻：肺为水之上源，热邪壅阻于肺，通调水道失职，不能下输于膀胱，从而引起本症。

（3）肝郁气滞：由于情志不畅，肝气郁结，影响三焦决渎功能，致水液运行失常，发生本症。

（4）溺道淤塞：多因跌仆损伤，瘀血阻于溺道，或房事太过，瘀血败精，停留溺道，产生本症。

（5）脾气不足：多由素体虚弱，脾气亏损，升运无权，损及下焦气化，排尿失常，引起本症。

（6）肾气虚弱：多因年老肾阳不足，命门火衰，或素体虚弱，肾气亏损，气化无权，丧失排尿之职，遂成此症。

【证治】

（1）膀胱积热

症状：小便不利，尿色黄赤，或小便闭塞不通，兼有小腹胀满且痛，大便秘结，口渴不欲多饮。舌质红，苔根黄，脉实数。

分析：湿邪化热，邪热壅结膀胱，故小便不利、尿色黄赤，或小便闭塞不通；水热互结，膀胱气机不畅，因而小腹胀满且痛；湿热中阻，热灼胃津，故口渴不欲多饮；邪热累及大肠，传化失司，则大便秘结；舌苔黄、脉实数为湿热壅盛所致，而舌质红则为邪热入侵营血之象。

治法：清热利尿。

方药：八正散加海金沙、石韦。

本方清热泻火，利水通淋。适用于湿热下注，小便淋痛，或小便不通，小腹急满等。若加配海金沙、石韦则能增强通利小便之功。

如邪热久留下焦，肾阴受伤，虚火内扰，舌光红，脉细数，小便不利，可用知柏地黄丸加牛膝、车前子滋阴清热、通利小便；若阴虚而阳不化气，小便欲解不得，可用滋肾通关丸滋阴助阳、化气利水。

滋肾通关丸（《兰室秘藏》）：知母、黄柏、肉桂。

本方又称通关丸，或称滋肾丸。方中知母、黄柏滋阴降火，并能清下焦湿热；反佐肉桂，助膀胱气化以通尿闭。

（2）肺热壅阻

症状：小便不利，或涓滴不通，兼有呼吸短促，咽干，口燥，烦渴欲饮。舌苔薄黄而糙，脉象滑数。

分析：热邪壅肺，通调水道失职，不能下输膀胱，故小便不利或涓滴不通；肺气阻滞，通降之职失常，故呼吸短促；肺热累及于胃，津液受伤，因而咽干口燥、烦渴欲饮水；舌苔黄糙为津液耗伤之征，脉滑数为里热炽盛之象。

治法：清泄肺热，通利水道。

方药：清肺饮。

清肺饮（《证治汇补》）：桑白皮、麦冬、黄芩、茯苓、车前子、栀子、木通。

本方既有清肺滋阴，濡养化源；又具泻火导热，通利小便的作用。方中桑白皮、麦冬、黄芩、栀子清热滋阴，通降肺气，肺气得降，则小便自通；茯苓、车前子、川木通利水通尿，导热下行。前者为治病之本，后者为治病之标。如肺中气阴俱伤者，可加党参、北沙参、羊乳之类，以滋养肺中气阴；若兼心火偏旺，心烦不安，舌尖鲜红或糜烂，可加黄连、竹叶清心降火。

（3）肝郁气滞

症状：小便不畅，常随着情志变化而改变，兼有烦躁易怒，胁肋作胀，少腹疼痛。舌苔薄白，脉象弦滑。

分析：情志不畅，肝气郁结，累及三焦运行水液失常，因而小便不畅；病因气滞所致，故常随着情志的变化而症状加剧或缓解；气郁化火，肝火扰动心神，故烦躁易怒；胁肋和少腹，为肝经循行之处，肝气不疏，经气运行不畅，故胁肋作胀、少腹疼痛；舌苔薄白、脉象弦滑，为肝郁气滞的外候。

治法：疏肝调气，通利小便。

方药：逍遥散加乌药、青皮、车前子、海金沙。

如肝气上逆下闭，症势凶者，可用五磨饮子加蟋蟀、海金沙、通草调气降逆，开闭利尿。

（4）溺道淤塞

症状：小便不利或尿如细线，或阻塞不通，兼有小腹疼痛，夜间尤甚。舌质紫或黯蓝斑点，脉涩或沉细。

分析：瘀血败精阻滞溺道，尿液不能畅下，故小便不利或尿如细线、或阻塞不通；瘀血与水互结，阻于膀胱，故小腹疼痛；瘀属阴邪，阴邪盛于夜间，故夜间尤甚；舌紫或黯蓝斑点、脉涩或沉细均为瘀血内阻，气血运行不畅的征象。

治法：祛瘀活血，通利溺道。

方药：代抵当丸。

代抵当丸（《证治准绳》）：大黄、当归尾、生地黄、山甲片、芒硝、桃仁、桂枝。

本方即桃仁承气汤去甘草，加当归尾、生地黄、山甲片组成。方中当归尾、桃仁、山甲片破血行瘀；大黄、芒硝攻积化滞，导瘀下行；桂枝活血舒经，通阳化气；生地黄滋阴养血。诸药配合，以破血下瘀为主，佐以滋阴养血，瘀去血复，脉道充盈。如服之不效，可酌加牛膝、路路通引瘀下达，通利溺道；倘再不见效，可加麝香少许冲服，以通尿窍；若久病体虚，瘀血停留不去，可加金雀根、鸡血藤补气益血、活血利尿。

（5）脾气不足

症状：小便不利，时有尿意，欲解不得，兼有腹重肛坠，少言短气，神疲乏力。舌淡嫩，脉虚弱。

分析：《灵枢·口问》曰："中气不足，溲便为之变。"由于脾虚气陷，损及膀胱气化，故小便不利、时有尿意、欲解不得；中气不足，升举无权，反陷于下，故腹重肛坠；脾胃为后天之本，气血生化之源，今脾气虚弱，气血来源不足，不能滋养脏腑及肌肉筋脉，故少言短气、神疲乏力；气血不足，无以荣舌充脉，因而舌淡嫩、脉虚弱。

治法：补脾益气，升清利尿。

方药：补中益气汤加肉桂、通草。

如气虚夹湿，膀胱气化不利，可用春泽汤通阳化气、健脾行水。

春泽汤（《医宗金鉴》）：猪苓、茯苓、泽泻、白术、人参、桂枝、甘草。

本方即五苓散加人参、甘草组成。方中猪苓、茯苓、泽泻渗湿利尿；白术、人参（可用党参）、甘草健脾补气，胜湿制水；桂枝温通膀胱，化气行水。

（6）肾气虚弱

症状：小便不通或点滴不爽，排出无力，兼有面色苍白或黧黑，神气怯弱，腰以下觉冷，腿膝酸软。舌质淡，脉沉细、尺弱。

分析：由于肾气不足，气化无权，司尿失职，故小便不通或点滴不爽、排出无力；肾气虚弱，肾精亦随之不足，不能充形盈脉，故面色苍白或黧黑、神气怯弱、舌质淡、脉沉细而尺弱；肾气不足，命门之火渐衰，致阴寒盛于下焦，故腰以下觉冷、腿膝酸软。

治法：温阳补肾，暖脬通尿。

方药：加味肾气丸。

本方温补肾阳，化气行水，适用于肾阳不足之小便不利或不通。如兼脾气虚弱者，可加黄芪、党参之类补益脾气；若元阳衰惫，督脉虚损，可加鹿角胶、胡芦巴、补骨脂温补元阳，益督理损。

［外治法］

可配合内治法，使癃闭得以缓解。

（1）探吐法

上窍闭则下窍亦塞，开上窍即以通下窍、探吐，能开肺气、举中气，以通下焦之气。可用消毒棉签或清洁筷子，刺激喉部，使之呕恶。

（2）外敷法

①大蒜头1个，栀子3枚，盐少许，捣烂，摊纸敷贴脐上，良久可通；若不通，可

再涂阴囊上。

②葱白 1 斤，入麝香少许拌匀，分 2 包，置脐上 1 包，热熨 15 分钟；再换 1 包，以冰水熨 15 分钟，交替使用，以通为度。

③食盐半斤炒热，布包熨之。

④大蒜、芒硝，捣成泥状，敷肾区或膀胱区。

表 19-7　小便不畅鉴别简表

分型	主症	兼症	舌脉	治法	主方
膀胱积热	小便不利，尿色黄赤，或小便闭塞不通	小腹胀满且痛，大便秘结，口渴不欲多饮	舌质红、苔根黄，脉实数	清热利尿	八正散加海金沙、石韦
肺热壅阻	小便不利，或涓滴不通	呼吸短促，咽干，口燥，烦渴欲饮	舌苔薄黄糙，脉象滑数	清泄肺热，通利水道	清肺饮
肝郁气滞	小便不利，或闭塞不通，常随着情志变化而改变	烦躁易怒，胁肋作胀，少腹疼痛	苔薄白，脉弦滑	疏肝调气，通利小便	逍遥散加乌药、青皮、车前子、海金沙
溺道淤塞	小便不利或尿如细线，或阻塞不通	小腹疼痛，夜间尤甚	舌质紫或黯蓝斑点，脉涩或沉细	祛瘀活血，通利溺道	代抵当丸
脾气不足	小便不利，时有尿意，欲解不得	腹重，肛坠，少言，短气，神疲乏力	舌淡嫩，脉虚弱	补脾益气，升清利尿	补中益气汤加肉桂、通草
肾气虚弱	小便不通，或点滴不爽，排出无力	面色苍白或黧黑，神气怯弱，腰以下觉冷，腿膝酸软	舌质淡，脉沉细尺弱	温阳补肾，暖脬通尿	加味肾气丸

8. 小便混浊

小便混浊，简称尿浊，是指溺道中流出秽浊似脓样物而言。本症有赤浊和白浊之分：如尿浊中混有血液者，称为赤浊；不混血液而白如泔浆，则称为白浊。本症的病位虽在肾和膀胱，但其病变与脾有密切关系。因脾主运化，转输精微，若脾运失常，精微不能输布，就有可能影响肾与膀胱，发生本症。

【症因】

（1）湿热下注：多由过食肥甘厚味，脾运障碍，湿热内阻，下注膀胱，浊腐尿液，因而形成本症。

（2）中气下陷：由于素体虚弱，脾气不足；或劳逸失调，损伤脾气；或饮食失节，脾胃受伤，升举无权，精微不能转输于周身而下流于膀胱，引起本症。

（3）肾阴亏损：多因房事过度，肾失封藏，肾中精血不足，或久病体虚，肾中阴液亏损，虚热内生，移热于膀胱，产生本症。

（4）下元不固：多由素体虚弱，肾阳不足，或年老肾阳虚弱，命门火衰，不能固精泌浊，发生本症。

【证治】

（1）湿热下注

症状：小便混浊，或夹有血液，兼有小便时溺道中有灼热感，味苦口干，胸闷脘痞。舌苔黄腻，脉濡数或滑数。

分析：湿热下注膀胱，浊腐尿液，故小便混浊不清；邪热灼伤阴络，血不循经，溢出脉外，因而尿浊中夹有血液；湿热下迫溺道，故小便时溺道中有灼热感；邪随脾气上泛于口，则味苦口干；湿阻气滞，则胸闷脘痞；舌苔黄腻、脉濡数或滑数，是属湿热俱盛的现象。

治法：清热泌浊。

方药：八正散加土茯苓、粉萆薢。

如湿邪甚于热邪，小便频数，尿浊如泔浆，可用萆薢分清饮和脾益肾、化湿祛浊。

萆薢分清饮（《仁斋直指方》）：萆薢、乌药、益智仁、石菖蒲（一方加茯苓、甘草梢）。

方中萆薢分利湿浊；益智仁和脾益肾；乌药暖脬调气，与益智仁配合，能缩小便；石菖蒲开窍祛浊。如加茯苓、甘草梢，能增强通淋渗浊作用。

（2）中气下陷

症状：小便混浊，白如泔浆，澄清后有粉样沉淀，兼有面色㿠白，神疲乏力，小腹重坠。舌淡嫩，脉虚弱。

分析：中气下陷，精微不能转输，下流于膀胱，故小便混浊、白如泔浆、澄清后有粉样沉淀；脾气虚弱，气血来源不足，外不能充泽肌肤，内不能滋养脏腑，故面色㿠白、神疲乏力；气虚下陷，升提无权，因而小腹重坠；舌质淡、脉虚弱为脾气不足，气血亏弱所致。

治法：补气举陷。

方药：举中汤。

如脾胃虚弱，湿热内阻，下迫膀胱，可用治浊固本丸清热渗湿、健脾和胃。

治浊固本丸（《医方集解》）：莲须、益智仁、砂仁、半夏、黄连、黄柏、茯苓、猪苓、甘草。

方中莲须、甘草和中益脾，而莲须能涩精治浊；益智仁温中健脾，益肾涩尿；砂仁和中调气；黄连清胃泻火，兼能燥湿；黄柏清泄下焦湿热；半夏燥湿和中；茯苓、猪苓淡渗利湿，而茯苓又能和脾。

（3）肾阴亏损

症状：小便混浊，色呈淡黄，或夹有血液，兼有耳鸣，眩晕，口干，咽燥，午后潮热，盗汗，腰酸遗精。舌红而光，脉象细数。

分析：肾阴不足，虚热自生，灼腐尿液，故小便混浊、色呈淡黄；虚火伤络，迫血外溢，因而尿浊中夹有血液；肾中真阴不足，不能滋脑聪耳，故耳鸣、眩晕；虚火上炎，则口干咽燥、舌红而光；阴不恋阳，虚热内扰，故午后潮热、夜间盗汗、脉象细数；肾虚腰府不坚而为腰酸，虚火扰动精室故见遗精。

治法：滋阴补肾。

方药：知柏地黄丸合聚精丸。

聚精丸（《证治准绳》）：线鱼胶、沙苑蒺藜。

两方合用，取知柏地黄丸滋补肾阴，清降虚火，以聚精丸补肾益肝，固精止浊。如疗效不显，可酌加莲须、芡实、粉萆薢以增强涩精去浊之功。

（4）下元不固

症状：小便混浊，白如米泔，澄清后有膏糊状样沉淀，兼有面色苍白或黧黑，精神衰疲，腰酸，膝软，怯寒，或四肢不温。舌质淡、苔薄白，脉沉、尺部微。

分析：肾阳不足，不能固精泌浊，故小便混浊、白如米泔、澄清后有膏糊状样沉淀；肾中元阳不足，外不能暖煦肌肤，内不能温养脏腑，故面色苍白或黧黑、怯寒、四肢不温、精神衰疲、腰酸膝软；舌淡、脉尺微为肾阳不足之征，苔白、脉沉为下焦寒浊之象。

治法：温补肾阳，固精止浊。

方药：菟丝子丸或鹿茸补涩丸加减。

鹿茸补涩丸（《沈氏尊生书》）：人参、黄芪、菟丝子、桑螵蛸、莲肉、茯苓、肉桂、附子、鹿茸、山药、桑白皮、龙骨、补骨脂、五味子。

本方温补元阳，涩精止浊。方中人参（可用党参）、黄芪补益元气；附子、肉桂温肾壮阳；鹿茸（可用鹿角胶）补阳填精；菟丝子、桑螵蛸、补骨脂固精止浊；莲肉、茯苓、山药补脾益肾，涩精治浊；龙骨、五味子收涩精气；桑白皮清肃肺气，通调水道。在临床应用时，常以前九味为主，其余各药可按病情适当加减。

表 19-8　小便混浊鉴别简表

分型	主症	兼症	舌脉	治法	主方
湿热下注	小便混浊，或夹有血液	小便时溺道中有灼热感，味苦，口干，胸闷脘痞	舌苔黄腻，脉濡数或滑数	清热泌浊	八正散加土茯苓、粉萆薢
中气下陷	小便混浊，白如泔浆，澄清后有粉样沉淀	面色㿠白，神疲乏力，小腹重坠	舌淡嫩，脉虚软	补气举陷	举中汤
肾阴亏损	小便混浊，色呈淡黄，或夹有血液	耳鸣，眩晕，口干，咽燥，午后潮热，盗汗，腰酸，遗精	舌红而光，脉象细数	滋阴补肾	知柏地黄丸合聚精丸
下元不固	小便混浊，白如米泔，澄清后有膏糊状样沉淀	面色苍白或黧黑，精神衰疲，腰酸，膝软，怯寒或四肢不温	舌质淡、苔薄白，脉沉、尺部微	温补肾阳，固精止浊	菟丝子丸

附录 | 临床常用方剂

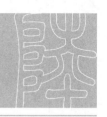

一画

一甲复脉汤（《温病条辨》）：牡蛎、生地黄、白芍、麦冬、甘草、阿胶。

一贯煎（《柳州医话》）：北沙参、麦冬、当归身、生地黄、甘杞子、川楝子。

二画

二甲复脉汤（《温病条辨》）：生牡蛎、生鳖甲、炙甘草、干地黄、白芍、麦冬、阿胶、麻仁。

二阴煎（《景岳全书》）：生地黄、麦冬、酸枣仁、玄参、甘草、黄连、茯苓、木通、灯心草、竹叶。

二陈平胃汤（《症因脉治》）：半夏、陈皮、茯苓、苍术、厚朴、甘草。

二陈汤（《太平惠民和剂局方》）：半夏、橘红、茯苓、甘草、生姜、乌梅。

十四友丸（《证治准绳》）：柏子仁、远志、酸枣仁、紫石英、熟地黄、当归、茯苓、茯神、人参、黄芪、阿胶、肉桂、龙齿、辰砂。

十四味建中汤（《医方考》）：黄芪、人参、白术、茯苓、甘草、熟地黄、当归、白芍药、肉苁蓉、麦冬、川芎、半夏、附子、肉桂、生姜、红枣。

十灰散（《十药神书》）：大蓟、小蓟、荷叶、侧柏叶、白茅根、茜草根、大黄、栀子、棕榈皮、牡丹皮。

十全大补汤（《太平惠民和剂局方》）：人参、肉桂、川芎、熟地黄、茯苓、白术、甘草、黄芪、当归、白芍、生姜、大枣。

十补丸（《沈氏尊生书》）：附子、胡芦巴、木香、巴戟天、肉桂、川楝子、延胡索、荜澄茄、小茴香、补骨脂。

十味地黄丸（作者拟方）：熟地黄、山茱萸、山药、茯苓、牡丹皮、炒泽泻、酸枣仁、五味子、菖蒲、线鱼胶。

十味温胆汤（《证治准绳》）：半夏、枳实、陈皮、茯苓、酸枣仁、远志、五味子、熟地黄、人参、甘草、生姜、红枣（《医方集解》所载本方有竹茹，无五味子）。

丁香安胃汤（《罗氏会约医镜》）：丁香、黄芪、人参、甘草、当归、苍术、吴茱萸、草豆蔻、陈皮、柴胡、升麻、黄柏（生姜）。

丁香透膈散（《太平惠民和剂局方》）：白术、香附、人参、砂仁、丁香、麦芽、木香、白蔻、神曲、甘草。

丁香散（《医统》）：丁香、柿蒂、良姜、甘草。

七成汤（《温疫论》）：人参、茯苓、甘草、附子、补骨脂、五味子。

八正散（《太平惠民和剂局方》）：车前子、木通、瞿麦、萹蓄、滑石、甘草、栀子、大黄、灯心草。

八味补骨脂丸（《圣济总录》）：补骨脂、巴戟天、桑螵蛸、菟丝子、牛膝、熟地黄、干姜、枳壳。

八味顺气散（《类证治裁》）：乌药、青皮、陈皮、人参、白术、茯苓、白芷、甘草。

八珍汤（《正体类要》）：人参、白术、当归、芍药、熟地黄、川芎、茯苓、甘草、生姜、大枣。

人参养荣汤（《太平惠民和剂局方》）：人参、当归、茯苓、白术、芍药、陈皮、远志、熟地黄、黄芪、肉桂、甘草、五味子、生姜、大枣。

人参蛤蚧散（《严氏济生方》）：人参、蛤蚧。

九味羌活汤（《此事难知》）：羌活、防风、苍术、细辛、川芎、白芷、生地黄、黄芩、甘草。

三画

三才大补丸（《素庵医要》）：人参、白术、杜仲、熟地黄、当归、川芎、香附、黄芪、艾叶、补骨脂、阿胶、山药。

三才封髓丹（《卫生宝鉴》）：天冬、熟地黄、人参、黄柏、砂仁、甘草。

三子养亲汤（《韩氏医通》）：紫苏子、白芥子、莱菔子。

三仁汤（《温病条辨》）：杏仁、滑石、白通草、竹叶、厚朴、薏苡仁、半夏、白蔻仁。

三妙丸（《医学正传》）：苍术、牛膝、黄柏。

三奇散（《证治准绳》）：黄芪、枳壳、防风。

三金汤（上海中医药大学附属曙光医院协定处方）：金钱草、冬葵子、海金沙、石韦、瞿麦、生鸡内金。

三黄四物汤（《医宗金鉴》）：大黄、黄芩、黄连、熟地黄、白芍、当归、川芎。

大已寒丸（《太平惠民和剂局方》）：荜茇、肉桂、干姜、高良姜。

大半夏汤（《金匮要略》）：半夏、人参、白蜜。

大补元煎（《景岳全书》）：人参、熟地黄、山药、山茱萸、杜仲、当归、枸杞子、甘草。

大补阴丸（《丹溪心法》）：黄柏、知母、熟地黄、龟板、猪脊髓。

大青龙汤（《伤寒论》）：麻黄、桂枝、甘草、杏仁、石膏、生姜、大枣。

大和中饮（《类证治裁》）：山楂、厚朴、枳实、半夏、陈皮、干姜、木香、泽泻、麦芽、砂仁。

大定风珠（《温病条辨》）：生白芍、阿胶、生龟板、生地黄、麻仁、五味子、生牡蛎、麦冬、甘草、鸡子黄、鳖甲。

大承气汤（《伤寒论》）：大黄、芒硝、厚朴、枳实。

大建中汤（《金匮要略》）：蜀椒、干姜、人参、胶饴。

大柴胡汤（《金匮要略》）：柴胡、黄芩、芍药、半夏、枳实、大黄、生姜、大枣。

大黄牡丹汤（《金匮要略》）：大黄、牡丹皮、桃仁、瓜子、芒硝。

大营煎（《景岳全书》）：当归、熟地黄、枸杞子、杜仲、肉桂、牛膝、甘草。

川芎茶调散（《太平惠民和剂局方》）：川芎、白芷、羌活、荆芥、防风、细辛、薄荷、甘草、茶叶或清茶调服。

小半夏加茯苓汤（《金匮要略》）：半夏、生姜、茯苓。

小青龙汤（《伤寒论》）：麻黄、五味子、细辛、干姜、甘草、桂枝、半夏、芍药。

小承气汤（《伤寒论》）：厚朴、大黄、枳实。

小柴胡汤（《伤寒论》）：柴胡、黄芩、人参、半夏、甘草、生姜、大枣。

小温经汤（《简易方论》）：当归、附子。

小蓟饮子（《严氏济生方》）：生地黄、小蓟、滑石、木通、蒲黄、淡竹叶、藕节、当归、山栀子、甘草。

四画

天台乌药散（《医学发明》）：乌药、木香、茴香、青皮、高良姜、槟榔、川楝子（用巴豆和麸皮同炒至黑色，去巴豆和麸皮）。

天麻钩藤饮（《杂病证治新义》）：天麻、钩藤、生石决明、山栀子、黄芩、牛膝、杜仲、益母草、桑寄生、夜交藤、朱茯神。

无比山药丸（《太平惠民和剂局方》）：巴戟天、熟地黄、山茱萸、肉苁蓉、杜仲、五味子、菟丝子、山药、牛膝、赤石脂、茯神、泽泻。

木瓜散（《证治准绳》）：木瓜、虎胫骨、五加皮、人参、桑寄生、酸枣仁、当归、柏子仁、黄芪、甘草、生姜。

木香槟榔丸（《儒门事亲》）：木香、青皮、陈皮、莪术、黄柏、槟榔、大黄、香附、牵牛子、黄连。

不换金正气散（《太平惠民和剂局方》）：陈皮、苍术、厚朴、藿香、半夏、甘草、生姜、大枣。

五仁丸（《世医得效方》）：桃仁、杏仁、柏子仁、松子仁、郁李仁、陈皮、蜂蜜。

五汁安中饮（《汤头歌诀》）：韭菜汁、牛乳、生姜汁、梨汁、藕汁。

五皮饮（《麻科活人书》）：茯苓皮、陈皮、大腹皮、生姜皮、五加皮。

五皮散（《中藏经》）：桑白皮、陈皮、生姜皮、大腹皮、茯苓皮。

五苓散（《伤寒论》）：猪苓、泽泻、白术、茯苓、桂枝。

五拗汤（《证治准绳》）：麻黄、杏仁、荆芥、桔梗、甘草。

五虎追风散（《晋南史全恩家传方》）：蝉蜕、天南星、天麻、全蝎、僵蚕、朱砂。

五得汤（《罗氏会约医镜》）：当归、白芍、大黄、黄连、广木香。

五淋散（《太平惠民和剂局方》）：赤茯苓、当归、甘草、赤芍、栀子。

五磨饮子（《医便》）：乌药、槟榔、沉香、木香、枳壳。

太无神术散（《医方集解》）：苍术、陈皮、藿香、厚朴、石菖蒲、甘草、生姜、大枣。

止血归脾汤（作者拟方）：炒党参（症势重者宜用红参）、炒白术、炙黄芪、当归炭、三七（分吞）、紫珠草、仙鹤草、炙海螵蛸、广木香、炙甘草。

止血理中汤（作者拟方）：炒党参、炒白术、炮姜、炙甘草、艾叶炭、仙鹤草、伏龙肝。

止衄散（《丹溪心法》）：黄芪、赤茯苓、白芍、当归、生地黄、阿胶。

止嗽散（《医学心悟》）：桔梗、荆芥、紫菀、百部、白前、陈皮（去白）、甘草。

中满分消丸（《兰室秘藏》）：白术、人参、甘草、猪苓、姜黄、茯苓、干姜、砂仁、泽泻、陈皮、知母、黄芩、黄连、半夏、枳实、厚朴。

内补丸（《女科切要》）：鹿茸、菟丝子、沙蒺藜、黄芪、肉桂、桑螵蛸、肉苁蓉、附子、白蒺藜。

手拈散（《金匮翼》）：延胡索、五灵脂、草豆蔻、没药。

气郁汤（《证治准绳》）：香附、苍术、橘红、半夏、贝母、茯苓、川芎、苏叶、栀子、甘草、木香、槟榔。

化虫丸（《太平惠民和剂局方》）：胡粉、鹤虱、槟榔、苦楝根皮、枯矾。

化血丹（《医学衷中参西录》）：三七、花蕊石、血余炭。

化肝煎（《景岳全书》）：青皮、陈皮、芍药、牡丹皮、栀子、泽泻、贝母。

化斑汤（《温病条辨》）：石膏、知母、玄参、犀角、甘草、粳米。

月华丸（《医学心悟》）：麦冬、天冬、生地黄、熟地黄、山药、百部、沙参、川贝、阿胶、茯苓、三七、獭肝、桑叶、菊花。

丹栀逍遥散（《内科摘要》）：柴胡、当归、白芍、白术、茯苓、牡丹皮、栀子、甘草、薄荷、煨姜。

乌头汤（《金匮要略》）：川乌、麻黄、芍药、黄芪、甘草、蜂蜜。

乌头赤石脂汤（《金匮要略》）：乌头、附子、蜀椒、干姜、赤石脂。

乌梅丸（《伤寒论》）：乌梅、附子、细辛、桂枝、人参、黄柏、干姜、黄连、当归、川椒。

六君子汤（《医学正传》）：人参、白术、茯苓、甘草、半夏、陈皮、生姜、大枣。

六味地黄丸（《小儿药证直诀》）：熟地黄、山茱萸、山药、泽泻、茯苓、牡丹皮。

六味回阳饮（《景岳全书》）：人参、炮干姜、附子、甘草、熟地黄、当归身。

六味阿胶饮（《类证治裁》）：熟地黄、山茱萸、山药、茯苓、泽泻、丹皮、阿胶、童便。

六物汤（作者拟方）：炒当归、炒白芍、熟地黄、制首乌、甘杞子、制女贞子。

六神丸（《雷允上诵芬堂方》）：珍珠、牛黄、麝香、雄黄、蟾酥、冰片。

六神散（《三因极一病证方论》）：人参、白术、扁豆、山药、茯苓、甘草、生姜、大枣。

六磨汤（《证治准绳》）：沉香、木香、槟榔、乌药、枳实、大黄。

水陆二仙丹（《洪氏集验方》）：金樱子、芡实。

巴戟丸（《医学发明》）：巴戟天、白术、五味子、熟地黄、肉苁蓉、人参、覆盆子、菟丝子、牡蛎、骨碎补、龙骨、茴香、益智仁。

五画

玉女煎（《景岳全书》）：石膏、麦冬、熟地黄、知母、牛膝。

玉枢丹（《片玉心书》）：山慈菇、五倍子、大戟、麝香、续随子、雄黄、朱砂。

玉屏风散（《世医得效方》）：黄芪、白术、防风。

玉真散（《外科正宗》）：南星、防风、白芷、天麻、羌活、白附子。

甘麦大枣汤（《金匮要略》）：甘草、小麦、大枣。

甘草散（《太平圣惠方》）：当归、干姜、甘草、白术、茯苓。

甘姜苓术汤（《金匮要略》）：甘草、干姜、茯苓、白术。

甘露饮（《太平惠民和剂局方》）：枇杷叶、熟地黄、生地黄、天冬、麦冬、石斛、枳壳、茵陈、黄芩、甘草。

甘露消毒丹（《温热经纬》）：滑石、茵陈、黄芩、石菖蒲、川贝母、木通、藿香、射干、连翘、薄荷、白蔻仁、神曲。

左归丸（《景岳全书》）：熟地黄、山药、枸杞子、山茱萸、牛膝、菟丝子、鹿角胶、龟板胶。

左归饮（《景岳全书》）：熟地黄、山药、枸杞子、茯苓、山茱萸、甘草。

左金丸（《丹溪心法》）：黄连、吴茱萸。

右归丸（《景岳全书》）：熟地黄、山药、山茱萸、枸杞子、杜仲、菟丝子、附子、肉桂、当归、鹿角胶。

石南汤（《备急千金要方》）：石南、干姜、细辛、桂心、麻黄、吴茱萸、当归、川芎、人参、干地黄、黄芩、甘草。

石膏白芷汤（作者拟方）：生石膏、炒知母、葛根、白芷、炒栀子、升麻、玄参、生甘草。

龙胆泻肝汤（《医宗金鉴》）：龙胆草、黄芩、栀子、泽泻、木通、车前子、当归、柴胡、生地黄、甘草。

平中汤（作者自拟方）：陈苍术、淡干姜、制厚朴、制半夏。

平补镇心丹（《太平惠民和剂局方》）：酸枣仁、五味子、天冬、麦冬、熟地黄、远志、人参、山药、肉桂、龙齿、朱砂、茯神、茯苓、车前子。

平胃散（《太平惠民和剂局方》）：苍术、厚朴、陈皮、甘草、生姜、大枣。

四七汤（《三因极一病证方论》）：苏叶、半夏、厚朴、茯苓、生姜、大枣。

四生丸（《妇人大全良方》）：生荷叶、生艾叶、生柏叶、生地黄。

四君子汤（《太平惠民和剂局方》）：人参、甘草、茯苓、白术。

四物汤（《太平惠民和剂局方》）：地黄、芍药、当归、川芎。

四顺饮（《症因脉治》）：当归、白芍、大黄、甘草。

四神丸（《内科摘要》）：补骨脂、五味子、肉豆蔻、吴茱萸、生姜、大枣。

四逆加人参汤（《伤寒论》）：附子、干姜、甘草、人参。

四逆汤（《伤寒论》）：附子、干姜、甘草。

四逆散（《伤寒论》）：柴胡、枳实、芍药、甘草。

四磨饮（《严氏济生方》）：人参、槟榔、沉香、乌药。

归脾汤（《严氏济生方》）：白术、茯神、黄芪、龙眼肉、酸枣仁、人参、木香。

生地黄汤（《医学心悟》）：生地黄、牛膝、麦冬、玄参、白芍、牡丹皮、栀子、丹参、郁金、三七、荷叶、陈墨汁、清童便。

生脉散（《内外伤辨惑论》）：人参、麦冬、五味子。

生姜泻心汤（《伤寒论》）：生姜、甘草、人参、干姜、半夏、大枣、黄连、黄芩。

生铁落饮（《医学心悟》）：生铁落、天冬、麦冬、贝母、胆星、橘红、远志、石菖蒲、连翘、茯苓、茯神、玄参、钩藤、丹参、辰砂。

代抵当丸（《证治准绳》）：大黄、当归尾、生地黄、山甲片、芒硝、桃仁、桂枝。

白头翁汤（《伤寒论》）：白头翁、黄连、黄柏、秦皮。

白虎加人参汤（《伤寒论》）：石膏、知母、甘草、粳米、人参。

白虎加桂枝汤（《金匮要略》）：石膏、知母、粳米、甘草、桂枝。

白虎汤（《伤寒论》）：石膏、知母、甘草、粳米。

白金丸（《普济本事方》）：白矾、郁金。

瓜石汤（《医宗金鉴》）：瓜蒌仁、滑石、苍术、南星、赤芍、陈皮、白芷、黄柏、黄芩、黄连、甘草、生姜。

瓜蒌桂枝汤（《金匮要略》）：栝楼根、桂枝、芍药、甘草、大枣、生姜。

瓜蒌薤白白酒汤（《金匮要略》）：瓜蒌、薤白、白酒。

半夏天麻白术汤（《兰室秘藏》）：半夏、苍术、白术、天麻、泽泻、干姜、茯苓、陈皮、人参、黄芪、黄柏、神曲、麦芽。

半夏白术天麻汤（《医学心悟》）：半夏、白术、天麻、茯苓、橘红、甘草、生姜、大枣。

半夏泻心汤（《伤寒论》）：半夏、黄芩、干姜、人参、甘草、黄连、大枣。

半硫丸（《太平惠民和剂局方》）：半夏、硫黄、生姜汁。

加味归脾汤（《杂病源流犀烛》）：人参、黄芪、当归、白术、茯神、酸枣仁、远志、桂圆、木香、甘草、菖蒲、肉桂、生姜、大枣。

加味四物汤（《金匮翼》）：生地黄、当归、白芍、川芎、蔓荆子、黄芩、菊花、甘草。

加味半夏秫米汤（作者拟方）：制半夏、北秫米、白茯苓、化橘红、干菖蒲、炒黄连、陈胆星、合欢皮、生甘草。

加味芍药甘草汤（作者拟方）：生白芍、炙甘草、炒党参、炒麦冬、生牡蛎、化龙骨。

加味交泰丸（作者拟方）：炒黄连、肉桂、生地黄、野百合、麦冬、天冬、柏子仁、琥珀、珍珠母、孩儿参。

加味肾气丸（《严氏济生方》）：熟地、山药、山茱萸、泽泻、茯苓、丹皮、肉桂、附子、牛膝、车前子。

加减内固丸（《中国医学大辞典》）：肉苁蓉、巴戟天、山药、山茱萸、菟丝子、补骨脂、胡芦巴、附子、茴香、石斛。

加减补中益气汤（《叶天士女科》）：人参、黄芪、白术、白芍、当归身、川芎、陈皮、柴胡、甘草、神曲、麦芽、姜、枣。

加减肾气汤（《杂病证治新义》）：熟地黄、山茱萸、山药、茯苓、牡丹皮、泽泻、肉桂、熟附片、杜仲、补骨脂、胡桃肉。

加减复脉汤（《温病条辨》）：地黄、阿胶、麦冬、白芍、甘草、麻仁。

加减银翘散（《温病条辨》）：连翘、金银花、桔梗、薄荷、竹叶、甘草、生地黄、大青叶、牡丹皮、玄参、牛蒡子、荆芥。

六画

耳聋左慈丸（《丸散膏丹集成》）：熟地黄、山茱萸、山药、泽泻、茯苓、牡丹皮、灵磁石、柴胡。

巩堤丸（《景岳全书》）：熟地黄、菟丝子、五味子、益智仁、补骨脂、附子、白术、茯苓、韭子、山药。

芍药汤（《病机气宜保命集》）：黄芩、黄连、大黄、芍药、当归、槟榔、木香、甘草、肉桂。

地榆散（《仁斋直指方论》）：地榆、黄连、黄芩、茜草、栀子、茯苓、薤白。

至宝丹（《太平惠民和剂局方》）：犀角（可用水牛角）、玳瑁、琥珀、朱砂、雄黄、金箔、银箔、冰片、麝香、牛黄、安息香。

当归六黄汤（《兰室秘藏》）：当归、生地黄、熟地黄、黄连、黄芩、黄柏、黄芪。

当归龙荟丸（《宣明论方》）：当归、龙胆草、栀子、黄连、黄柏、黄芩、大黄、青黛、芦荟、木香、麝香、炼蜜。

当归四逆汤（《伤寒论》）：当归、桂枝、芍药、细辛、甘草、通草、大枣。

当归饮（《证治准绳》）：当归、芍药、川芎、生地黄、白蒺藜、荆芥、防风、首乌、黄芪、甘草。

当归拈痛汤（《兰室秘藏》）：白术、人参、苦参、升麻、葛根、苍术、防风、知母、泽泻、黄芩、猪苓、当归、甘草、茵陈、羌活。

当归养血汤（《证治准绳》）：当归、川芎、生地黄、麦冬、木通、甘草、竹叶、栀子、灯心草。

当归活血散（《证治理汇》）：川芎、当归尾、赤芍、桃仁、延胡索、红花、没药、姜黄、肉桂、五灵脂、香附、乌药、青皮、莪术。

曲麦枳术丸（《医学正传》）：枳实、神曲、麦芽、白术。

肉苁蓉丸（《圣济总录》）：肉苁蓉、鹿茸、附子、萆薢、龙骨、山茱萸、补骨脂。

朱砂安神丸（《兰室秘藏》）：黄连、朱砂、生地黄、当归身、甘草。

朱黄散（《中医临证备要》）：熟石膏、硼砂、腰黄、人中白、冰片。

竹叶石膏汤（《罗氏会约医镜》）：石膏、淡竹叶、桔梗、薄荷、木通、甘草。

竹叶石膏汤（《伤寒论》）：竹叶、石膏、人参、麦冬、半夏、甘草、粳米。

竹茹芦根汤（作者拟方）：炒竹茹、芦根、炒栀子、天花粉、枇杷叶。

华盖散（《太平惠民和剂局方》）：麻黄、苏子、杏仁、桑白皮、赤茯苓、陈皮、甘草。

血尿方（上海中医药大学附属曙光医院协定处方）：生地黄、仙鹤草、苍术、茯苓、知母、小蓟、杜红花、蒲黄、甘草、黄柏。

血府逐瘀汤（《医林改错》）：当归、生地黄、桃仁、红花、枳壳、赤芍、柴胡、甘草、桔梗、川芎、牛膝。

行气活血汤（作者拟方）：当归、川芎、赤芍、香附、乳香、红花、虎杖根。

舟车丸（《景岳全书》）：黑丑、甘遂、芫花、大戟、大黄、青皮、陈皮、木香、槟榔、轻粉。

冰硼散（《外科正宗》）：冰片、朱砂、玄明粉、硼砂、胆矾、蒲黄。

闭泉丸（《沈氏尊生书》）：益智仁、茯苓、白术、白薇、栀子、白芍。

安冲汤（《医学衷中参西录》）：白术、生黄芪、龙骨、生牡蛎、生地黄、白芍、续断、海螵蛸、茜草。

安宫牛黄丸（《温病条辨》）：牛黄、郁金、犀角、黄芩、黄连、雄黄、山栀、朱砂、梅片、麝香、珍珠，共研细末，炼蜜为丸，金箔为衣。

安神定志丸（《医学心悟》）：人参、茯苓、远志、菖蒲、龙齿。

红花桃仁煎（《素庵医要》）：红花、桃仁、当归、香附、延胡索、赤芍、川芎、丹参、青皮、生地黄。

导赤承气汤（《温病条辨》）：生地黄、赤芍、大黄、黄连、黄柏、芒硝。

导赤散（《小儿药证直诀》）：生地黄、木通、甘草梢、竹叶。

导痰汤（《严氏济生方》）：半夏、陈皮、枳实、茯苓、南星、甘草。

阴虚喉痹方（作者拟方）：玄参、西青果、生地黄、麦冬、北沙参、知母、肉桂、桔梗、甘草、炼蜂蜜（冲）。

防风汤（《宣明论方》）：防风、当归、赤茯苓、杏仁、黄芩、秦艽、葛根、麻黄、甘草。

七画

麦门冬汤（《金匮要略》）：麦冬、半夏、人参、甘草、粳米、大枣。

赤小豆当归散（《金匮要略》）：赤小豆、当归。

赤石脂禹余粮汤（《伤寒论》）：赤石脂、禹余粮。

杞菊地黄丸（《医级宝鉴》）：熟地黄、山萸肉、山药、泽泻、茯苓、牡丹皮、枸杞子、菊花。

更衣丸（《先醒斋医学广笔记》）：朱砂、芦荟、酒。

苇茎汤（《备急千金要方》）：苇茎、薏苡仁、瓜瓣、桃仁。

苍莎导痰丸（《简明中医妇科学》）：苍术、香附、陈皮、茯苓、枳壳、半夏、天南星、甘草、生姜。

芪味丸（《济阴纲目》）：黄芪、五味子。

芪附汤（《类证治裁》）：黄芪、附子、生姜。

苏子降气汤（《太平惠民和剂局方》）：半夏、苏子、甘草、肉桂、前胡、厚朴、陈皮、当归、生姜。

苏合香丸（《外台秘要》）：白术、朱砂、诃黎勒皮、麝香、香附子、丁香、沉香、荜茇、檀香、青木香、安息香、犀角、熏陆香、苏合香、龙脑。

连朴饮（《霍乱论》）：黄连、厚朴、石菖蒲、半夏、香豉、栀子、芦根。

连理汤（《症因脉治》）：人参、干姜、白术、甘草、黄连。

鸡鸣散（《证治准绳》）：槟榔、生姜、陈皮、木瓜、苏叶、吴茱萸、桔梗。

吴茱萸丸（《圣济总录》）：吴茱萸、肉桂、槟榔、陈橘皮、生姜。

吴茱萸丸（《圣济总录》）：吴茱萸、蜀椒、干姜。

吴茱萸汤（《伤寒论》）：吴茱萸、生姜、人参、大枣。

身痛逐瘀汤（《医林改错》）：牛膝、地龙、秦艽、羌活、川芎、当归、香附、甘草、桃仁、没药、五灵脂、红花。

肠鸣饮（作者拟方）：淡干姜、广木香、荜茇、炒白术、茯苓、制厚朴、乌药、炒防风、炒麦芽。

羌活胜湿汤（《内外伤辨惑论》）：羌活、独活、藁本、防风、蔓荆子、川芎、甘草。

羌活苍术汤（作者拟方）：制苍术、制厚朴、制半夏、陈皮、羌活、焦神曲、焦麦芽、茯苓、草豆蔻。

冷哮丸（《张氏医通》）：麻黄、川乌、细辛、蜀椒、白矾、皂角、半夏曲、胆星、杏仁、甘草、紫菀茸、款冬花、姜汁、神曲。

沙参麦冬汤（《温病条辨》）：沙参、玉竹、甘草、桑叶、麦冬、生扁豆、天花粉。

沉香汤（《圣济总录》）：沉香、高良姜、肉桂、吴茱萸、白豆蔻、陈皮、厚朴、槟榔。

沉香降气散（《张氏医通》）：沉香、砂仁、甘草、香附、延胡索、川楝子。

沉香散（《金匮翼》）：沉香、石韦、滑石、当归、橘皮、白芍、冬葵子、甘草、王不留行。

启膈散（《医学心悟》）：沙参、丹参、川贝母、茯苓、郁金、砂仁壳、荷叶蒂、杵头糠。

补气运脾汤（《医学统旨》）：人参、白术、茯苓、甘草、黄芪、陈皮、砂仁、半夏曲、生姜、大枣。

补心丹（《摄生秘剖》）：人参、玄参、丹参、茯苓、五味子、远志、桔梗、当归身、天冬、麦冬、柏子仁、酸枣仁、生地黄、辰砂。

补心煎（作者拟方）：炒党参（症势重者用红参）、炙甘草、薤白、炙桂枝、三七、制远志。

补阳汤（《类证治裁》）：人参、黄芪、白术、甘草、五味子，虚甚者加附子。

补肾丸（《杂病源流犀烛》）：熟地黄、菟丝子、当归身、肉苁蓉、山茱萸、知母、黄柏、补骨脂。

补肺汤（《永类钤方》）：人参、黄芪、熟地黄、五味子、紫菀、桑白皮。

补肺阿胶汤（《小儿药证直诀》）：阿胶、马兜铃、牛蒡子、甘草、杏仁、糯米。

补肺润肠汤（作者拟方）：棉花根皮、四叶参、明党参、白杏仁、苏子、广橘红、生白蜜（冲服）。

附子理中丸（《阎氏小儿方论》）：附子、人参、干姜、甘草、白术。

妙香散（《太平惠民和剂局方》）：茯苓、茯神、远志、人参、黄芪、山药、辰砂、麝香、木香、桔梗、甘草。

八画

青娥丸（《太平惠民和剂局方》）：补骨脂、杜仲、胡桃肉、大蒜。

枕中丹（《备急千金要方》）：龟板、龙骨、远志、九节菖蒲。

苓桂术甘汤（《伤寒论》）：茯苓、桂枝、白术、甘草。

肾气丸（《金匮要略》）：干地黄、山茱萸、山药、泽泻、茯苓、牡丹皮、桂枝、附子。

固脬汤（《沈氏尊生书》）：桑螵蛸、黄芪、山茱萸、沙苑子、当归、白芍、茯神、茺蔚子、升麻、羊脬（煎汤代水）。

固涩丸（《罗氏会约医镜》）：白术、牡蛎、附子、干姜、肉豆蔻、赤石脂、诃子肉、石榴皮、枯矾、五倍子。

知柏地黄丸（《医宗金鉴》）：熟地黄、山茱萸、山药、泽泻、茯苓、牡丹皮、知母、黄柏。

和济渗湿汤（《证治汇补》）：苍术、白术、干姜、公丁香、茯苓、橘红、甘草。

和胃二陈煎（《类证治裁》）：半夏、陈皮、茯苓、甘草、炮干姜、砂仁、大枣。

佩兰汤（作者拟方）：佩兰、厚朴花、黄连、陈皮、炒栀子、通草、生甘草。

金沸草散（《活人书》）：金沸草、荆芥、前胡、细辛、半夏、茯苓、甘草、生姜、大枣。

金铃子散（《太平圣惠方》）：川楝子、延胡索。

金锁固精丸（《医方集解》）：沙苑蒺藜、芡实、莲须、龙骨、牡蛎、莲子肉。

金锁匙（《杂病源流犀烛》）：火硝、硼砂、僵蚕、冰片、雄黄。

定喘汤（《摄生众妙方》）：白果、麻黄、苏子、甘草、款冬花、杏仁、桑白皮、黄芩、半夏。

实脾饮（《严氏济生方》）：白术、厚朴、大腹子、草果、木香、木瓜、附子、干姜、茯苓、甘草、生姜、大枣。

泻心汤（《金匮要略》）：大黄、黄芩、黄连。

泻白散（《小儿药证直诀》）：桑白皮、地骨皮、甘草、粳米。

泻黄散（《小儿药证直诀》）：藿香叶、栀子、石膏、防风、甘草。

治浊固本丸（《医方集解》）：莲须、益智仁、砂仁、半夏、黄连、黄柏、茯苓、猪苓、甘草。

驻车丸（《备急千金要方》）：黄连、干姜、当归、阿胶。

参术香连汤（《罗氏会约医镜》）：木香、黄连、人参、白术、甘草、茯苓、枳实。

参归猪心方（《证治准绳》）：人参、当归，入猪心内煮熟去药，食心及汤。

参麦地黄丸（《中国医学大辞典》）：熟地黄、山茱萸、山药、泽泻、茯苓、牡丹皮、北沙参、麦冬。

参附汤（《正体类要》）：人参、附子。

参苓白术散（《太平惠民和剂局方》）：人参、白术、扁豆、山药、茯苓、莲子肉、薏苡仁、缩砂仁、桔梗。

九画

春泽汤（《医宗金鉴》）：猪苓、茯苓、泽泻、白术、人参、桂枝、甘草。

荆防败毒散（《摄生众妙方》）：荆芥、防风、羌活、独活、川芎、柴胡、前胡、桔梗、枳壳、茯苓、甘草、薄荷、生姜。

茜根散（《景岳全书》）：茜草根、黄芩、阿胶、侧柏叶、生地黄、甘草。

茵陈五苓散（《金匮要略》）：猪苓、泽泻、白术、茯苓、桂枝、茵陈蒿。

茵陈蒿汤（《伤寒论》）：茵陈、栀子、大黄。

枳实导滞丸（《内外伤辨惑论》）：大黄、黄芩、黄连、枳实、神曲、白术、茯苓、泽泻。

枳实消痞丸（《兰室秘藏》）：干姜、甘草、麦芽曲、茯苓、白术、半夏曲、人参、厚朴、枳实、黄连。

柏子养心汤（《体仁汇编》）：柏子仁、熟地黄、当归、茯神、麦冬、枸杞子、玄参、菖蒲、炙甘草。

柏叶汤（《金匮要略》）：侧柏叶、干姜、艾叶、马通汁（《三因方》改用童便）。

柏叶散（《证治汇补》）：侧柏叶、黄芩、大黄。

栀子厚朴汤（《伤寒论》）：栀子、厚朴、枳实。

栀子豉汤（《伤寒论》）：栀子、豆豉。

厚朴七物汤（《金匮要略》）：厚朴、甘草、大黄、大枣、枳实、桂枝、生姜。

厚朴三物汤（《金匮要略》）：厚朴、大黄、枳实。

厚朴麻黄汤（《金匮要略》）：厚朴、麻黄、石膏、杏仁、半夏、干姜、细辛、小麦、五味子。

厚朴温中汤（《内外伤辨惑论》）：厚朴、陈皮、甘草、茯苓、草豆蔻、木香、干姜、生姜。

拯阳理劳汤（《医宗必读》）：人参、黄芪、白术、甘草、陈皮、肉桂、当归、五味子，脉沉迟者加附子，冬月加干姜。

胃苓汤（《丹溪心法》）：陈皮、厚朴、苍术、甘草、猪苓、泽泻、白术、茯苓、桂枝、生姜、大枣。

咳血方（《丹溪心法》）：青黛、瓜蒌仁、诃子、浮海石、山栀子、白蜜、姜汁。

香砂六君子汤（《医方集解》）：人参、半夏、白术、茯苓、甘草、陈皮、砂仁、木香。

复元丹（《三因极一病证方论》）：附子、桂心、川椒、吴茱萸、白术、木香、茴香、肉豆蔻、厚朴、陈皮、泽泻、独活、槟榔。

复元活血汤（《医学发明》）：柴胡、栝楼根、当归、红花、甘草、山甲、大黄、桃仁。

复脉汤（《伤寒论》）：炙甘草、大枣、阿胶、生姜、人参、生地黄、桂枝、麦冬、麻仁。

顺气导痰汤（《医方集解》）：半夏、陈皮、茯苓、胆星、枳实、木香、香附、甘草、生姜。

顺气和中汤（《证治准绳》）：黄芪、人参、白术、当归、白芍、陈皮、甘草、柴胡、升麻、蔓荆子、川芎、细辛。

保和丸（《丹溪心法》）：山楂、半夏、陈皮、连翘、莱菔子、神曲、茯苓、麦芽。

保和汤（《医学心悟》）：麦芽、山楂、莱菔子、厚朴、香附、甘草、连翘、陈皮。

独活寄生汤（《备急千金要方》）：独活、桑寄生、秦艽、防风、细辛、当归、芍药、川芎、干地黄、杜仲、牛膝、人参、茯苓、甘草、桂心。

独参汤（《伤寒大全》）：人参（可用别直参或红参）。

养心汤（《证治准绳》）：黄芪、人参、茯苓、茯神、甘草、柏子仁、酸枣仁、远志、五味子、当归、川芎、半夏曲、肉桂。

养阴清肺汤（《重楼玉钥》）：生地黄、麦冬、甘草、玄参、贝母、牡丹皮、薄荷、白芍。

养脏汤（《太平惠民和剂局方》）：人参、白术、白芍、当归、肉豆蔻、肉桂、甘草、木香、诃子皮、罂粟壳。

姜香汤（作者拟方）：生姜、干姜、高良姜、公丁香、炙甘草。

举中汤（作者拟方）：炙黄芪、炒党参、炙升麻、炒山药、芡实、桑螵蛸、乌药、金雀根、覆盆子。

活络丹（《太平惠民和剂局方》）：川乌、草乌、地龙、天南星、乳香、没药。

祛暑渗湿汤（作者拟方）：香薷、广藿香、大青叶、浙贝母、桔梗、滑石、炒栀子、大豆卷、荷叶、生甘草、苦杏仁。

神金散（《杂病源流犀烛》）：葛根、麻黄、细辛、藿香、荆芥、薄荷。

神犀丹（《温热经纬》）：犀角（可用水牛角）、石菖蒲、黄芩、鲜生地、金银花、金汁、连翘、板蓝根、香豆豉、玄参、天花粉、紫草。

除湿汤（《肘后备急方》）：半夏曲、厚朴、苍术、藿香叶、陈皮生、白术、茯苓、甘草。

十画

蚕矢汤（《霍乱论》）：晚蚕砂、木瓜、薏苡仁、大豆卷、黄连、半夏、黄芩、通草、吴茱萸、山栀子。

都气丸（《医宗己任编》）：熟地黄、山茱萸、山药、泽泻、茯苓、牡丹皮、五味子。

真武汤（《伤寒论》）：附子、生姜、茯苓、芍药、白术。

桂枝甘草龙骨牡蛎汤（《伤寒论》）：桂枝、甘草、龙骨、牡蛎。

桂枝龙骨牡蛎汤（《金匮要略》）：桂枝、芍药、龙骨、牡蛎、生姜、甘草、大枣。

桂枝汤（《伤寒论》）：桂枝、芍药、甘草、生姜、大枣。

桂枝羌活汤（作者拟方）：桂枝、葛根、羌活、防风、苍术、白芷。

桂香丸（《三因极一病证方论》）：附子、肉豆蔻、茯苓、桂心、干姜、木香、丁香。

桃仁承气汤（《伤寒论》）：桃仁、大黄、桂枝、甘草、芒硝。

桃红饮（《类证治裁》）：桃仁、红花、川芎、当归尾、威灵仙。

桃花汤（《伤寒论》）：赤石脂、干姜、粳米。

柴胡胜湿汤（《兰室秘藏》）：柴胡、升麻、羌活、茯苓、泽泻、甘草、黄柏、龙胆草、当归尾、麻黄根、防己、五味子。

柴胡清肝饮（《医宗金鉴》）：柴胡、黄芩、栀子、连翘、防风、牛蒡子、生地黄、赤芍、当归、川芎、天花粉、甘草节。

柴胡清胆汤（作者拟方）：炒柴胡、枳实、黄连、制半夏、酒炒黄芩、制大黄、金钱草、马蹄金、广木香、延胡索。

柴胡疏肝汤（《金匮翼》）：柴胡、陈皮、川芎、赤芍、枳壳、香附、甘草。

柴葛解肌汤（《伤寒六书》）：柴胡、干葛、甘草、黄芩、羌活、白芷、芍药、桔梗、石膏、生姜、大枣。

逍遥散（《太平惠民和剂局方》）：柴胡、当归、白芍、白术、茯苓、甘草、煨姜、薄荷。

秘精丸（《严氏济生方》）：菟丝子、韭菜子、牡蛎、龙骨、五味子、桑螵蛸、白石脂、茯苓。

健脾散（《类证治裁》）：人参、白术、丁香、藿香、砂仁、肉果、神曲、甘草、生姜、大枣。

射干麻黄汤（《金匮要略》）：射干、麻黄、生姜、细辛、紫菀、款冬花、五味子、大枣、半夏。

高良姜汤（《备急千金要方》）：高良姜、厚朴、当归、桂心、生姜。

益中汤（《沈氏尊生书》）：干姜、人参、白术、黄连、黄芩、枳壳、甘草。

益血润肠丸（《证治准绳》）：当归、熟地黄、阿胶、肉苁蓉、麻仁、杏仁、苏子、枳壳、荆芥、橘红、白蜜。

益胃汤（《温病条辨》）：沙参、麦冬、生地黄、玉竹、冰糖。

凉膈散（《太平惠民和剂局方》）：栀子、黄芩、连翘、大黄、芒硝、甘草、竹叶、薄荷、白蜜。

娑罗子汤（作者拟方）：娑罗子、佛手柑、九香虫、甘松、八月札、生麦芽。

消风散（《医宗金鉴》）：荆芥、防风、当归、蝉蜕、牛蒡子、胡麻仁、生地黄、苦参、知母、石膏、木通、苍术、甘草。

浮萍汤（作者拟方）：紫背浮萍、青防风、五加皮、冬瓜皮、千里光、生白术、生姜、红枣。

涤痰汤（《严氏济生方》）：半夏、竹茹、茯苓、人参、胆星、橘红、枳实、菖蒲、甘草、生姜、大枣。

润肠丸（《沈氏尊生书》）：当归、生地、麻仁、桃仁、枳壳。

调中丸（《圣济总录》）：干姜、人参、茯苓、甘草、白术。

调中益气汤（《脾胃论》）：人参、黄芪、陈皮、甘草、升麻、柴胡、木香、苍术。

调气平胃散（《罗氏会约医镜》）：厚朴、陈皮、苍术、甘草、白豆蔻、砂仁、檀香、藿香、生姜。

调肝汤（《傅青主女科》）：山药、阿胶、当归、白芍、山茱萸、巴戟天、甘草。

调胃承气汤（《伤寒论》）：大黄、芒硝、甘草。

桑白皮汤（《景岳全书》）：桑白皮、半夏、苏子、杏仁、贝母、黄芩、黄连、山栀子。

桑杏汤（《温病条辨》）：桑叶、杏仁、沙参、浙贝母、香豉、栀子、梨皮。

桑枝虎杖汤（《中医方剂手册》）：桑枝、虎杖根、金雀根、臭梧桐根、红枣。

桑茅汤（作者拟方）：冬桑叶、炒黄芩、炒栀子、白茅根、茜草根、生藕节、鱼腥草、干芦根、牛蒡子、生甘草。

桑菊饮（《温病条辨》）：桑叶、菊花、杏仁、连翘、薄荷、桔梗、甘草、苇根。

桑螵蛸散（《本草衍义》）：桑螵蛸、龟板、龙骨、人参、茯神、菖蒲、远志、当归。

通幽汤（《兰室秘藏》）：生地黄、熟地黄、桃仁、红花、当归、甘草、升麻。

通脉四逆加猪胆汁汤（《伤寒论》）：甘草、干姜、附子、猪胆汁。

通脉四逆汤（《伤寒论》）：附子、干姜、甘草、葱白。

通瘀煎（《景岳全书》）：当归尾、山楂、香附、红花、乌药、青皮、木香、泽泻。

十一画

理中丸（《伤寒论》）：人参、干姜、甘草、白术。

黄土汤（《金匮要略》）：灶心土、生地黄、白术、附子、阿胶、黄芩、甘草。

黄芪汤（《证治准绳》）：黄芪、陈皮、麻仁、白蜜。

黄芪建中汤（《金匮要略》）：黄芪、芍药、桂枝、甘草、生姜、大枣、饴糖。

黄芪枳壳汤（作者拟方）：生黄芪、炒党参、生枳壳、炙升麻、广木香、生鸡内金、炒麦芽。

黄芪桂枝五物汤（《金匮要略》）：黄芪、桂枝、芍药、生姜、大枣。

黄连汤（《伤寒论》）：黄连、半夏、甘草、干姜、桂枝、人参、大枣。

黄连阿胶汤（《伤寒论》）：黄连、黄芩、芍药、阿胶、鸡子黄。

黄连泻心汤（《类证治裁》）：黄连、大黄。

黄连清心饮（《沈氏尊生书》）：黄连、生地黄、当归、甘草、酸枣仁、茯神、远志、人参、莲子肉。

菖蒲郁金汤（《温病全书》）：鲜菖蒲、郁金、玉枢丹（研冲）、栀子、连翘、菊花、滑石、竹叶、牡丹皮、牛蒡子、竹沥（冲服）、姜汁（冲服）。

萆薢分清饮（《仁斋直指方》）：萆薢、乌药、益智仁、石菖蒲（一方加茯苓、甘草梢）。

萆薢饮（《医学心悟》）：萆薢、文蛤粉、石韦、车前子、茯苓、灯心土、莲子肉、石菖蒲、黄柏。

菟丝子丸（《严氏济生方》）：菟丝子、肉苁蓉、牡蛎、附子、五味子、鹿茸、鸡内金、桑螵蛸、益智仁、乌药、山药。

菊花散（《证治准绳》）：菊花、蔓荆子、羌活、防风、旋覆花、石膏、枳壳、甘草、生姜。

控涎丹（《三因极一病证方论》）：甘遂、大戟、白芥子。

银花葎草汤（作者拟方）：金银花、野菊花、蒲公英、白茅根、车前子、粉丹皮、冬瓜皮、小蓟、小生地、葎草。

银翘散（《温病条辨》）：金银花、连翘、豆豉、牛蒡子、荆芥、薄荷、桔梗、甘草、竹叶、苇根。

猪肚丸（《卫生宝鉴》）：白术、苦参、牡蛎、猪肚。

猪苓汤（《伤寒论》）：猪苓、茯苓、泽泻、阿胶、滑石。

脚气汤（《沈氏尊生书》）：萆薢、茯苓、桑枝、苍术、薏苡仁、牛膝、秦艽、泽泻。

麻子仁丸（《伤寒论》）：麻仁、大黄、杏仁、枳实、芍药、厚朴、白蜜。

麻杏甘石汤（《伤寒论》）：麻黄、杏仁、石膏、甘草。

麻黄汤（《伤寒论》）：麻黄、桂枝、杏仁、甘草。

鹿角胶丸（《证治汇补》）：鹿角胶、熟地黄、血余炭、茅根汁。

鹿茸丸（《圣济总录》）：鹿茸、肉苁蓉、巴戟天、熟地黄、覆盆子、牛膝、地骨皮、黄芪、附子、肉桂、干姜、茯苓、远志、柏子仁、灵磁石、防风。

鹿茸补涩丸（《沈氏尊生书》）：人参、黄芪、菟丝子、桑螵蛸、莲肉、茯苓、肉桂、附子、鹿茸、山药、桑皮、龙骨、补骨脂、五味子。

旋覆代赭汤（《伤寒论》）：旋覆花、代赭石、半夏、人参、生姜、甘草、大枣。

旋覆花汤（《金匮要略》）：旋覆花、新绛、葱。

羚羊角汤（《医醇賸义》）：羚羊角、龟板、生地黄、牡丹皮、白芍、柴胡、薄荷、蝉蜕、菊花、夏枯草、石决明。

羚角钩藤汤（《通俗伤寒论》）：羚羊角、桑叶、川贝母、竹茹、鲜生地、茯神木、钩藤、滁菊花、生白芍、生甘草。

清中汤（《医学统旨》）：黄连、山栀子、陈皮、茯苓、半夏、甘草、草豆蔻。

清心利咽汤（《杂病源流犀烛》）：防风、荆芥、薄荷、黄芩、黄连、桔梗、栀子、连翘、玄参、牛蒡子、大黄、朴硝、甘草。

清心凉膈散（《温热经纬》）：连翘、黄芩、栀子、薄荷、石膏、桔梗、甘草。

清心温胆汤（《类证治裁》）：半夏、陈皮、茯苓、甘草、竹茹、胆星、黄连、麦冬、菖蒲、香附、当归、白芍、白术、人参、远志、生姜。

清呃汤（作者拟方）：生石膏、黄连、柿蒂、橘红、竹茹、炒栀子。

清肝宁心汤（作者拟方）：生赭石、青龙齿、莲子心、菖蒲、合欢皮、柏子仁、琥珀、野百合、生地黄、麦冬、孩儿参、炙甘草。

清肝汤（《类证治裁》）：白芍、当归、川芎、山栀、牡丹皮、柴胡。

清肝润肺汤（作者拟方）：生赭石、桑白皮、川贝母、海蛤壳、青黛、炒栀子、地骨皮、知母、炒麦冬、木蝴蝶、炼蜂蜜（分冲）。

清肺饮（《证治汇补》）：桑白皮、麦冬、黄芩、茯苓、车前子、栀子、木通。

清空膏（《兰室秘藏》）：黄芩、黄连、柴胡、羌活、防风、川芎、甘草。

清胃散（《兰室秘藏》）：黄连、生地黄、牡丹皮、当归身、升麻。

清咽双和汤（《中医临证备要》）：桔梗、金银花、当归、赤芍、生地黄、玄参、赤茯苓、荆芥、牡丹皮、川贝母、甘草、葛根、前胡。

清咽汤（《疫喉浅论》）：荆芥、防风、桔梗、杏仁、甘草、枳壳、浮萍、前胡、牛蒡子、白僵蚕、橄榄、薄荷。

清咽养营汤（《疫喉浅论》）：西洋参、生地黄、茯神、麦冬、白芍、天花粉、天冬、玄参、知母、甘草。

清骨散（《证治准绳》）：银柴胡、胡黄连、秦艽、鳖甲、地骨皮、青蒿、知母、甘草。

清胆和胃汤（作者拟方）：化橘红、制半夏、枳实、竹茹、胆星、黄连、栀子、茯苓、生甘草。

清宫汤（《温病条辨》）：玄参心、莲子心、竹叶卷心、连翘心、犀角尖（可用水牛角）、连心麦冬。

清神汤（《类证治裁》）：黄连、茯苓、柏子仁、远志、菖蒲、酸枣仁、甘草、姜汁、竹沥。

清热渗湿汤（《证治汇补》）：苍术、白术、茯苓、泽泻、黄连、黄柏、甘草。

清脏汤（《沈氏尊生书》）：黄连、黄柏、黄芩、栀子、生地黄、当归、白芍、川芎、地榆、侧柏、阿胶、槐花。

清营汤（《温病条辨》）：犀角（可用水牛角）、生地黄、玄参、竹叶心、银花、连翘、黄连、丹参、麦冬。

清暑益气汤（《温热经纬》）：西洋参、石斛、麦冬、黄连、竹叶、荷梗、知母、西瓜翠衣、甘草、粳米。

清瘟败毒饮（《疫疹一得》）：石膏、生地黄、犀角（可用水牛角）、黄连、栀子、桔梗、黄芩、知母、赤芍、玄参、连翘、牡丹皮、竹叶、甘草。

清震汤（《病机气宜保命集》）：升麻、苍术、荷叶。

清燥救肺汤（《医门法律》）：桑叶、石膏、人参、甘草、胡麻仁、阿胶、麦冬、杏仁、枇杷叶。

盗汗方（作者拟方）：炒麦冬、炒生地、地骨皮、生白芍、稽豆衣、浮小麦、糯稻根须、瘪桃干。

十二画

斑龙丸（《医统方》）：熟地黄、菟丝子、补骨脂、柏子仁、茯神、鹿角胶。

越婢汤（《金匮要略》）：麻黄、石膏、生姜、甘草、大枣。

越鞠丸（《丹溪心法》）：苍术、川芎、香附、神曲、栀子。

散寒温经汤（朱承汉老师经验方）：吴茱萸、桂枝、炒当归、炒川芎、炒赤芍、炒白芍、红花、制香附、乌药、生姜、炙甘草。

葛根汤（《伤寒论》）：葛根、麻黄、桂枝、芍药、甘草、生姜、大枣。

葛根芩连汤（《伤寒论》）：葛根、黄芩、黄连、甘草。

葱豉汤（《活人书》）：葱白、豆豉、麻黄、干葛。

葶苈大枣泻肺汤（《金匮要略》）：葶苈子、大枣。

紫苏干姜汤（作者拟方）：紫苏、炮干姜、煨木香、防风、焦神曲、焦麦芽、茯苓。

紫雪丹（《千金翼方》）：寒水石、滑石、磁石、石膏、玄参、升麻、甘草、芒硝、硝石、丁香、沉香、青木香、羚羊角、犀角（可用水牛角）、朱砂、麝香、黄金。

黑归脾丸（《中国医学大辞典》）：熟地黄、白术、茯神、当归、酸枣仁、人参、黄芪、龙眼肉、木香、甘草、远志、生姜、大枣。

黑锡丹（《太平惠民和剂局方》）：川楝子、胡芦巴、木香、附子、肉豆蔻、补骨脂、沉香、茴香、阳起石、肉桂、黑锡、硫黄。

痛泻要方（《景岳全书》）：白术、白芍、陈皮、防风。

普济消毒饮（《东垣十书》）：黄芩、黄连、连翘、玄参、板蓝根、马勃、牛蒡子、僵蚕、升麻、柴胡、陈皮、桔梗、甘草、薄荷。

温冲汤（《医学衷中参西录》）：当归身、鹿角胶、附子、肉桂、补骨脂、山药、紫石英、茴香、桃仁。

温呃汤（作者拟方）：党参（症势重者用红参）、熟附子、干姜、炒白术、公丁香、刀豆子、代赭石、韭菜子。

温肾润肠汤（作者拟方）：肉桂、甜苁蓉、当归、乌药、胡桃肉、半硫丸（分吞）。

温经汤（《妇人大全良方》）：人参、牛膝、当归、川芎、芍药、桂心、莪术、牡丹皮、甘草。

温胆汤（《备急千金要方》）：半夏、陈皮、枳实、竹茹、茯苓、甘草、生姜、大枣。

温胞汤（《傅青主女科》）：白术、巴戟天、人参、杜仲、菟丝子、山药、芡实、肉桂、附子、补骨脂。

温脾汤（《备急千金要方》）：大黄、附子、干姜、人参、甘草。

滋阴地黄汤（《杂病源流犀烛》）：熟地黄、山药、山茱萸、当归、白芍、川芎、牡丹皮、泽泻、茯苓、远志、菖蒲、知母、黄柏。

滋阴降火汤（《沈氏尊生书》）：白芍、当归、熟地黄、白术、天冬、麦冬、生地黄、陈皮、知母、黄柏、甘草、生姜、红枣。

滋肾补脑汤（作者拟方）：枸杞子、大熟地、龟板胶、线鱼胶、山萸肉、五味子、制首乌、龙骨、灵磁石、炒麦芽。

滋肾通耳丸（《杂病源流犀烛》）：生地黄、当归、白芍、川芎、知母、黄柏、黄芩、香附、白芷、柴胡。

滋肾通关丸（《兰室秘藏》）：知母、黄柏、肉桂。

犀角地黄汤（《备急千金要方》）：犀角（可用水牛角）、生地黄、芍药、牡丹皮。

疏风清热汤（《中医临证备要》）：荆芥、防风、牛蒡子、甘草、金银花、连翘、桑白皮、赤芍、桔梗、当归尾、天花粉、玄参、川芎、白芷。

疏肝理气汤（《谦斋医学讲稿》）：川楝子、延胡索、香附、青皮、当归、白芍。

疏凿饮子（《严氏济生方》）：羌活、秦艽、槟榔、泽泻、大腹皮、商陆、木通、赤小豆、茯苓皮、椒目、生姜皮。

十三画

蒿芩清胆汤（《通俗伤寒论》）：青蒿、竹茹、半夏、赤茯苓、黄芩、枳壳、陈皮、碧玉散（即滑石、甘草、青黛）。

槐花散（《普济本事方》）：槐花、侧柏叶、荆芥、枳壳。

槐角丸（《血证论》）：槐角、地榆、黄连、黄芩、黄柏、生地黄、当归、川芎、防风、荆芥、侧柏叶、枳壳、乌梅、生姜汁。

解毒汤（《血证论》）：大黄、黄连、黄芩、黄柏、栀子、赤芍、枳壳、连翘、防风、甘草。

新加四物汤（作者拟方）：炒当归、大熟地、炒白芍、炒川芎、制首乌、制女贞子、炒阿胶、桂圆肉、炒党参、陈皮。

新加瓜蒌薤白汤（《简明中医内科学》）：瓜蒌仁、桃仁、薤白、苍术、香附、牡丹皮、藏红花、韭白汁、姜汁、控涎丹。

新加香薷饮（《温病条辨》）：金银花、连翘、香薷、厚朴、鲜扁豆花。

新定甘麦大枣汤（作者拟方）：淮小麦、炙甘草、大枣、夜交藤、合欢皮、野百合、麦冬、生牡蛎、化龙骨、孩儿参。

新定钩藤饮（作者拟方）：钩藤、甘菊花、酒炒黄芩、石决明、珍珠母、生牡蛎、山羊角、桑寄生、合欢花、夜交藤。

蓁龙汤（《医醇賸义》）：羚羊角、牡蛎、石斛、沙参、麦冬、贝母、夏枯草、牡丹皮、荆芥、薄荷、茜草根、茅根、藕汁、牛膝。

滚痰丸（《丹溪心法附余》）：青礞石、沉香、大黄、黄芩。

十四画

聚精丸（《证治准绳》）：线鱼胶、沙菀蒺藜。

酸枣仁汤（《金匮要略》）：酸枣仁、川芎、知母、茯苓、甘草。

磁朱丸（《备急千金要方》）：磁石、朱砂、神曲。

缩尿地黄汤（作者拟方）：熟地黄、生地黄、生山药、山茱萸、生白芍、桑螵蛸、石莲肉、菟丝子、炒知母、炒黄柏。

缩泉丸（《妇人大全良方》）：益智仁、乌药、山药。

十五画及以上

聪耳芦荟丸（《杂病源流犀烛》）：大黄、芦荟、青黛、柴胡、龙胆草、当归、青皮、山栀子、黄芩、木香、南星、麝香、神曲。

增液承气汤（《温病条辨》）：玄参、麦冬、生地黄、大黄、芒硝。

橘皮丸（《圣济总录》）：陈橘皮、青橘皮、干姜、大黄、三棱、厚朴、牵牛子、生姜。

橘皮竹茹汤（《金匮要略》）：人参、橘皮、竹茹、甘草、生姜、大枣。

藿朴夏苓汤（《医原》）：藿香、厚朴、半夏、赤茯苓、杏仁、薏苡仁、白蔻仁、猪苓、泽泻、淡豆豉。

藿香正气散（《太平惠民和剂局方》）：藿香、大腹皮、紫苏、茯苓、白芷、半夏曲、陈皮、厚朴、白术、桔梗、甘草、生姜、大枣。

藿香黄连汤（作者拟方）：广藿香、炒黄连、佩兰、炒扁豆、茯苓、陈皮、焦神曲、焦麦芽、荷叶。

薏苡仁汤（《备急千金要方》）：肉桂、附子、干姜、白芍、甘草、薏苡仁、牛膝、白蔹、酸枣仁、酒。

薏苡仁汤（《医宗金鉴》）：薏苡仁、瓜蒌、牡丹皮、桃仁、赤芍。

薏苡仁汤（《类证治裁》）：薏苡仁、川芎、当归、麻黄、桂枝、羌活、独活、防风、川乌、苍术、甘草、生姜。

薏苡竹叶散（《温病条辨》）：薏苡仁、竹叶、滑石、白蔻仁、连翘、茯苓、白通草。

噎膈膏（《类证治裁》）：人参、牛乳、蔗汁、梨汁、芦根汁、桂圆肉汁、姜汁、人乳，熬膏蜜收。

螵蛸丸（《类证治裁》）：桑螵蛸、鹿茸、黄芪、牡蛎、赤石脂、人参、山药。

赞育丹（《景岳全书》）：熟地黄、白术、当归、枸杞子、杜仲、仙茅、巴戟天、山茱萸、淫羊藿、肉苁蓉、韭子、蛇床子、附子、肉桂或加人参、鹿茸。